本丛书为云南大学
"双一流"建设民族学一流学科建设项目成果

云南大学民族学与社会学研究生研究成果文库

教育部人文社会科学重点研究基地
云南大学西南边疆少数民族研究中心文库

融合之路

社会工作促进精神障碍者康复的行动研究

高万红 主编

学苑出版社

图书在版编目（CIP）数据

融合之路：社会工作促进精神障碍者康复的行动研究 / 高万红
主编 . — 北京：学苑出版社，2020.10

ISBN 978-7-5077-6029-3

Ⅰ . ①融… Ⅱ . ①高… Ⅲ . ①精神障碍—社区服务—康复服
务—研究 Ⅳ . ① R749.09

中国版本图书馆 CIP 数据核字（2020）第 181964 号

责任编辑：李蕊沁 战葆红
出版发行：学苑出版社
社 址：北京市丰台区南方庄 2 号院 1 号楼 100079
网 址：www.book001.com
电子信箱：xueyuanpress@163.com
销售电话：010-67601101（营销部） 010-67603091（总编室）
印 刷 厂：河北赛文印刷有限公司
开本尺寸：710×1000 1/16
字 数：340 千字
印 张：28.5
版 次：2020 年 10 月北京第 1 版
印 次：2020 年 10 月北京第 1 次印刷
定 价：98.00 元

总序

故家乔木 薪火相传

何 明

　　培养高素质创新型人才，是教育的最高境界与理想追求，是人类社会可持续发展的动力和保障。

　　云南大学的民族学、人类学和社会学的人才培养和学科建设始于20世纪30年代末。1938年，吴文藻先生应熊庆来校长之邀来到云南大学创办社会学系，进行社会学、民族学和人类学的人才培养和学术研究，不仅汇聚了费孝通、许烺光、陶云逵、林耀华、杨堃、江应樑等一批享誉世界的学术精英，创作了《乡土中国》《生育制度》《云南三村》《祖荫下》《昆厂劳工》《个旧女工》《芒市边民的摆》等一批学术经典，而且培养出田汝康、张之毅、刘尧汉等一批综合素质高、创新能力强的优秀人才。60年代初开始培养中国民族史研究生。在80年代初国家恢复重建学位制度过程中，云南大学成为全国最早培养中国民族史硕士研究生和博士研究生的高校。随着国家学科体系和研究生培养体系的不断完善，云南大学先后获准设立民族学、社会学、人类学的硕士学位授权和博士学位授权以及社会工作专业硕士学位授权，为民族学、人类学和社会学的教学和研究以及社会各界培养了一大批优秀人才。

2017 年国家启动"双一流"建设，云南大学荣膺"双一流"建设高校，民族学学科进入"一流学科"建设行列。作为"一流学科"建设重中之重的目标和任务，民族学、社会学和创新人才培养被推到前所未有高度。根据国内外形势的变化、国家重大战略、地方重大需求、民族学学科创新人才成长规律，确立围绕铸牢中华民族共同体意识和构建人类命运共同体"两个共同体"的人才培养目标，坚持"立维护民族团结之德，树促进民族团结之才"的人才培养理念，实施"校园＋田野＋语言（周边国家语言／少数民族语言）＋应用技术（影像技术／信息技术）"的"四维"人才培养模式，全方位提升学生的综合素养、知识层次和创新能力。

本套丛书呈现的是云南大学民族学和社会学研究生在导师汲引忘疲指导下完成的部分成果，从中可以窥见楚楚不凡之一角，希望他们及其同学堪当船骥之托，传承并创新云南大学民族学和社会学的优良传统，成长为国家乃至人类文明建设大厦的栋梁。

2020 年 4 月 22 日午夜
草于白沙河畔寓所

编者的话

一、研究背景

人类进入 21 世纪以来，精神卫生问题已经成为影响社会发展的重大公共卫生问题和社会问题，当前，我国精神疾病的发病率呈上升趋势，仅官方公布的严重精神障碍者就有 1600 万人。[1] 精神病人治疗一年以上仍未痊愈而时有发作者即属于精神残障者。目前，精神卫生服务的主流模式仍然是医学模式，病人在医院的停留时间短，花费高，复发率、致残率高，不能满足庞大的精神病患者的服务需求，尤其是病人心理社会功能康复和回归社会的需要。

近年来，国家对精神健康的重视程度日益提高，《精神卫生法》《健康中国 2030 规划纲要》《关于加强心理健康服务的指导意见》《全国精神卫生工作规划 (2015—2020)》等一系列法律、法规和政策的出台，为我国开展精神健康服务指明了方向。2017 年 10 月，民政部、财政部、卫健委和中残联等多部门联发《关于加快精神障碍社区康复服务发展的意见》，提出要大力发展精神障碍社区康复，到 2025 年，全国 80%

---

1 中国疾病预防控制中心 2010 年公布。

1

以上的县（市、区）要广泛开展精神障碍社区康复服务，60% 以上的居家康复者能接受社区康复服务，发病率、致残率显著降低，就业率不断提高，形成一批具有推广价值的技术规范和服务模式。这些政策的出台，既为中国开展精神健康服务指明了方向，也为社会工作、心理学等非医学专业进入精神病治疗和康复领域提供了合法性和有力的法律与政策支持。

当前，中国特色社会主义进入新时代，社会主要矛盾已经转化为人民日益增长的美好生活需要和不平衡不充分的发展之间的矛盾，虽然我国残疾人事业发展取得了巨大成就，但与残疾人对美好生活的需求相比还存在很大差距，具体表现为：（1）现行残疾人保障主要是一种基本性、被动性、消极性的生存型保障，缺乏发展权利的保障和积极性的服务介入。(2) 美好生活的需要由"物质需要""心理需要"及"社会需要"等共同组成，目前残疾人的社会保障和服务体系更多强调对物质需要的满足，而满足其心理需要和社会需求的现代社会服务体系的建设尚处于起步和探索阶段。(3) 新时代，我国残疾人事业正在由基本保障时代转向社会服务时代。因此，通过行动研究建立社会工作为本位的，体现科学性、经济性、可及性和人文关怀特色的本土精神疾病康复服务模式是社会工作研究中的一个重要课题，也是推动我国精神健康服务从传统的生物医学模式走向社区康复服务模式的必然要求。

二、精神残障社会工作研究的进展

（一）精神健康与精神残障康复迫切需要社会工作介入

目前，人类生理疾病地位和比重日趋降低，精神障碍的发病率却日趋提高，其影响远高于生理性疾病，由传统院舍照顾转向现代社区和家庭照顾是现代精神健康服务体系的发展规律和方向。[1] 国际精神残障服务发展经历了机构治疗、去机构化和社区康复三个阶段，目前形成了由机构治疗、日间护理和社区康复组成的完备的服务体系，组建了由精神科医生、心理治疗师和社会工作者等组成的跨专业服务团队，社会工作者在其中扮演着重要角色。[2,3] 社会工作在精神疾病防治体系中处于战略地位，有独特的优势，[4,5,6,7,8] 它能够降低疾病发病率，为精神残障人士提供更好的服务，[9] 提高其社会适应能力，减轻家庭负担和

---

1 刘继同."中国社区福利体系与社区精神健康社会工作实务体系建设"研究专题 [J]. 浙江工商大学学报，2019，155(02)：103-104.

2 Mechanic D, Mcalpine D D. Mission Unfulfilled：Potholes on the Road to Mental Health Parity [J]. *Health Affairs*，1999，18(5)：7-21.

3 Slade M. Personal Recovery and Mental Illness：A Guide for Mental Health Professionals [J]. *Journal of Psychiatric & Mental Health Nursing*，2010，17(8)：757-758.

4 童敏.中国本土社会工作发展的专业困境及其解决路径——一项历史和社会结构的考察 [J]. 社会科学辑刊，2016(4)：42-47.

5 刘继同，严俊，孔灵芝.中国医学人文内涵结构与医务社会工作制度建设 [J]. 医学与社会，2010，23(7)：11-13.

6 高万红.从社会变迁看方法论的"霸权"——兼论社会工作方法论运用的"共时性"特征 [J]. 思想战线，2010，36(3)：30-33.

7 廖文霞.精神康复更需社会工作 [J]. 社会与公益，2013(1)：80-81.

8 高万红.社会工作教育推动社会组织专业化的实践研究 [J]. 社会建设，2016(3)：32-38.

9 周小杭.社会工作在精神疾病领域的干预研究 [J]. 社会工作，2008(20)：22-23.

增加社会资源，[1]能促使康复者平等参与社会生活，过有意义的生活。[2]

（二）精神残障服务发展依赖于相关福利和政策

20 世纪 50 年代到 80 年代，发达国家逐步颁布了精神卫生法，通过建立医疗保险制度来保障康复的推行。如美国的精神病康复的费用是由私人保险和多种政府医疗保险（如医疗救助、老人医疗保险、退伍军人医疗保险等）联合分摊，保险金的支付由注重服务的数量到注重服务的质量转变。[3]

（三）精神残障服务主要目的是推动精神残障者融入社区，过正常化生活

国外精神残障研究的视角和理念经历了从生物视角到"生物 – 心理 – 社会"视角，再到"生物 – 心理 – 社会 – 环境"的视角转变，从重视"残障"到重视"人"，视"残障"为人的特殊性和差异性，反对将残障与健全二元对立；服务模式上经历了从强调疾病和缺陷的社会控制模式到强调正常化的社会融入模式，再到强调当局者主体性的复原模式的转变。康复服务的主要形式有医院治疗、庇护工厂、中途宿舍、自助小组、社区康复中心等。社会工作者还积极开展心理治疗，

---

1 张蓓蓓，廖艳琳 . 残障人士社区康复的作用探讨——以北京某温馨家园为例 [J]. 商业文化（下半月），2011(9).

2 高万红，李雯霞 . 优势视角下住院精神病患者积极自我意识建构的行动研究 [J]. 浙江工商大学学报，2016(6)：105−113.

3 Drake R E, Bond G R.Individual Placement and Support：Penetration and New Populations [J].*Administration and Policy in Mental Health and Mental Health Services Research*，2017, 44(3)：309−310.

曾出现精神病康复心理学化的潮流。[1] 各国根据自己的情况选择不同的康复模式，欧美国家服务的特点是坚持"服务对象中心"和"证据为本"，促进康复者的复原、社会融合和节约开支。[2]

目前我国精神残障服务还处于从机构照顾向社区康复的转化阶段，服务对象不仅包括康复者及其家庭，还包括其周围的环境、社区和医疗服务团队。[3] 指导精神卫生服务的理论主要有供养理论[4]、社区照顾理论[5]、社会融合[6]、优势与增能理论[7]、抗逆力理论[8]及复原理论[9]等。专业社会工作者运用个案、小组、社区工作和个案管理等多元服务手法开展了精神残障社会工作探索，取得了积极的效果。学者们也针对一些国外精神残障社会工作模式在中国的应用情况进行了研究，如社区照顾模式和会所模式等。

1 Robert G. Sands. 精神健康：临床社会工作实践 [M]. 何雪林，花菊香，泽. 上海：华东理工大学出版社，2003.

2 Rössler W, Drake R E.Psychiatric rehabilitation in Europe [J]. *Epidemiology & Psychiatric Sciences*，2017，26(3)：1−7.

3 高万红，陆丽娜等. 精神科社会工作实践研究——以昆明 Y 医院为例 [J]. 浙江工商大学学报，2017(4)：109−117.

4 李迎生. 社会工作概论 [M]. 北京：中国人民大学出版社，2004.

5 赵环. 驱除创伤的阴影 [J]. 社会工作，2007(10s)：53−54.

6 谭磊. 论社会工作视角下失独父母的社会融入问题 [J]. 东疆学刊，2014，31(3).

7 高万红，和小敏. 重构长期住院精神病患者社会支持的行动研究——基于云南省昆明市 H 精神病医院的社会工作实践 [J]. 中国社会工作，2017(18)：40−46.

8 高万红，穆静. 会所模式在精神障碍者社区康复中的应用研究——以昆明 T 会所为个案 [J]. 中国社会工作研究，2015(1)：41−67.

9 童敏. 当今西方精神健康服务发展的新趋向——复原模式的演变和争论 [J]. 北京科技大学学报（社会科学版），2008，24(3)：1−6.

（四）社会工作在应对"健康不平等"中具有独特作用

针对社区康复中存在的主要问题，学者们提出注重文化敏感性、性别平等、反歧视等，并在 20 世纪末提出"健康不平等"观点，强调社会工作者在应对"健康不平等"中要发挥"双向面对"的作用。[1] "双向面对"指社会工作者不仅要面对服务使用者，还要面对其所处的环境，强调与服务使用者在社会中采取行动，建立联盟以挑战健康不平等。

（五）残障与精神健康政策研究的理念正发生积极转变

中国的残障福利制度与服务体系建设分为两大发展阶段，改革开放前尚未成为"独立性"政策议题，改革开放后形成"人道主义式道德化"福利模式，迫切需要建立"积极性"残障福利政策框架。[2] 从国际经验看，社会保险制度建立的出发点是变"消极福利"为"积极福利"，从这一理念出发，残疾人社会保险应在满足其基本生活水平基础上，着重开展"能力建设"。[3]

（六）我国精神残障康复面临很多困难

精神健康社会工作专业队伍严重匮乏已成为制约服务发展的体制性障碍；[4] 实务工作者在服务理念、专业定位、专业自信、角色与价值

---

1 Krieger N, Gruskin S.Frameworks matter：ecosocial and health and human rights perspectives on disparities in women's health——the case of tuberculosis. [J]. *Journal of the American Medical Womens Association*，2001，56(4)：137.

2 刘继同，左芙蓉．中国残障福利政策模式的战略转型与"积极性"残障福利政策框架 [J]. 人文杂志，2011(3)：136–146.

3 周沛．残疾人社会福利体系研究 [J]. 江苏社会科学，2010(5)：27–32.

4 何界生．努力开创精神卫生工作的新局面 [J]. 中国心理卫生杂志，1987(2)：54–58.

两难上面临诸多挑战，[1] 也面临政策、保障和服务体系不健全，[2] 精神残障者数量庞大，康复资源匮乏且分布不均，家庭支持不足，民众对精神疾病患者及其家庭的偏见和歧视等困难。有学者提出通过专业过渡、行动研究、人才培养、国际合作和比较研究来解决目前面临的问题。[3]

综上所述：国外精神残障研究的视角和理念经历了从生物视角到"生物－心理－社会"视角，再到"生物－心理－社会－环境"的视角转变，从重视"残障"到重视"人"，视"残障"为人的特殊性和差异性，反对将残障与健全二元对立；服务模式上经历了从强调疾病和缺陷的社会控制模式到强调正常化的社会融合模式，再到强调当局者主体性的复原模式。研究范式和研究方法多样，实务研究的科学化和微观化特点突出，主流是实证研究，尤其是证据为本的研究。目前，国内精神残障的研究还处在一个学术边缘地带，研究的规范性、深度和学术群体的投入都不足，多数研究集中于社会福利、社会保障和社会政策 [4] 等宏观领域，比较缺乏系统、深入的精神残障康复的社会工作的理论与实务研究。从研究方法来看，思辨性、经验性的宏观政策性研究较多，规范的实证研究，尤其是实务研究和证据为本的微观研究非常少。

---

1 佚名. 精神健康社会工作实务中的挑战与对策 [J]. 社会福利（理论版），2018，521(12)：39－41+45.

2 周沛，曲绍旭. 残疾人两个体系建设创新研究 [J]. 西北大学学报（哲学社会科学版），2011，41(6)：13－20.

3 刘继同，严俊，孔灵芝. 中国医学人文内涵结构与医务社会工作制度建设 [J]. 医学与社会，2010，23(7)：11－13.

4 李学会. 社会工作者的职业流动：研究现状与扩展方向 [J]. 社会工作与管理，2016，16(2)：70－77.

三、本书研究简介

20 世纪 70 年代中期，以法国为代表的欧洲学者率先提出社会排斥（social exclusion）和社会融合（social inclusion）这对概念。社会融合其实是源于学者对社会排斥的研究，最早提出社会排斥概念的是法国学者勒内·勒努瓦，但他所使用的"社会排斥"概念指贫困问题，即经济领域的排斥。在 80 年代，欧盟将社会排斥的概念运用在许多反贫困的政策倡导文件中，以替代贫困的概念。90 年代，社会排斥的概念才开始逐步被政府和学者运用到其他不同领域。21 世纪初，由于学者和政府意识到反社会排斥就是要实现社会融合，因而社会融合的概念被广泛使用。1995 年，联合国哥本哈根社会发展首脑会议把社会融合（social inclusion）作为社会发展的三大领域之一，指出："社会融合的目的是创造一个人人共享的社会，在这样的社会里，每个人都有权利与责任，每个人都可以发挥积极作用。这种包容的社会必须建立在尊重所有的人权和基本自由、文化与宗教差异、弱势及处境不利群体的社会正义和特殊需要、民主参与的基础上"，同时，"鼓励所有的社会成员行使权力、履行职责、充分参与社会，并认识到仅靠政府不能满足社会的全部需要"。

当前，社会融合已经成为国际特别是欧洲精神康复服务的重要目标。在欧盟给出的定义中，社会融合是这样一个过程：它确保具有风险和社会排斥的群体能够获得必要机会和资源，通过这些资源和机会，他们能够全面参与经济社会和文化生活以及享受正常的生活，享受正常的社会福利。加拿大的莱德劳基金会研究指出，社会融合应该具有五个维度：（1）受到重视和认同；（2）人类发展；（3）参与和介入；

（4）亲近；（5）物质丰富。社会融合的主要特点是：第一，社会融合是一个动态过程，而不是静态；第二，社会融合既是目的也是手段；第三，社会融合是制度性的也是主观性的；第四，社会融合是多维的，包括有政治、经济、社会、制度、文化、心理；第五，社会融合是多层面的，包括宏观、中观和微观。[1]

笔者自 2003 年起，带领云南大学社会工作系研究团队通过与一些医院和社区合作，开展促进精神障碍者康复社会融合的行动研究，积累了一定的经验，本书选取其中的 6 个案例，呈现社会工作推动精神障碍者社会融合的实践历程。本书的特点是把精神障碍者的社会融合放到一个系统生态的视角加以研究：微观（个人与家庭）、中观（同伴、邻里）、宏观（社区、制度、文化等），强调残疾人的社会融合是个体与其生活的社会环境之间不断互动的过程中的一种舒适的状态，强调社会融合的多维度性（健康、教育、生计、社会、赋权）。从理论上看，本书的研究成果将丰富中国社会工作专业领域的知识和理论体系，在"行动研究"基础上总结出精神健康社会工作的实践模式、实务方法，将填补中国精神健康社会工作的空白。从现实上看，2015 年 6 月国务院转发的《全国精神卫生工作规划（2015–2020）》中明确指出，2020 年我国精神障碍康复工作要初具规模，要探索建立精神卫生专业机构、社区康复机构及社会组织、家庭互相支持的精神障碍康复服务体系，要积极探索并逐步推广社会工作师和志愿者参与精神卫生服务的工作模式。该文件的出台，明确了社会工作在我国精神障碍者康复服务中的地位，社会工作者作为社会组织中的骨干专业人才，未来将在我国精神障碍者康复中发挥积极作用。因此，本书的研究成

---

1 嘎日达，黄匡时．西方社会融合概念探析及其启发[J]．国外社会科学，2009(2)：47–49.

果可直接应用于我国精神障碍者的康复实践，指导社会组织开展精神障碍康复工作，推动精神障碍者的社会融合。

精神障碍者的社会融合需要国家政策、专业服务和家庭的支持。李雯霞同学的论文《福利三角中的社会支持困境——对云南住院精神障碍者的实证研究》，从社会融合的宏观层面和中观层面入手，基于福利三角理论和社会支持理论，将医疗服务、家庭支持和社会福利供给看作是住院精神病患者社会支持来源的一个互相关联的三角，并从这三个层面探讨了以下两个问题：第一，福利三角给住院精神病患者提供的社会支持遇到了何种阻碍与困境；第二，社会工作的介入对解决这种困境有何帮助与作用。研究发现：医疗体系中"用者付费、药物为主"的治疗理念和专业人员短缺等问题增加了患者家庭中经济互助和成员照顾的困难；社会的公众污名和患者本身的自我污名导致患者更加惧怕公众看待精神病人的眼光而不敢去申请应有的医疗保险，家庭经济压力随之增大；社会福利供给中，医疗保险存在的问题以及社会服务的缺乏，从一定程度上加剧了医院的人员短缺、家庭中成员照顾困难。医疗体系、家庭支持和社会福利供给三者中的问题互相影响互相制约，整体上降低了福利三角对精神病患者所提供的社会支持力度。为缓解此种困境，作者提出以下建议：第一，用社会工作理念去影响精神科治疗模式，让其他专业人士（精神科医生、护士、心理学工作者、职业治疗师等）明白公平、正义、福利、自决能力在精神疾病治疗、精神障碍者康复和社会融入中的重要性，并鼓励其他专业人士在提供有关服务中予以践行；第二，积极开展精神科社会工作，重视患者的全人关怀和潜能发展，并以正常化取向、能耐取向和潜能取向来看待精神病患者，为其提供心理治疗、个案管理、小组工作、社区工作及心理教育，并在服务过程中提升患者及家属的自我取决能力，使其得到公平、公正的对待，融入社会；第三，对精神病患者的社会福利进行倡导，让国家更加重视对精神病患者的社会福利投入，缓解精神病患者在医疗保险、社会服务方面的困境，增加医务工作者和医务社会工作者，为其提供药物、心理和社会干预等多元的康复服务。代表精神病患者利益的社会组织、社会工作者都应该善用媒体，令政府、决策者、服务人员和社会大众真正明白精神病患者／康复者的经历、感受、需要和权利，减少不合理的标签、歧视，为精神障碍者最终融入社会创造良好的政策环境和人文环境。

污名和歧视是精神障碍者社会融合的主要文化障碍。由于种种原因，对精神障碍者的污名和歧视在我国比较普遍。歧视有两种：一种是社会大众对于患者的歧视，一种是精神障碍者将公众污名内化后形成的病耻感即自我歧视，后者的主要表现为自我效能感低，缺乏自信。丁冰玥同学的论文《社会工作提升精神障碍症康复者自我效能感的研究——以 X 康复会所"向新力"小组为例》，从社会融合的微观层面和中观层面入手，呈现了社会工作者如何帮助精神障碍者提升自我效能感，促进其社会融合的实践过程。论文作者在增能理论和社会支持理论的指导下，首先从个人层面入手，通过改善服务对象的自我认知、情绪管理能力、自信心、社会交往技能、职业技能、生活技能，提升其社会适应能力之后，从社区层面入手，通过组织精神障碍者的才艺展示、志愿者服务等社区活动，鼓励服务对象向外界展示自己的职业能力和生活技能，降低社区居民对精神障碍患者群体的偏见和歧视，促进社区群众对精神障碍者的接纳，最终达到提升精神障碍者自我效能感，帮助他们融入社会的目的。该研究发现，提升精神障碍者的自我效能感是康复者融入社会的先决条件，专业社会工作服务能够有效提升精神障碍者的自我效能感，促使康复者从自我退缩的状态下走出来，有效促进其社会融合。朱荻同学的论文"能耐视角下精神分裂症康复者自信心提升的实践——以'能者是福'小组为例"，针对精神分裂症康复者自信心严重不足的问题，应用行动研究方法从康复者的知识、能力、价值观、人际合作意识以及家属支持五方面进行介入，通过发掘康复者静态的优势（个人特质和环境资源），激发动态的优势（过往经验中的正向经验），培养超态的优势（对过往负面经验的积极解读和意义重构）来提升精神分裂患者的自信心。研究表明：专业社会工作能有效提升服务对象的自信心，服务对象自信心的提升是一个起起伏伏的过程，社会工作者对此要充满信心；社会工作服务的重点是与精神分裂症康复者建立平等合作的伙伴关系，从服务对象的实际情况出发，充分挖掘其潜能；社会工作者在服务过程中要整合个人、家庭和社区各个层面的优势资源。

职业康复是精神障碍者社会融合的重要体现，精神障碍者的职业康复是全面的，包括医疗康复、心理康复、生活技能和职业技能的康复。徐原同学的论文"精神障碍者综合性职业康复模式的探索——以 X 会所为例"，从 X 会所职业康复和就业体验中存在的主要问题入手，通过对精神障碍者进行综合性职业康复训练，促进其就业和社会融合。研究发现：精神障碍者的职业康复的重点是以日常康复训练为前提，把日常训练融合到职业康复中，通过兴趣小组、人际交往小组等活动提升精神障碍者的康复水平，唤起他们的自信和职业期望；注重构建服务机构、工作人员、患者家属和相关公益部门整合的支持体系，并将个案工作、小组工作和医疗服务相结合，为精神障碍者提供全方位、多角度的综合性职业康复服务。

　　家属支持是精神障碍者康复和社会融合的重要基础。目前，我国大部分精神障碍者与家人一起生活，家属不仅是精神障碍者最重要的精神支柱，也是其康复的重要参与者，家属的身心状态对精神障碍者的康复有重大影响。精神病是一种长期慢性病，长期的照顾生活往往给患者家属的生理、心理、人际交往和社会参与带来巨大的影响。有研究发现，98% 的家属出现了不同程度的焦虑症状；[1] 在生活质量方面，如自尊、性功能、精神紧张度、睡眠、婚姻家庭、认识功能、正负性情感、躯体不适、娱乐及经济方面也表现出低于正常家庭水平的现象。[2] 黄娟娟同学的论文"社会工作介入精神障碍者家庭压力的实践研究"，以家庭压力理论为理论指导，在昆明市 X 机构对精神病患者家庭开展专业干预。研究发现：精神障碍者家庭的压力源主要有两个方面：一是家庭系统内部的紧张、矛盾甚至冲突，如家庭成员间的关系紧张、缺乏交流、经济和物质资源不足、缺乏对压力的应对方式等；二是社会对精神病患者甚至精神病家庭的恐惧和歧视，导致精神障碍者家庭与社会脱离，与亲属、朋友和邻居疏远，社会支持越来越少。该研究通过对两个家庭开展降低照顾者压力的社会工作服务，有效降低了家庭照顾压力。研究认为，社会工作者降低家庭压力的干预的重点，一是改善家庭成员关系，尤其是亲子关系；二是要构建家庭的社会支持。干预过程中社会工作者主要发挥了推动者的作用，引导家庭成员去思考家庭面临的问题，激发精神障碍患者和家属的潜能，鼓励其寻找家

1　王会琴．精神病患者家属焦虑相关因素的调查分析 [J]．河北职工医学院学报，2004，21(4)：27–28．

2　周刚柱．广泛性焦虑患者家属心身健康及生活质量研究 [J]．中国行为医学科学，2006，15(1)：75．

庭特有的应对压力和可获得的资源，最终提高家庭应对压力的能力。

起源于20世纪五六十年代的"去机构化"运动针对机构照顾的弊端，提倡将精神疾病患者从隔离的机构中解放出来，参与社会生活，得到社区的服务以更好融入社区生活，这预示着人们对精神疾病的理解进入了一个全新的时代。它的治疗与康复理念，强调病人生活适应能力的增强、社会支持系统的重建、正常地生活，从而提升精神病人的生活品质，如果有可能要贡献社会、服务他人。国际会所模式作为"去机构化"运动的产物，自21世纪初引入中国内地后，在国内一些城市推广，取得了一定的成效，受到康复者及其家属的欢迎。会所模式强调对精神障碍人士的尊重和赋权，关注改善精神障碍者的生活状态、培养其工作技能，在社区中过一种接近"正常人"的生活，促进其社会融合。穆静同学的论文"会所模式在精神障碍者社区康复中的应用研究——以昆明市盘龙区 X 会所为例"通过分析 X 会所在运用国际会所模式开展精神病患者社区康复服务的过程中存在的优点与不足，探讨国际会所模式对于本土机构的适用性和需要改进完善的地方，并针对其存在的一些主要问题，尝试应用社会工作的方法加以改进，提出推进会所模式本土化发展的建议。研究发现，国际会所模式中患者以"会员"身份参与康复，平等、尊重的康复宗旨以及会员参与工作体验的方法对于会员康复是有积极作用的。而在过渡就业、会员参与方面，X 会所对于国际会所模式的应用也存在不足。另外，X 会所在会员中积极开展娱乐活动等做法，虽不属于国际会所模式要求，但取得了良好效果。最后，作者提出了如何促进会所模式本土化发展的对策建议。

目前，精神健康社会工作在我国刚刚起步，如何构建中国特色精神健康社会工作实务体系是国家政策的重要议题。本书的文章来源于 6 位云南大学社会工作系社会工作专业硕士研究生的毕业论文，他们是第一批中国精神障碍康复服务的社会工作探索者，尽管这些文章还有些稚嫩和不足，但从中却能窥见社会工作者在促进精神障碍康复中的角色、功能和作用。希望本书的出版能起到抛砖引玉的作用，期待未来有更多的青年学子能够投身于中国精神健康社会工作服务和研究中。让我们一起行动，共同创造我国精神健康社会工作的美好明天！

第一部分　宏观社会工作视角

福利三角中的社会支持困境

——对云南住院精神障碍者的实证研究

作　　者：李雯霞

指导教师：钱　宁

写作时间：2013 年

第一章 导论

一、研究背景

（一）精神卫生需求与投入现状

精神和行为障碍不是哪个群体所特有的，它存在于所有种族、国家和社会中。根据世界卫生组织《2011年世界卫生统计报告》估计，全世界大约有4.5亿人罹患精神疾病。约1/4的人在他的一生中会出现精神或行为障碍。在世界范围内，成年人精神和行为障碍的时点患病率[1]约为10%。18岁以下的青少年中，1/5有发育、情感或行为方面的问题，1/8会出现精神障碍，在相对贫困的孩子们中，这样的发病率为1/5。神经和精神问题占到全世界由所有疾病和损伤所导致的伤

---

[1] 时点患病率：时点患病率是指某个特定的时间点的患病率。即，时点患病率＝某一时点一定人群中现患某病新旧病例数／该时点总人口数。

残调整生命年 [1]（简称 DALYs）总数的 13%（WHO，2004d），全球前 10 个导致残疾的原因中精神病的情况就占了 5 个，包括抑郁、酗酒、精神分裂症和强迫性障碍（Murray & Lopez，1996）等。预计 2020 年神经精神科问题将占到 DALYs 总数的 15%，其中单相抑郁 [2] 一项就占到 5.7% [3]。

中国疾病预防控制中心精神卫生中心 2009 年初公布的数据显示，我国各类精神疾病患者人数在 1 亿人以上，总患病率为 13.4‰。其中，重性精神障碍者人数已超过 1600 万，另外，还有约 600 万的癫痫患者，3000 万受情绪障碍和行为问题困扰的少年儿童。每年有 25 万人自杀身亡，100 万人自杀未遂，另有 150 万人因为家人或亲友的自杀而产生长期严重的心理创伤，然而，与高发病率相对的是公众对精神疾病的知晓率不足五成，就诊率更低。[4]

精神健康障碍已成为急需引起重视的全球性问题，而政府和民间社会用于精神卫生领域的资源通常很少。世界卫生组织的最新数据显示，全球每 4 人中就有一人需要精神治疗，而大多数国家在精神卫生

---

1 在世界卫生组织(WHO)1993 年开展的关于全球疾病负担(global burden of disease, GBD) 问题的研究中，应用"伤残调整生命年"(disability adjusted of life years, DALYs) 作为衡量疾病负担的单位。DALYs 是对疾病死亡和疾病伤残而损失的健康生命年的综合测量，它由因早逝而引起的寿命损失和因失能引起的寿命损失两部分组成。它采用标准期望减寿年来计算死亡导致的寿命损失；根据每种疾病的失能权重及病程计算失能引起的寿命损失。

2 单相抑郁：抑郁症属于情感性精神障碍，从发作特点上可以分为两类：一类是单相的，称为"抑郁症"，每次发作的表现都是情绪抑郁。另一类是双相的，全名是"躁狂抑郁症"。有几次发作是抑郁，另外几次却是情绪过度兴奋，甚至不能自控，呈现躁狂状态。

3 世界卫生组织 . *Prevention of mental disorders Chinese version* [M]. 世界卫生组织精神卫生与物质滥用部，2009.

4 周光燕，陆宁伟等 . 精神障碍者救助体系研究 [J]. 中国民康医学，2012.

方面的人力和财政投入严重不足。在大多数低收入国家中，只有不到2%的卫生保健资金用于精神卫生，许多国家每百万人口拥有的精神卫生专家不足一人，而且这一有限资源很大一部分用在了大型精神病院，而不是用于社区和初级卫生保健提供的服务。由于资源严重不足，每年有1/3的精神分裂症患者、半数以上的抑郁症患者和3/4的滥用酒精导致的精神障碍者无法获得简单、可负担得起的治疗或护理[1]。

精神障碍对经济的影响是广泛、长久和巨大的。这些障碍给个人、家庭和社会都带来了巨大的经济负担。在美国，与精神障碍相关的年费用达到了1470亿美元，超过了由癌症、呼吸系统疾病或艾滋病所消耗的费用（Institute of Medicine，1989）。在低收入国家，尽管精神卫生保健服务的覆盖率有限，精神障碍带来的直接花费没有这么高，但是由于病人生产力的丧失，在总价值中的间接费用却增加了（WHO，2001b）。此外，由于缺乏治疗，看似治疗费用较低，却由于患者患病时间的延长和致残率的增加，而间接增加了实际消耗的费用。除了卫生和社会服务的花费外，还有由于精神疾病所导致的失业、生产力降低、对家庭和照料者的影响、犯罪和对公共安全水平的影响以及过早死亡的不利影响等多方面的损失。其他方面的一些损失是难以计算的，例如个人和家庭的耻辱感、被歧视和丧失机会等（WHO，2001b；Hosman & Jane-Llopis E，1999）。

精神卫生需求巨大，而投入的资源极少，直接或间接地给经济社会带来了巨大的消耗，国家和地区有必要在政策的制定、立法、决策和整个卫生系统的资源再分配方面，给予精神卫生问题更多重视。

1　中国网络电视台．世卫组织称全球精神卫生投入人均不到3美元[EB/OL].http：//news, cntv, cn/world/20111010/100946, shtml, 2011.

（二）迟到的《中国精神卫生法》

世界很多国家和地区制定了精神卫生工作的法律法规，提倡对精神障碍者实行人道主义。2001 年 WHO 调查的 160 个成员国中，已有 3/4 的国家制定了精神卫生法 [1]。

截至 2012 年，1991 年施行的《中华人民共和国残疾人保障法》是我国一直沿用的唯一一部涉及精神障碍者保障的法律，该法主要从康复、教育、劳动就业、社会生活、福利等方面原则性地规定精神障碍者享有的权利，及侮辱虐待、遗弃精神障碍者等行为所应承担的法律责任。这些患者可享受政府为残疾人提供的特殊待遇。然而，精神障碍者有别于其他残障人士的一些特点，如无法正常感知与思考、行为不受思想控制等却没有在该法中体现出来，从而导致该法对精神障碍者的保障无法做到全面和具体。

卫生部门在 1985 年组织起草《中华人民共和国精神卫生法》，在 2012 年 10 月 26 日第十一届全国人民代表大会常务委员会第二十九次会议通过，历时 27 年之久，中国首部精神卫生法终于出台。精神卫生法共七章八十五条，对精神卫生工作的方针原则和管理机制、心理健康促进和精神障碍预防、精神障碍的诊断和治疗、精神障碍的康复、精神卫生工作的保障措施、维护精神障碍患者合法权益等都作了详细规定。该法的总体思路体现了一种"权利思维"，不仅要求提高预防、治疗、康复水平，也强调加大救助力度，不歧视精神障碍，切实保护他们的合法权益和人格尊严；针对非自愿住院医疗制度明确了条件、严格了程序，确保精神障碍者不因贫困而得不到救治，不因疏于管理而伤害自身或危害他人和社会。此外也特别强调，无须住院治疗的公

1 陈一鸣 . 关注精神卫生法（草案）[J]. 精神病学杂志，2012.

民不能被强制收治，这些思路获得了公众的普遍肯定[1]。该法对精神疾病作出了明确的、专门的法律规定，精神障碍者不再归类于残障人士，也是中国对精神卫生关注度提高的一个标志。该法于 2013 年 5 月 1 日正式实施，其从法律条文转化为实际行动的效果，以及对多年未曾有专门的精神卫生法所带来的一系列问题是否有改善作用、程度如何，也有待进一步探究。

（三）精神健康社会工作的实践和困境

随着西方非院舍化（deinstitutionalization）和社区照顾（community care）运动的开展，精神障碍者康复工作的场域和重点发生了重要的改变，逐渐从医院和机构转向社区，从以医疗为主导的康复转向生理、心理和社会的全面康复。非政府组织（NGO）和社会工作者在这种转变过程中起着非常重要的推动作用，成为精神障碍者康复的重要支持力量。

童敏（2006）认为，社会工作从产生之日起就非常关注案主自决和案主能力，在具体环境中理解案主的状况（person-in-the-environment）以及社会支持的建设，他们希望建立一种更为公平合理的社会。精神康复服务转向日常生活的社区，这为社会工作的开展提供了巨大的空间。[2]

Witkin（1998）认为，社会工作者一直并仍将是精神科门诊、专业的照顾机构和综合性精神健康服务机构中人数最多的专业人士。在全美社会工作人员协会的会员中，接近 40% 的会员认定精神健康是他

---

1 陈杰人 . "权利思维"推动精神卫生法 [N]. 人民日报，2011.
2 童敏 . 社会工作的机遇与挑战 [J]. 北京科技大学学报，2006（3）.

们最基本的服务领域（Gibelman & Schervish,1997）。与实践者一致，聚焦于不同实践或社会问题领域的硕士研究生修读精神健康或社区精神健康而非另外的专业（Lennon,1998）。

临床社会工作者与个人、家庭和团体一起工作，帮助他们减轻痛苦，改善心理和社会功能。尽管其他专业人士跟临床社会工作者共享某些知识并参与同类活动，但临床社会工作者具备较其他学科的同事更广阔的视野。临床社会工作者将案主及其问题同问题产生的情境联系起来，既干预社会环境，也干预心理和人际关系领域。他们尤其关注提升案主的能力，加强案主和社区的联系。当人际的障碍和制度的障碍影响案主获取资源的能力的时候，临床社会工作者就参与社会变革活动，从而扫除障碍，创造资源。临床社会工作者以提升人类福利和社会正义为职业目标，尤其关注受压迫人群的困境。

在精神健康领域，临床社会工作者以治疗角色和预防角色为主，两者相辅相成、紧密联系。精神健康社会工作者主要是心理治疗师和个案管理员。作为心理治疗师，他们依据人类行为理论、各种诊断、多样的治疗模式以及相关的实践效果、研究结果去提高案主的心理社会功能，并修复他们的环境。另外一个角度即促进赋权（Empowerment），让案主通过自我决定的活动提高其胜任感。

临床社会工作者在精神健康领域的实践还包括个案管理（Case Management）。对严重精神疾病患者，社工需要代表案主进行倡导、为服务对象联系资源、监督干预计划、协调问题解决方式。临床社会工作者作为个案管理员的作用，在于增强案主对个人和社区支持的运用。无论作为何种角色，社会工作者都与相关学科的同事、其他服务机构的工作人员、医生、律师和其他人保持着紧密联系。通过这种联结，临床社会工作者将案主与社区资源联系起来，并且致力于减少精神健康服务的制度性障碍。[1]

在中国，现有的精神障碍者的服务集中在以医药模式为基础的院舍治疗。而90%的精神障碍者与家人生活在日常的社区。[2]部分地区已有社会工作介入的社区康复服务，或者专门服务于精神障碍者的NGO，为精神障碍者提供社会康复服务，包括住宿服务（如中途宿舍、长期照顾宿舍等）、就业服务（如过渡就业、支援就业等）、活动服务（前身为活动中心）、社区心理健康联网（为病人及家属提供额外的照顾和支援，包括探访、职业指导、心理辅导、教育等）。

社会工作的介入成为精神健康服务的重要部分，但也面临着一系列问题。如缺乏专业身份、患者及家属对社工角色的认识程度低、医疗体系内社会工作者的角色功能附属于医生等，给精神健康社会工作的发展带来一些困扰。

总而言之，精神健康在中国是一个长久被忽视的领域，巨大的需求和较少的投入给经济社会带来了直接或间接的消耗。2012年精神卫生法的出台，是中国精神健康领域的一个进步，但其实际效果以及对多年未曾有专门的精神卫生法所带来的一系列问题是否有改善作用有待于该法实施后的进一步探究。社会工作以提升人类福利和社会正义为理念，社工介入成为精神健康服务的一大趋势，但又面临一系列问题。本研究中的精神障碍者社会支持遇到的问题，就是在这样一个充满问题与希望的背景下产生的。

---

1 Roberta G，Sands. 精神健康——临床社会工作实践[M]. 何雪松，花菊香，译，上海：华东理工大学出版社，2003：2-3.

2 童敏. 社会工作的机遇与挑战[J]. 北京科技大学学报，2006（3）.

二、研究现状

（一）有关精神障碍者社会福利的研究

彭何芬、张敏杰（2011）在研究浙江省精神障碍者福利体系时指出，精神卫生工作还存在诸多问题和困难，主要表现在：一是较多精神障碍者处于相对"隐身"的状态。浙江省各类精神疾病患者约800万，仅重性抑郁症和精神分裂就分别有近200万和15万，但精神卫生专业机构的服务资源却出现闲置现象。二是精神卫生服务部门之间缺乏沟通和联络，形成多处服务的真空地带。三是重治疗、轻康复与重管理、轻服务现象突出。在国际社会，对精神障碍者提供服务的通常是一个专业团队，其中包括精神科医生、心理治疗师或咨询师、社会工作者、特殊教师以及其他专业人士。但目前精神科医生处于独立工作的境地，即使意识层面上知道社会与心理康复的重要性，在现实中也很难操作。[1]2010年10月19日召开的"精神卫生现状和对策"专题研讨会也指出：全国精神疾病防治基础依然薄弱，公众对精神卫生知识的知晓率较低，忽视自身精神卫生需求和歧视精神障碍者的现象普遍存在。目前，全国精神病床位14.5万张，专科医生、护士在人口中的比例分别是世界各国平均水平的1/3，每10万人中只有1.46名精神科医师、2.25名精神科护士，这和群众的精神健康实际需求有相当大的差距。[2]薄绍晔（2004）认为，由于大多数精神障碍者需要长期或终身服药，因病致贫，因贫治不起病的现象十分普遍，特别是

---

1 彭何芬，张敏杰．进一步完善浙江精神障碍者福利服务体系 [J]．浙江社会科学，2011．
2 周光燕，陆宁伟等．精神障碍者救助体系研究 [J]．中国民康医学，2012．

国家实行医疗制度改革以后，这一问题更加突出，并困扰着精神病防治工作的开展，此外，康复形式单一，不能满足精神障碍者的康复需求。[1] 江春艳（2010）认为，目前我国的各级精神卫生医疗机构对精神障碍者的治疗和管理基本属于封闭模式，重药物治疗，轻心理辅导和技能康复训练。对于康复期的精神障碍者仍然是将其整日关在医院病房，少与外界接触，少有甚至没有专门针对精神障碍者的康复活动开展。封闭式的治疗和管理模式必然导致长期住院治疗的精神障碍者在心理上与技能上与社会脱节，很难再顺利融入社会。[2]

针对目前缺失的精神障碍者社会福利现状，很多学者也提出了一系列建议，如周光燕等（2012）认为，精神障碍者的救助保障体系是中国必不可少又迫在眉睫的，它应该包括医疗护理救助、经济救助、社区救助、家庭救助、法律救助等，它们是相辅相成的，缺一不可。[3] 彭何芬、张敏杰（2011）认为，建立健全精神障碍者福利服务体系，应该建立各项补助制度，加大对精神障碍者的保障力度；完善现有精神病福利院等相关机构的功能，从以"疾病"为核心的康复转变为以"人"为核心的康复；重视家庭的康复功能，以"非正规互动"为基础，建立精神障碍者的"社区照顾"模式，提高居家康复服务质量；加强精神卫生服务工作队伍的社工专业培训和专业服务团队的建设。[4] 薄绍晔（2004）认为，各级政府要制定优惠政策，力争从根本上解决贫困精神障碍者的治疗康复问题，要注重为精神病康复者创造就业、回归

---

1 薄绍晔. 中国精神病防治康复工作现状、问题及对策 [J]. 中国康复理疗与实践，2004.

2 江春艳. 关于康复期精神障碍者回归社会难的原因分析及对策初探 [J]. 中国中医药现代远程教育，2010.

3 周光燕，陆宁伟等. 精神障碍者救助体系研究 [J]. 中国民康医学，2012.

4 彭何芬，张敏杰. 进一步完善浙江精神障碍者福利服务体系 [J]. 浙江社会科学，2011.

社会的条件，要根据他们的需要进行合理安置。此外，要大力开展宣传教育，唤起公众对精神卫生的关注，动员社会各界积极参与，提高精神卫生意识，反对歧视，消除偏见，为精神障碍者创造良好的社会环境。[1]

以上这些研究都从不同的角度分析了目前精神障碍者在社会福利方面遇到的问题，并总体反映了精神障碍者社会福利水平较低，治疗和康复都得不到良好保障的现状。各个学者也提出了改善此现状的建议措施，对中国精神健康的发展有一定的促进作用，但这些对问题的分析和建议都较为零散，未从某种维度或在一定理论的支撑下提出，较多属于经验的总结和认识，这也是现有这些研究的不足。

（二）社会支持应用于精神障碍者的研究

社会支持（social support）作为一个科学的专业术语被正式提出来是 20 世纪 70 年代的事。70 年代初，精神病学文献中引入了社会支持的概念，社会学和医学用定量评定的方法，对社会支持与身心健康的关系进行了大量的研究（House JS, Landis KR, Umberson D, 1988)，人们发现，除了自我防御这一内在的心理系统能够抵御和缓解精神病外，个体所处的社会关系背景这一外在因素，对于精神病的防御与治疗也起着积极的作用。当时的学者们主要从两个方面来理解社会支持的基本含义：其一，从功能上讲，社会支持是个体从其所拥有的社会关系中所获得的精神上和物质上的支持；其二，从操作上讲，社会支持是个体所拥有的社会关系的量化表征（胡湘明，1996)。

周英、李亚洁、林建葵等人（2012）将社会支持定义为一个人从他的社会网络系统中感知到的各种精神或物质的帮助，并对广州市 406

---

1 薄绍晔.中国精神病防治康复工作现状、问题及对策[J].中国康复理疗与实践，2004.

例住院康复期精神障碍者进行了社会支持及生存质量的问卷调查和分析发现精神障碍者的社会支持量表总分明显低于常模；社会支持与患者的生存质量呈正相关关系，社会支持越多的患者，生存质量越好。[1]潘润德、潘天伟（2003）对广西250例精神障碍者进行生活质量、社会支持量表调查后，也得出了精神障碍者的社会支持对生活质量有明显影响的结论。[2]刘娟（2012）研究农村精神障碍者的社会支持时指出，我国对精神障碍者的社会支持力度不够，许多步骤都还没有到位，政府、社会对精神障碍者的支持力度特别是经济支持还非常微小，而精神病的治疗是需要一个长期过程的，这就需要巨大的资金投入，对一般家庭，特别是农村家庭，这是难以负担的，这就需要政府和社会加大对精神障碍者的资助。[3]

以上研究主要论证社会支持对精神障碍者生活质量有重要影响，社会支持可以缓解各类应激所产生的压力，维护身心健康，并对目前我国精神障碍者社会支持不足的问题提出了建议，这对精神健康服务的工作人员、患者家属及相关群体有警醒作用，让更多的人注意到社会支持对患者的重要性，此外，这些研究也具有推广作用，社会支持不但可以运用到精神障碍者，对各类弱势群体，甚至是每一个人，社会支持都是较为重要的，都对我们的生活质量有较大影响。这些研究的不足在于，他们将社会支持定义在家庭、亲密关系等微观层面上，对宏观及中观的社会支持并未涉及，它们也是社会支持的一部分。

（三）社会工作介入精神障碍者康复的研究

1　周英，李亚洁等 .406 名住院精神障碍者社会支持状况及其对生存质量的影响 [J]. 护理学报，2012.

2　潘润德，潘天伟 . 精神障碍者的生活质量与社会支持的关系 [J]. 中国临床康复，2003.

3　刘娟 . 农村精神障碍者的社会支持研究 [J]. 长沙大学学报，2012（3）.

　　精神健康社会工作一直以来都是社会工作特别是临床社会工作重要的一环，在英美等地的精神健康社会工作更是社会工作发展的先驱工作模式之一。精神健康社会工作在欧美各国已经实行了很多年，由医院式的医护助手的模式，慢慢变成以社区为本的服务取向，而后来又演变成以案主为本，以案主潜能和长处为本的服务。香港学者叶锦成（2011）认为，要真正实践精神健康社会工作的理念和实务，就不能忽视近年来在精神康复服务中日趋旺盛的能耐视角（Strengths Based Perspective）、抗逆力的发展，也同时不能忘记每一种精神病除了生化遗传、生物化学的作用还有百多年不同的理论，如心理动力学、思维行为学、存在主义、现象学派、社会学派等不同的描述。无论什么理论和学派的观念，最终精神障碍者都是"人"，都是一个活生生、有生命意义和价值，有自我、尊严，有思想、感受、经验、身体感觉，有家人、社会角色的人。[1]叶锦成教授也出版了题为《精神医疗社会工作》的著作，将社会工作"以人为本""尊重为要"的社会工作理念细化为以尊重案主潜能的能耐为本、以理解和沟通为本、以精神障碍者主观经验为本和以复原为本的精神健康社会工作理念，将社会工作的基本取向和理念呈现出来。

　　童敏（2005）认为，在精神障碍者的社区康复过程中，社会工作介入有极大的可能并对方法进行了探讨。在介入方法上，社会工作者需要采取不同于医生的工作方式，工作的重点是帮助精神障碍者心理和社会方面的康复。在介入的切入点上，除了需要直接帮助精神障碍者外，同时还需要介入与精神障碍者有关人员的生活，尤其是精神障碍者的家庭成员。但其也面临着一些困难，如社会工作者不具备像医

<hr>

1 叶锦成 . 精神医疗社会工作 [M]. 台北：心理出版社，2011.

生这样的专业地位的社会认可，就精神障碍者及其家庭而言，没有寻求专业社会工作帮助的意识，就社会工作者来说，也无法以专业者的身份与其进行交流，同时社会工作者拥有的社会资源有限，社区也存在资源短缺的现象。在这样的处境中，社会工作的介入需要运用精神障碍者自身的和其家庭成员的资源，提高精神障碍者处理日常生活的能力。[1] 丁振明（2011）在其研究中从患者、患者家属和护理工作者三个角度探讨了社会工作方法在精神病院康复模式中的具体应用，并具体讨论了娱乐疗法、行为疗法、工作疗法、心理疗法等在精神病康复中的运用。[2]

以上研究从精神健康社会工作理念、实务等不同的方面探讨了社会工作介入精神健康的方法，对于中国精神健康发展较慢的现状来说，是较有指导和促进意义的。社会工作介入精神健康的实务在部分地区有所发展，一些实务工作者也积累了一定的经验，但在研究领域却是极少的，所借鉴和参考的书目一般为外国文献，但精神健康与文化有紧密的联系，外国文化背景下发展的社会工作用在国内并不一定合适，因此，精神健康社会工作的本土化研究还有待发展和努力。在现有的研究中，大部分集中在社会工作实务手法，即具体的介入技巧和方法上，对宏观层次，如社会福利的要求、推行以及社会工作理念的推广上未有详细的论述。

1　童敏．精神障碍者社区康复过程中社会工作介入的可能性和方法探索 [J]．北京科技大学学报，2005（2）．

2　振明．社会工作介入精神病院康复模式的探索 [J]．福建医科大学学报，2011（2）．

三、研究问题

本文研究的问题是在精神健康被长期忽视，治疗及康复仍集中在医院等精神卫生机构，而社会工作的介入成为精神健康服务的一大趋势这样一个充满问题与希望的背景下提出的。早在 1950 年，非院舍化 (deinstitutionalization) 和社区照顾 (community care) 这些运动就在英美等国家激烈地开展起来，让病人在社区中接受治疗和康复 (Bachrach，1976；Benrtt，1979；Griffth，1986)。"社区精神健康"成为 1965 至 1990 年间的主导范式，社区成为治疗的中心 [1]。而在中国，现有的精神障碍者的服务集中在以医药模式为基础的生理和心理的院舍治疗 [2]，以社区为中心的康复和治疗仅在沿海少数地区有所发展，社会工作的介入也还处在萌芽阶段，这使精神障碍者的康复服务暴露出很多问题。

本文在福利三角的框架下，以社会支持为理论视角，对云南的住院精神障碍者社会支持中各方遇到的困境进行研究。研究的主要问题有两个：一是福利三角给精神障碍者提供的社会支持遇到了何种阻碍与困境；二是社会工作的介入对这种困境有何帮助与作用。具体问题为：云南省住院精神障碍者的社会支持现状如何？这些支持遇到了什么困境？这些困境又是如何降低了患者的福利水平？并从国家、家庭和市场三个层面对这些问题进行分析。最后探讨社会工作介入对精神障碍者社会支持和福利水平提升的重要作用。

---

1 Roberta G，Sands. 精神健康——临床社会工作实践 [M]. 何雪松，花菊香，译 . 上海：华东理工大学出版社，2003：2.

2 童敏 . 社会工作的机遇与挑战 [J]. 北京科技大学学报，2006（3）.

四、研究意义

本文研究的理论意义在于：第一，本文演绎了 Evers（1988，1993）的福利三角理论，以福利三角理论为基础建立了住院精神障碍者的社会支持困境框架。将市场演绎为医疗系统，将社会演绎为家庭支持，将国家演绎为社会福利供给，由此组成福利三角的具体分析框架。通过对福利三角互动过程的分析，研究发现了使精神障碍者社会支持弱化的因素，进一步用理论解释了住院精神障碍者的社会支持弱化的原因。第二，本文将社会支持理论应用到精神障碍者的讨论中，丰富和发展了对社会支持与精神障碍者问题的研究。社会支持理论在微观方面主要从个人角度研究社会支持与个人生活满意度、社会支持与疾病治疗和康复的关系等，多数研究认为社会支持有利于提高个人生活满意度、降低死亡率和促进疾病康复。本文将社会支持理论从微观层面拓展开来，结合福利三角理论，从市场、国家和社会（家庭）三个层面来讨论精神障碍者遇到的社会支持困境，丰富了社会支持理论的应用。

本文研究的实际意义在于：第一，有利于促进精神障碍者的社会政策制定和社会福利的提供。我国于 2012 年 10 月才通过首部精神卫生法，这是我国唯一一部涉及精神障碍者保障的法律，与其他国家相比，精神健康的发展较缓慢。该法于 2013 年 5 月 1 日正式实施，其从法律条文转化为实际行动的效果，以及对多年未曾有专门的精神卫生法所带来的一系列问题是否有改善作用、改善程度如何也有待于进一步探究。本文从市场、社会（家庭）和国家三个层面对精神障碍者社会支持困境进行研究，有利于促进我国精神健康服务的发展以及相关法律政策的制定和完善。第二，本文以社会工作介入为解决问题的方法和视角，有利于加强国家对社会工作的重视和投入。本文论述了社会工作在介入精神健康服务方面的优势和作用，并对加强精神健康社会工作的发展进行了政策建议，在实际研究的基础上论证了社会工作介入精神健康的必要性，有利于引起国家和社会对精神健康社会工作的重视。

第二章 文献回顾与研究设计

一、主要概念

（一）精神健康

最简单地说，精神健康即体现为没有精神疾病（Jahoda，1958）。相应地，精神健康的个人没有精神障碍。例如，美国精神疾病诊断标准第四版（DSM—IV）中所描述的（美国心理卫生协会，1994）。基本的心理病态（例如幻听和幻觉）没有出现或观察不到。这些人没有表达低落情绪或精神疾病的一般证据。通常情况下，他们不需要接受精神健康治疗。[1]

世界卫生组织对"健康"所下的定义是："躯体、心理和社会功能的完好状态，而不仅仅是没有疾病。"（WHO，2001a）按此理解，健康包括心理、躯体和社会功能三方面的内容，三者之间既密切联系又彼此独立。

精神健康亦表示一种最佳或理想状态。Jahoda（1958）的"正向

---

1 Roberta G，Sands. 精神健康——临床社会工作实践 [M]. 何雪松，花菊香，译 . 上海：华东理工大学出版社，2003：20.

精神健康"包括自我态度，成长、发展或自我实现，人格整合，自主，环境控制，现实认知。这个定义强调高层次功能，而不仅仅是良好状态或没有疾病。

在本文中，将采取 Roberta G.Sands（2003）对精神健康所下的定义，即精神健康被视为一种心理社会功能状态，其范围从功能失调、功能正常到最佳状态。最佳状态表示个人所属文化规定的正向精神健康状态。功能正常指有目的地和建设性地照顾自己及参与社区的能力。功能失调指的是照顾自己和参与社区的技能受损，以及对自己和他人具有破坏性的行为类型。在个人层面上，精神健康包括情绪、认知、行为的表达和控制，以及生存所必需的社会技巧、职业技巧和管理技巧。也就是说，生理、心理和社会层面是联系在一起的。

（二）精神病

从西方的医学角度看，精神病是指在情绪心智、行为、自我形象或性格上都有异常情况的表征。大致上分为器质性精神病（organic mental illness）和功能性精神病（functional mental illness）。器质性精神病是指异常的主因是由于中央神经系统有伤害和缺陷所导致。功能性精神病是指后天由于环境的压力、性格和其他多种原因所引致的。但医学的取向，并非唯一的角度，较前卫的社会学和后现代取向认为精神病是由文化社会主流的标签所引致的。而在中国的医学取向，精神病却与人的内在五行和阴阳调和有关。[1] 从社会学建构的视角，精神病是个人在社会情境中社会建构的结果，它的产生是个体败北于社会结构的结果。个体支持系统缺乏而导致需要与支持的不平衡时，需

---

1 叶锦成 . 精神医疗社会工作 [M]. 台北：心理出版社，2011：8.

求与资源的失衡，导致人身心的失衡，从而产生精神方面的障碍。如果社会能够提供与个体需求相适应的资源，人体达到平衡，将有利于精神疾病的康复。[1]

在本文中，对精神病的定义将采取较宽松和多元的角度理解，基于社会工作的理念，不把精神病等同于异常、缺陷、问题和伤害，也不把精神病视为歧视、危险和神秘、迷信。

（三）社会福利

社会福利（social welfare）是一个被广泛使用的概念，其定义和外延一直未形成规范的共识。美国社会工作者协会（NASW）1999年出版的《社会工作词典》的定义是："社会福利最好被理解为一种关于一个公正社会的理念，这个社会为工作和人类的价值提供机会，为其成员提供合理程度的安全，使他们免受匮乏和暴力，促进公正和基于个人价值的评价系统，这一社会在经济上是富于生产性的和稳定的。这种社会福利的理念基于这样的假设：通过组织和治理，人类社会可以生产和提供这些东西，而因为这一理念是可行的，社会有道德责任实现这样的理念。"[2]

陈银娥（2004）认为：社会福利可以指社会福利状态，也可以指社会福利制度。社会福利状态是指人类社会，包括个人、家庭和社区的一种正常和幸福的状态。贫困、疾病和犯罪等社会病态是"社会福利"的反义词。

社会福利制度是指国家和社会为实现社会福利状态所做的各种制度安排，包括增进收入安全的社会保障的制度安排。由于社会福利制

---

1 陈亚林.深圳市精神障碍者社区康复服务的研究[M].昆明：云南大学出版社，2011：8.
2 陈银娥.社会福利[M].北京：中国人民大学出版社，2004.

度是一个历史过程，它会因时、因事、因地而发生变化，因而这种意义上的社会福利含义也是变化的。一般来说，社会福利制度指为促进人类幸福、疗救社会病态的慈善活动或政府行为。

社会福利制度的概念有广义和狭义之分。狭义的社会福利制度指为帮助特殊的社会群体、治疗救助社会病态而提供的服务，又称福利服务（welfare services）。它在社会中是补缺性的，涉及的是传统社会工作的内容，宗教和慈善机构、邻里和社区等在其中起着重要作用，政府介入较少。广义的社会福利制度强调社会福利制度在促进和实现人类共同福利中的作用，主要包括以下几个方面：(1) 非正式的社会福利制度，包括个人、家庭、邻里和社区为增进社会福利、履行文化和道德责任所承担的各种活动，如个人帮助和照料家庭成员的活动、帮助周围需要帮助的人的活动、社区为帮助需要帮助的人所做的集体努力等。(2) 正式的社会福利制度，主要包括宗教的慈善活动、非宗教的慈善活动（即非营利组织的社会福利活动）。(3) 国家的社会福利制度，一般认为主要有六大服务项目，即：社会保障或收入保障服务，包括社会保险和社会救助；医疗服务；教育；住房；社会工作服务和对个人的社会服务；就业保障。除此以外，政府还通过税收制度影响社会福利状态。[1]

本文将采取陈银娥的广义的社会福利制度来作为概念基础，将社会福利理解为由个人、家庭、社区、宗教、慈善机构、国家等多方面为促进社会需要的满足、实现人的发展潜能等所做的努力及要达到的幸福状态。

（四）社会工作

按西方社会工作的发展和有关组织的定义，社会工作（social

---

1 陈银娥. 社会福利 [M]. 北京：中国人民大学出版社，2004：2.

work）是指一种专业，以提高社会上一些弱势群体（disadvantage group）的权利、生活条件，降低主流社会对这个群体的歧视、欺压，以使这些弱势群体能够享受与其他人相同的对待，提高社会的协调，生活素质、和平、公平、接纳和团结。

叶锦成（2011）认为社会工作作为专业的服务可以包括：（1）社会工作的信念。（2）社会工作的伦理和守则。（3）社会工作的实务手法。（4）社会工作对社会福利服务的要求、配合和推行。[1]

国际社会工作协会在 2004 年订立的"全球社会工作教育标准指引"对社会工作下的定义为"社会工作专业在透过提高社会改变，解决与人相关的问题和替一些社会弱势群体争取合理的待遇，以使人类的安康情况得以改善，社会工作介入手法以有人类行为和社会关系的相关理论作为支持。此过程中人的权利和公平原则得以持守"（国际社会工作协会，Sewpaul & Jones，2004）。

二、福利三角理论

福利三角（welfare triangle）和福利多元组合（welfare mix，又译为福利混合、多元福利）是两个有相同意义又有所区别的概念。Rose（1986）认为社会福利来源于三个部门：家庭、市场和国家，三方中的任何一方对于其他两方有所贡献，三者作为福利的提供方，整合形成一个社会的福利整体。这三者成为一个社会的福利多元组合。Rose 还指出，社会福利可以被认为是各种各样制度综合的产物。在现代社会中，福利的总量等于家庭中生产的福利，加上通过市场买卖而

---

1 叶锦成 . 精神医疗社会工作 [M]. 台北：心理出版社，2011：8.

获得的福利，再加上国家提供的福利。

　　Evers（1988）借鉴了 Rose 的多元福利组合理论。他将 Rose 的福利多元组合中完全不同的社会制度的三方中的任何一方——家庭、市场和国家的贡献，构成一个社会中的福利总体的观点，演绎为家庭、（市场）经济和国家共同组成的福利提供的整体。Evers 称之为福利三角。Evers 认为福利三角分析框架应放在文化、经济和政治的背景中，他将福利三角中的三方具体化为对应的组织、价值和社会成员关系（参见表 1）。（市场）经济对应的是正式组织，它体现的价值是选择和自主，社会成员作为行动者建立的是和（市场）经济的关系。例如，社会成员通过就业建立和（市场）经济的关系。国家对应的是公共组织，它体现的是平等和保障的价值，社会成员作为行动者建立的是和国家的关系。如社会成员接受社会保障，就建立了一种和国家的联系。家庭是非正式的（私人的）组织，在微观的层面上体现的是团结和共有的价值，社会成员作为行动者建立的是和社会的关系。福利三角展示了三方的互动关系。（市场）经济提供着就业福利；个人努力、家庭保障和社区的互助是非正规福利的核心；国家通过正规的社会福利制度将社会资源再分配。在一定的文化、经济、社会和政治背景中，国家提供的社会福利和家庭提供的家庭福利可以分担社会成员在遭遇市场失灵时的风险（Evers，1988，1993）。

表 1　Evers 福利三角：组织、价值和关系

福利三角	组织	价值（文化/社会经济/政治）	关系（文化/社会经济和政治背景）
（市场）经济	正式的	选择、自主	行动者和（市场）经济的关系
国家	公共的	平等、保障	行动者和国家的关系
家庭	非正式/私人的	（微观）团结、共有	行动者和社会的关系

资料来源：Evers，1988。

　　在福利三角中，社会成员是三种制度互动过程中的行动者（见图1）。行动者和不同的制度发生不同的关系，是个人和社会关系的具体化。个人嵌入的社会制度结构是复杂的、多路径的。从社会福利和社会政策的视角，个人得到的福利首先来自（市场）经济制度和家庭制度。在行动者和制度的关系中，这两种制度安排是由国家介入而产生的社会福利制度安排存在的前提和条件。社会福利制度安排不可能脱离（市场）经济制度和家庭制度而被无限扩大，社会福利水平不应该无限提升。福利三角的互动过程中的福利提供是多元的，福利提供的份额是互相影响的，它们之间此消彼长地进行补充。[1]

---

1 彭华明.福利三角：一个社会政策的分析范式[J].社会学研究，2006.

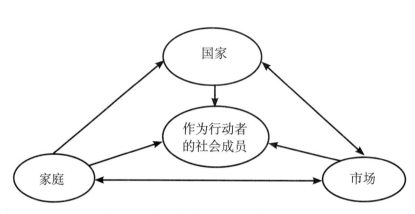

图 1　福利三角中的个体及其福利来源

Johnson（1987，1999）在 Rose 的福利多元部门组合中加进了志愿机构，丰富了福利多元组合理论的内容。Johnson 将提供社会福利的部门分为四部分：（1）国家部门提供的直接和间接福利。（2）商业部门提供的职工福利，向市场提供的有营利性质的福利。（3）志愿部门如自助、互助组织、非营利机构、压力团体、社区组织等提供的福利。（4）非正规部门如亲属、朋友、邻里提供的福利。在这个社会福利多元部门的结构下，分权（decentralization）和参与（participation）是实现社会福利多元化的途径。

从 Rose、Evers 和 Johnson 理论观点的陈述中，可以看到福利三角和福利多元组合的联系和区别。在 Rose 的理论中，福利多元组合的内容就是福利三角，而 Evers 提出了清晰的福利三角的结构和内容。Johnson 在福利多元组合理论中加入了志愿部门，他的多元部门的内容超出了福利三角。从社会各个部门都贡献福利，组合成为一个社会的整体福利的角度，福利三角可以包含在福利多元组合的内涵中。它们之间的区别在于福利多元组合可以讨论的社会部门和互动关系更加复杂和丰富。

福利三角是三种不同制度共同贡献于一个社会的福利，由此而建立（市场）经济、国家和家庭的互相关联和互相作用的结构。它是福利多元组合的内容之一。福利三角包含了具体的制度安排、价值、社会原则、组织形式等内容。在本文中，福利三角可以形成医疗体系、家庭和社会福利供给三个分析层面，三个层面互相作用并对精神障碍者有重要影响。

三、社会支持理论

不同的学科、不同的学者从不同的角度对社会支持有自己的定义。如 Uehara 认为，社会支持既涉及家庭内外的供养与维系，又涉及各种正式与非正式的支持和帮助。它不仅仅是一种单向的关怀和帮助，在多数情况下还是一种社会交换（Edvina Uehara et al., 1990）。Sarason 认为，社会支持是个体对想要得到或可以得到的外界支持的感知（Sarason et al., 1991）。Cullen 认为，社会支持是个体从社区、社会网络或从亲戚朋友那里获得的物质或精神帮助（Cullen, 1994）。House 从社会类别的角度对社会支持进行定义，他认为"支持是一种出现在下列过程中人与人之间的交换过程：第一，情感、关怀；第二，工具性支持；第三，情感、信息；第四，赞扬"（House et al., 1981）。这种定义是将社会支持作为一种资源的交换过程，交换的媒介不仅包括物质性的，还包括非物质性的，如情感、信息等。而 Troits 则从社会支持的来源进行定义，他将社会支持定义为"重要他人如家庭、朋友、同事、亲属和邻居等为某个人所提供的帮助功能。这些功能典型地包括社会情感帮助，实际帮助和信息帮助"（Troits et al., 1986）。林南认为，社会支持是意识到的和实际的由社区、社会网络和亲密伙伴提供的工具性或表达性的资源（林南，1999）。这一定义综合了社会学对社会支持的三种含义，突出了对社会支持具有动态性理解，即社会支持在社会互动过程中应给予工作对象资源和动力的帮助，满足需要和解决问题，而不仅仅是社会互动状态分析（周湘斌等，2005）。Barrera 认为，广义的社会支持包括六种形式：物质帮助，如提供金钱、实物等有形的帮助；行为支持，如分担劳动等；亲密的互动，如倾听、尊重、关怀、理解等；指导，如提供建议、信息或指导；反馈，对他人的信息、思想和感受给予反馈；正面的社会互动，即为了娱乐和放松而参与社会互动（Manuel Barrera ed al.，1983）。

以上社会支持的定义大致可以分为三类。第一类是从社会互动的角度来定义社会支持，一般认为社会支持是人们之间的一种亲密联系，这种联系是客观存在的或人们能够感知到的。第二类是从社会行为的角度来定义，认为社会支持是一种能够促进扶持、帮助或支撑事物的行为与过程，是个体对他人的社会需要的反映。第三类是从社会资源利用的角度定义，社会支持是个人处理紧张事件的一种潜在资源，是通过社会关系、个人与他人或群体间互换的社会资源。它包括施者与受者两方有意识的个体之间所进行的资源交换（程虹娟等，2003）。从这些定义来看，社会支持具有社会性、选择性和无偿性等特征。[1]

另一些学者从社会支持体系进行研究，认为社会支持系统由主体和客体构成。社会支持的主体即社会支持的施者。从 Troits 对社会支持的定义中，可以看出社会支持的主体为"重要他人如家庭成员、朋友、同事、亲属和邻居等"（马特，G.M. 范德普尔，1994）。章谦、张建明认为，社会支持的主体是"各种社会形态"，即国家、企业、

---

1 行红芳. 社会支持、污名与需求满足 [M]. 北京：社会科学文献出版社，2011.

社团和个人。在他们看来，广义的社会支持分为国家支持、经济领域支持和狭义的社会支持（主体是社团和个人）三个层次（郑杭生主编，1996）。陈成文、贺寨平把社会支持的主体界定为"社会网络"（陈成文，2000；贺寨平，2001）。李强认为，社会支持的主体乃各种社会联系（李强，1998）。可见，在大多数学者眼里，社会支持主体包括各种正式的和非正式的关系网络。[1]

社会支持的客体即指社会支持的受者。一些学者认为社会支持的客体是选择性的，主要指社会弱势群体。如章谦、张建明认为，社会支持的客体是"社会脆弱群体"，他们指出"社会支持不具备普遍性，它的支持对象并非全体社会成员而仅限于社会脆弱群体"（郑杭生主编，1996）。另一些学者认为，社会支持是一种普遍的社会行为，日常生活世界里的每个个体都可能是社会支持的客体（蔡禾等，1997；贺寨平，2001；李强，1998）。

在本文的研究中，将对社会支持理论重新进行梳理。结合各个学者对社会支持理论的研究，本文将社会支持定义为资源（包括物质资源、信息资源、情感资源等）从施予方到受予方的传递过程。社会支持的施予方从其来源分有正式的支持和非正式的支持。正式的支持即国家、政府等通过政策、法律等正规途径所提供的支持，如社会福利、法律保障等。非正式的社会支持即家庭、社区等非正规的关系网络所提供的支持，如情感支撑、经济照顾等。此外，社会支持传递的内容主要分为有形的支持和无形的支持。有形的支持如金钱、实物、福利保障等，无形的支持包括尊重、关怀、理解，提供建议、信息、反馈、互动等。在本文中，社会支持的施予方主要是福利三角中的国家（社

---

1 周林刚，冯建华 . 社会支持理论 [J]. 广西师范学院学报，2005（3）.

会福利供给）、市场（医疗系统）和社会（家庭），受者是住院精神障碍者，各方所提供的社会支持内容因主体不同而有所区别。

四、研究框架

本研究属于描述性和探索性研究。研究对象是云南省住院精神障碍者。希望通过本研究，深入地了解福利三角是如何给精神障碍者提供社会支持的，这些社会支持遇到了何种阻碍与困境，进而使精神障碍者不能享有良好的福利水平，而社会工作的介入对这种困境又有何帮助与作用。因此本文的研究性质是探索性研究。描述性研究的主要目的是发现事实或社会真实，回答社会事实是什么，本文试图发现福利三角中社会支持遇到了何种阻碍的事实，因此，此研究也是一个描述性研究。

根据 Evers 的福利三角理论，市场（经济）、家庭和国家是一个互相关联的三角（Evers，1988，1993）。同样，本文以医疗体系、家庭支持和社会福利供给组成福利三角，使之成为本研究框架的一部分。Barrera（1990）认为，社会支持既涉及家庭内外的供养与维系，又涉及各种正式与非正式的支持和帮助。章谦、张建明等认为，社会支持的主体是"各种社会形态"，即国家、企业、社团和个人。在他们看来，广义的社会支持分为国家支持、经济领域支持和狭义的社会支持（主体是社团和个人）三个层次（郑杭生主编，1996）。本文中，正式的支持即国家、政府等通过政策、法律等正规途径所提供的支持，如社会福利、法律保障等。非正式的社会支持即家庭、社区等非正规的关系网络所提供的支持，如情感支撑、经济照顾等。此外，社会支持传递的内容主要分为有形的支持和无形的支持。有形的支持如金钱、实物、福利保障等，无形的支持包括尊重、关怀、理解，提供建议、信息、反馈、互动等。本文以 Evers 的福利三角理论和 Barrera 等学者的社会支持理论为基础建立了研究框架（见图2）。

　　Gilbert 和 Terrell（2002）指出，家庭制度提供的福利功能包括家庭内部的经济支持和照顾家庭成员。Evers（1988）认为，个人努力、家庭保障和社区互动是非正规福利的核心。根据以上观点和精神障碍者所处的社会环境，研究框架中的家庭支持包括经济互助、成员照顾、社会污名三个维度。彭华明（2007）认为，社会福利制度除了社会保障的内容外，还包含另一个内容即社会服务。社会服务通过社会工作者和其他专业人员的工作，改善人们的健康状况以促进他们的幸福；帮助人们成为更加自立的人以防他们的依赖性；增进家庭的和睦关系，使得个人、家庭、群体和社区重新发挥社会功能。社会服务中的补缺

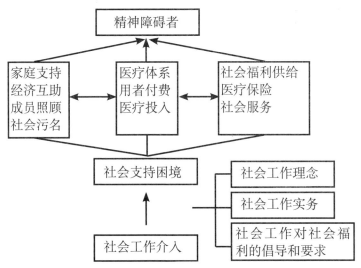

图2　精神障碍者与福利三角、社会支持的研究框架

服务针对有特别需要的人群提供。[1]根据社会福利体系的内容，本研究框架中的社会福利供给包含了医疗保险和社会服务两个内容。Gilbert 和 Terrell（2002）认为，市场提供的是商品化的福利。市场在满足需要和有效的社会资源分配方面是以"看不见的手"来运作的，它是现代社会中满足需要的最重要的制度。在本研究中，医疗服务在一定程度上体现着市场的特性，精神障碍者用货币购买服务这一行为符合市场商品化特征。叶锦成（2011）认为，精神医疗社会工作应该同时包括社会工作、精神健康、精神康复和复原的理念。其中，社会工作者应该尽量令其他的精神科专业人士如精神科医生、护士、心理学家、职业治疗师、物理治疗师等明白公平、公义、福利、自决努力在提供精神治疗、康复和社会融入中的重要性。[2]基于社会工作的这种理念，并依据 Gilbert 等学者的看法，再结合精神障碍者购买医疗服务以"用者付费"为主的实际情况，研究框架中的医疗体系包含了用者付费、治疗理念和医疗投入三个方面的内容。

家庭支持、医疗体系和社会福利供给三个层面的研究将回答本文的第一个问题，即精神障碍者的社会支持遇到了何种阻碍与困境。在此基础上，结合研究中社会工作的实践，将回答本文的第二个问题，即社会工作的介入对这种困境有何帮助与作用。

---

1 彭华明 . 福利三角中的社会排斥 [M]. 上海：世纪出版集团，2007：35.
2 叶锦成 . 精神医疗社会工作 [M]. 台北：心理出版社，2004：18.

五、研究地点介绍及住院精神障碍者的社会支持状况

（一）研究地点及服务情况介绍

本研究以昆明医学院第一附属医院精神科为实地研究地点。昆明医学院于 1954 年在第一附属医院成立神经精神病学教研室，开设了精神疾病病房。随后由于历史原因，精神疾病病房被取消。1985 年，昆明医学院再次在第一附属医院成立了精神科即精神病学教研室。1987 年，在昆明医学院第一附属医院分院开设开放式的精神科病房，设床位 16 张；1989 年，在本院设立精神科病房，设床位 15 张。通过 25 年的发展，精神科已发展成为编制床位 72 张，门诊年诊疗患者 36000 人次，住院患者 1500 余人次，平均住院日 20 天左右的临床学科。在综合医院临床精神病学、会诊联络精神病学等方面达到国内领先水平。[1]

精神科服务对象包括抑郁症、精神分裂、神经官能障碍、睡眠障碍、网络成瘾、酒精依赖、青少年情绪障碍等精神疾病患者。服务内容主要分为两块：其一，医生为患者提供的服务，主要是以药物为主的治疗，包括门诊和住院治疗；其二，社会工作者和心理咨询师为患者及家属提供的服务。精神科有一名兼职社会工作者，并设有专门的活动场地来进行"大组治疗"。"大组治疗"即为住院精神障碍者及家属提供的社会心理服务。社会工作者主要通过每周一到周四下午的"大组治疗"平台为患者及家属提供专业服务，主题一般围绕梦想、家庭、沟通、接纳自己、情绪管理等进行。心理咨询师为其中的一些

---

1 昆明医科大学第一附属医院.精神科简介[EB/OL].http：//www.ydyy.cn/Departments/3/Index95.aspx.

患者及家属提供专门的心理治疗或家庭治疗。在本文研究期间，最小的住院患者为 12 岁，最大的有 56 岁，青少年居多，从初中到大学不等。患者来自云南省各个地方，也有少数来自外省。患者住院必须有家属24 小时陪护，住院病人根据病情不同住院时间也有所差别，有的一两个星期就出院，也有住了三四个月的，或者多次住院的。

（二）住院精神障碍者的社会支持状况

在本文中，社会支持意为资源（包括物质资源、信息资源、情感资源等）从施予方到受予方的传递过程。住院精神障碍者为社会支持的受予方，施予方根据福利三角理论分为家庭支持（家庭）、医疗体系（经济）和社会福利供给（国家）三个部分。家庭作为非正规福利的核心，是最重要的福利提供者，有着再生产、社会化、保护、亲密和情感支持等基本功能，并为精神障碍者提供着成员照顾、经济互助、情感关怀等社会支持；市场是人类最古老而又不断发展的制度之一，通过市场上的交换，人们获得了满足需要的物品和服务，有着生产、分配、消费等基本功能。在本文中，它对应的是医疗体系，为社会成员提供着健康保障、治疗、信息指导等支持；国家为了集体的目标而分配资源，提供着反贫困、经济保障、健康、教育、房屋服务等社会福利，它有着安全网的功能，即为有困难的人士提供满足需要的基本服务。本文中的社会福利供给为精神障碍者提供着医疗保险、基本健康知识等服务的支持，以此来保证精神障碍者及家庭在无力购买医院服务时还可以满足基本的医疗需求。

家庭所提供的照顾、经济支持与情感关怀、医疗体系所提供的治疗与信息指导和社会福利供给所提供的医疗保险与基本健康服务共同构成了本文住院精神障碍者的社会支持系统（见图3）。其中包括有形的支持，如金钱、医疗保障等，也包括无形的支持，如建议、情感等。三者从不同的层面将资源传递给精神障碍者，根据社会工作以人为本的理念，理解、关怀和尊重精神障碍者应是三者共有的价值基础，这也是精神障碍者康复的重要条件之一。但在实际的支持系统中，各层面都存在着一些问题，这也是下文将探讨的主要内容。

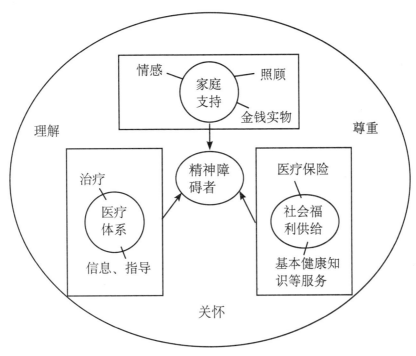

图 3　精神障碍者的社会支持系统

六、研究方法

本研究较注重理论与实践的结合，在收集资料的过程中，使用了多元的研究方法，主要有以下几种。

（一）文献法

对已有的文献主要从以下几个方面进行回顾。社会支持理论及福利三角理论的回顾；社会支持理论应用于精神障碍者研究的回顾；精神障碍者社会福利方面的回顾；社会工作介入精神健康领域的回顾。此外，本文还涉及对研究背景的文献回顾，包括精神健康现状、国家法律政策以及社会工作已有的实践等相关内容。除了收集各个学者对上述几方面内容研究的文献外，研究者在调查地点还注重对住院患者的患病经历、医院相关资料、社会工作者提供服务的痕迹资料等文献进行收集。

（二）观察法

观察法即在实际的社会生活中进行的观察，它是深入现实生活中对实际所发生的现象进行的观察。[1] 在本研究中，研究者通过参与式和非参与式观察法，亲身投入到昆明医学院第一附属医院精神科的数次例会、查房、门诊以及社会工作者提供的"大组治疗"服务中，在自身成为这些活动中的一员的同时进行观察，注重收集与本研究相关的一系列资料并进行记录，为研究提供相关的支持。

（三）访谈法

本研究的访谈对象涉及以下几类人员：精神障碍者及其家属、医生、护士、社会工作者等。根据访谈对象的不同，访谈内容也有较大

---

1 袁方. 社会研究方法教程 [M]. 北京：北京大学出版社，2010：335.

的区别。如对精神障碍者及其家属的访谈，主要了解患病历史及家庭的支持情况，这也是本研究深入访谈的主要对象之一；对医生、护士的访谈，主要了解他们对目前医疗体制、精神障碍者社会福利方面的看法；对精神科社会工作者的访谈，主要了解社会工作在介入住院精神障碍者服务方面的作用、不足等。

第三章　住院精神障碍者与医疗体系

　　本章是本文实证资料分析的第一部分。本章把医疗体系与福利三角中的市场结合起来，医疗体系为精神障碍者提供的是治疗、建议、信息等正式支持。本章将其细化为"用者付费"、治疗理念和医疗投入三部分，并对住院精神障碍者和精神科医务人员进行了深度访谈，讨论住院精神障碍者在医疗体系中遇到的困境，并分别分析了"用者付费"、治疗理念和医疗投入三个部分的困境是如何影响和弱化精神障碍者从市场获得的社会支持的。

一、"用者付费"中的困境

　　根据 Evers 的福利三角理论，市场（经济）作为福利提供的一方，它对应的组织是正式组织，体现的价值是选择和自主，需求方的角色为消费者，货币是福利交换的中介（Evers，1996）。Gilbert 和 Terrell（2002）认为，市场提供的是商品化的福利。市场在满足需要和有效的社会资源分配方面是以"看不见的手"来运作的，它是现代社会中满足需要的最重要的制度。根据上述理论并结合精神障碍者治疗及住院的付费情况，医疗体系中的市场话语将作为社会支持困境分析的一个维度。本文研究的另一个理论依据，社会支持理论认为社会支持系统由主体和客体构成（李强，1998；郑杭生主编，1996），它是一种能够促进扶持、帮助或支撑事物的行为与过程，是个体对他人的社会需要的反映（程虹娟等，2003）。将该理论与本文的研究内容结合起来，精神障碍者即为社会支持的客体，本章中的医疗系统即为社会支持的主体，医疗系统中所提供的医疗服务、医务人员对患者的帮助即为精神障碍者社会支持内容的一部分。

在福利三角中，市场作为福利提供的一方，它与家庭和国家的区别在于，它摒弃了在抵制、同情、互惠、社会权利或规训等话语下对福利的解释说明，而代之以自利、自助、个人进取和竞争的话语。福利提供的市场取向是非人格性的、工具性的。[1] 而医疗卫生和健康服务领域是一个非常特殊的社会领域，在这里，市场经济理论中的"价格机制"通常是失灵的。[2]"用者付费"的理念可以赋予福利接受者以权力，前提是，他们要有财政来源为福利服务付费，并且要有可供选择的福利提供者。[3] 货币作为福利购买的中介，以及市场所体现出来的自利、自主性，给一些消费者带来了困扰，这正是本文要探讨的问题之一。

本文研究地点的精神科所收的住院病人治疗的付费方式以自费为主，即大多数住院病人都需要自己为自己的治疗费用买单，得不到其

---

1 [澳] 柯文·M.布朗，苏珊·珂尼等 . 福利的措辞[M]. 王小章，译 . 杭州:浙江大学出版社，2010 : 97.

2 唐钧 . 基本医疗服务不能市场化的理由 [J]. 社会观察，2012.

3 [澳] 柯文·M.布朗，苏珊·珂尼等 . 福利的措辞[M]. 王小章，译 . 浙江大学出版社，2010 : 109.

他形式，如国家福利的支持，只有少部分人，包括大学生、参加新型农村合作医疗（简称"新农合"）以及享有省医保的病人可以得到医疗报销的机会。其他人或者自费，或者只有在当地的精神治疗机构才可以得到报销，而由于精神疾病患者并不像感冒发烧患者一样容易求医，精神健康服务的可及性也不高，农村地区尤为突出，因此，很多患者都是从云南的各个州市前来省会求医并只能自费。这种医疗服务市场化带来的购买困难给患者造成了极大的困扰和无奈，在一定程度上降低了他们医疗需求的满足程度。研究的深度访谈中，许多患者的家属都对此表达了感慨和无奈。

A 家庭，来自曲靖市的一个农村，儿子患精神分裂："我家一天光打针吃药的费用就差不多 300 元，再加上吃饭、平时开支的费用，1 个月将近一万二三。之前第一次住院住了 2 个月，花了 3 万差一点，这次已经住了 3 个多月了，加上上次的费用，目前已经花了 7 万了。家里做着点生意，比种田要多有点收入，但一个月这么高的费用家里也是很困难。"

B 家庭，来自西双版纳，女儿患被害妄想症："到现在住院住了 3 个月了，一天的费用是 100 多，现在花了 1 万 5 多一点，我们从版纳过来，住院治疗是全自费的，没有报销，在版纳那边倒是可以报销，但那边治疗精神病的医院不多，我们也想到好一点的地方来看，自费就自费了，家庭压力大也没有办法，孩子的病要紧。"

C 家庭，来自红河州农村，儿子患精神分裂 4 年："住院的费用还是高的，家里他爸爸是做木活的，我就是在医院照顾她，他还有一个姐姐，在昆明工作，已经结婚了，会在经济上给一定的帮助，但医疗费对我们家来说实在是巨大的负担，借了很多钱看病，自己又没有医保，只能自费，现在的考虑是等调药调得差不多了就先出院，去老家入新农合，等以后再来住院就可以报销一些。"

以上的深度访谈对象是有一定经济基础来进行住院治疗的，虽然治疗费用给家庭带来了沉重的经济负担，但在为数众多的精神障碍者中，也是属于得到了一定程度治疗的部分。根据相关调查显示，在我国不少地方，精神疾病患者半数以上未得到任何治疗，不到 10% 的病人接受过精神病医院正规治疗。心境障碍患者到精神科的就诊率仅为2.13%。[1] 与这些未曾就诊过的患者相比，本研究接触的这些住院患者算是情况较好的一部分。就诊率和很多因素有关系，治疗费用也是其中的一项，即使一些家庭有就诊的意识，在经济上也未必负担得起。可见"用者付费"这一制度使很多福利对象不具备通过市场购买所需要的服务的能力，使他们在医疗服务中处于被动和无助的境地，一方面延长了患者患病的时间并导致残疾率增加，另一方面降低了患者的劳动能力对家庭和照料者也产生一定的影响。而根据社会支持理论，支持和帮助在多数情况下是一种社会交换（Edvina Uehara et al., 1990），货币作为市场福利交换的中介，是购买支持的必需品，患者及其家庭所持货币不足，造成了他们从市场所获得的支持的弱化或缺失，这是本文要论证的"用者付费"制度所带来的社会支持困境之一。

---

1 王俊成，张瑞岭 . 中国精神卫生服务现状与建议 [J]. 中国卫生事业管理，2009.

二、治疗理念中的困境

（一）精神疾病治疗和康复历史

精神疾病的治疗和康复最早始于古希腊罗马时期，当时没有明确的社会责任意识来照管精神障碍者，大部分严重的患者只能被囚禁于家中。到中世纪时期，人类对精神病的理解，停留在信仰和道德层面，并不将其视作一种身体疾病。精神疾病造成了理性的紊乱和迷狂，是人性的对立面。精神疾病并无器质性病变，因而被看作是魔鬼附体。精神障碍者被送进寺院，用祷告、符咒、驱鬼等方法进行治疗。中世纪末叶，精神障碍者的境遇更为凄惨，他们的躯体被烙铁烧炙，舌头被长针穿刺，理由是必须要用苦刑来驱除躲藏在他们躯体内部的魔鬼。美其名曰：惩罚其肉体，拯救其灵魂。文艺复兴时期，精神障碍者常成为人们取笑揶揄的对象，不少收容麻风病的机构随着麻风病患者的急剧减少而"让位于"精神错乱者，此后，一些地方设立了专门收治精神错乱者的机构——疯人院。精神错乱者或到处流浪，或囚禁在家，或被送入私人监管的疯人院。禁闭和放逐成了当时对付精神障碍者的主要手段。到了近现代，以法国医生比奈打开精神错乱者身上的枷锁为象征，标志着古老的疯人院逐渐转向一种新的精神卫生机构——精神病院。精神病院采用药物治疗、电抽搐治疗等多种手段，一定程度上消除或减轻了许多患者的疾苦。[1]但依旧以治疗和医学为借口，把精神障碍者视为精神病的代号和延伸，把他们放在医院中，希望封闭

---

1 医学论坛网. 从社会文化视角俯瞰精神卫生机构演变 [EB/OL]. http：//zt.cmt.com.
cn/zt/jswsjgyb/index.html.

的群体生活和有限的药物治疗能够帮助他们康复。20 世纪 50 年代开始，非院舍化和社区精神健康运动发展，认为精神障碍者康复的重心在社区，希望精神障碍者能在一个正常的社区中慢慢康复，以过正常的生活为依归。20 世纪 90 年代至今，社区支持系统（community support system）、证据主导实务（evidence based practice）和复原导向（recovery trend）成为精神疾病治疗和康复的理念，重心放回病人，以他们的复原潜能为依归，将他们置身于广阔的社会文化背景中，充分考虑他们的社会福祉、宗教信仰、文化背景等。[1]

回顾精神疾病治疗和康复的历史，可见随着社会对人的关注，精神障碍者从妖魔、罪人、疯人、病人转化成为我们中的一员，社会大众对他们的看法也由恐惧、仇恨、打击、惩戒逐渐转向同情、接纳、关爱和帮助，"以人为本"的观念逐渐体现出来。在医学上，治疗和康复的理念也逐渐从以疾病控制为中心转向以人为中心。

（二）治疗理念和模式的多元发展

精神疾病治疗和康复理念的发展，使药物治疗不再是唯一能解决问题的方法，人们对文化、社会环境等的关注，更需要一个生理、心理和社会的整合视角。它不仅强调这些要素之间的互相影响，而且强调它们之间的互相包容。整合视角认为患病和疾病是复杂的、多向度的，并非单一生理原因引起的可以辨识的实体。它的概念框架为："所有人都拥有一定的禀赋、能力、技巧、资源和愿望。无论某一时刻可以表现多少，相信个人的潜能就是坚信这样一个理念：人有未开发的、未确定的可以表现的精神、生理、情绪、社会和灵性的能力宝库。

---

1 叶锦成 . 精神医疗社会工作 [M]. 台北：心理出版社，2011：7.

然而，由于行为健康问题人士有难以弥补的脆弱性，优势和脆弱性都囊括在这个概念框架中"（Weick，Rapp，Sullivan & Kisthardt，1989）。综上所述，案主不应被视为一个类别，而应被看作一个有障碍的个体。特定精神疾病和治疗模式的知识须连同案主是有尊严的人这个观点一起应用。另外，案主应该被看作积极的参与者而非消极的服务接受者。[1] 总之，决定精神健康的既不是生物学层面，也不是心理学层面，亦不是社会环境层面。相反，不同视角的知识和理论互相融合、互相联系。整合模式是非线性的、多层面的，它依据将人看作追求赋权和意义的积极能动主体的观念。健康和精神健康是正面的目标。案主的力量和脆弱性受到承认和尊重。

近百年来，各个学派对精神疾病的认识和理论不断涌现，使整合模式更加丰富和多元。如行为治疗、认知治疗、家庭治疗、存在主义治疗、叙事治疗、意义治疗、女性主义治疗、游戏治疗、音乐治疗等都从不同的方面去思考、理解和分析问题，为相关工作人员提供了多元的角度和方法，也使治疗和康复的视野从关注药物扩展到关注其他的社会心理因素。

（三）药物为主要治疗取向带来的困境

在中国，由于精神健康领域发展缓慢，社区康复等治疗模式仅在少数地区有所发展，心理学家、社会工作者等专业人员也还未被重视和认可。林崇光（2011）认为，我国目前精神疾病的治疗与康复模式仍是药物治疗为主的生物学治疗模式。而这种模式的假设为：精神障

---

1 Roberta G，Sands. 精神健康——临床社会工作实践. 何雪松，花菊香，译，上海：华东理工大学出版社，2003：61-63.

碍者应该被当成精神障碍者对待。这就意味着精神病、疾病、缺陷和问题是他们的写照；他们所出现的症状和社会功能问题是理解并和他们交流最重要的语言；专业人士应该把焦点集中在患者的干预和服务上，患者应该严格服从相关人士并且听从他们的建议；精神疾病最主要的解决方法是通过生化的药物来控制，其他的心理治疗如认知治疗、行为干预治疗只是作为药物治疗的补充。[1] 林崇光（2011）指出，生物、心理和社会的治疗模式是综合的模式，而目前中国的现状是，相关专业人员对心理社会治疗模式知道的多，但执行的少。以《精神病学》第 6 版教材为例，书中的主要篇幅是从医学的角度论述各类精神疾病的症状、诊断标准，而心理治疗等非生物学模式只占很少的篇幅，说明了目前我国对心理社会治疗模式还不够重视。

本文将通过观察、访谈等方法来论证目前精神科仍以药物治疗为主的理念给患者带来的社会支持困境。叶锦成（2011）指出的精神障碍者、精神病康复者，在其治疗、康复和重投社会的过程中，应享有良好素质的医疗和福利各方面的服务和看待。而潘润德（2003）、周英（2012）等人从社会支持的视角出发，对精神障碍者所做的一些调查显示，社会支持与患者的生存质量呈正相关关系，社会支持可以缓解各类应激所产生的压力，维护身心健康。医生作为患者社会支持系统的一个重要组成部分，为患者的健康提供着重要的指导和服务，其看待患者的视角和治疗理念对患者的康复有直接影响。

在本研究中，研究者多次参与了精神科医生的例会、查房，观察了精神科医生的门诊。在该精神科中，医生的学科背景较丰富多元，

1　叶锦成 .*A NICHE Model in Working with Persons with Severe depression*[M].International Medical Press，2011.

除了医学背景出身外，个别医生还专业学习过心理学、社会工作，对开阔医疗制度中精神疾病的治疗视角有极大的帮助。但遗憾的是，在医院这样一个制度化的环境中，由于各方面因素的影响，医务工作人员虽然在理念上有一定程度的生物、心理和社会的整合视角，但在实际的操作中未有很好的体现。

药物治疗仍是主要的治疗取向，这点明显地体现在精神科的门诊中。门诊是精神科重要的职能部门，医生在门诊部对不住院的病人进行诊疗，或经过门诊收住院治疗的病人。流水化的诊断是药物治疗为主取向的一个体现。流水化的诊断具体表现为"几分钟处理一个人"，即医生花在来门诊看病的人身上的时间一次仅几分钟，所问问题一般为什么时候开始生病，有哪些症状，对于病情不严重的患者，医生便为其开药并告知何时再来复诊，对于病情严重的患者，医生会建议其住院治疗。在这短短的几分钟内，患者很少有机会多问与自己相关的问题，医生也没有足够的时间来询问患者的生活事件。

> 该精神科的一位医生感叹道："在门诊，医生就像流水线上的工人一样来处理病人，在这短时间内所关注的焦点也只能限于病人的病情症状，对生活事件的了解非常有限，这些深入的了解需要一定的时间，病人只有在住院后我们才有可能来做这些事情，而对于不住院的病人来说，这种背后的了解很少或基本没有，只能靠他们的家庭朋友来给他们提供多一些的支持和关怀。"

除了门诊流水化的诊断外，从精神科工作人员的构成上也可看出药物治疗占有主导地位。该精神科在编的工作人员全为医生或护士，另有 2 位心理咨询师是以志愿者的身份来提供一定的服务，1 位社会工作者是作为兼职来提供服务，医院并未为这两者设立专门的岗位。而志愿者并非全职工作人员，由于时间、精力等因素的限制，所能提供的服务也极少。在本文研究期间，仅 2 位患者接受过相关的家庭或心理治疗。虽然在精神科每周一次的例会上，医生和护士都会对每个住院患者的病情进行讨论，并根据住院前患者或家属提供的患病经历，对其生活事件有所讨论和分析，但在最终的服务中，仍主要以药物来控制病情，心理和社会的干预极少。

在一次查房前的例会中，有医生说某个患者的家属反映该患者的症状是话少、被动、笑的也少，医务工作者对此采取的解决办法是给该患者增加某种药物以此来增加笑容和话语，对此的解释是："药物可以调节情绪，只要患者的情绪好了，说话和笑容自然多了。"

药物为主的治疗取向在一定时间和程度上可以控制患者的病情，如让狂躁症患者安静下来，让睡眠障碍患者暂时脱离失眠的痛苦，但其副作用在吃药后就逐渐呈现出来，如呆滞、发胖、大舌头等。更重要的是，对多数精神疾病来说，药物治疗并不能从根本上解决问题，对心理、社会环境的忽视更容易拖延或加重患者的病情。精神科专业工作人员作为患者社会支持系统的重要部分，其信念应该从药物是主要的治疗方法转变到它只是许多治疗方法中的一种，也应该认识到，真诚的理解、患者的重要他人和社区成员的支持也是治疗主要元素。

三、医疗投入过少的困境

根据世界卫生组织（2013）秘书处的报告，面对精神疾病带来的巨大损失，卫生系统尚未对精神疾病负担做出充分的反应，因此治疗需求与治疗提供之间的差距在世界各地都很大。在低收入和中等收入国家，76% 至 85% 的严重精神障碍患者不能为其疾病获得任何治疗；高收入国家的相应比率也很高：35% 至 50%。使问题进一步严重化的是为接受治疗者所提供的医疗质量低下。世界卫生组织《2011 年精神卫生地图集》所提供的数据显示各国内部缺乏应对精神卫生需求的资源，并强调这些资源的分配不公平，使用效率低。例如，全球每年用于精神卫生的支出不足每人 2 美元，在低收入国家则不足每人 0.25 美元，其中 67% 的财政资源调拨给独立的精神病院，尽管这些医院在健康结果和侵犯人权方面的名声不好。低收入和中等收入国家中从事精神卫生专业的专科和一般卫生工作者人数严重不足。世界上几乎有半数人口生活在一名精神病医生平均为 20 万或更多的人服务的国家；接受过社会心理干预措施培训的其他精神卫生保健提供者还要少。[1]

在我国，《精神卫生法》的出台是精神健康领域的一大进步，但财政保障这一基础问题却未提及。与高发病率形成鲜明对比的是国家经费投入过少，国外精神卫生占卫生总投入的比例约为 20%，而我国仅有 1%。这有限的投入却要负担起占所有疾病 20% 的精神疾病，财政投入不足使我国目前仍有 70% 的精神障碍者没有接受有效治疗。[2]

1　世界卫生组织 .2013—2020 年精神卫生综合行动计划草案 [A].WHO Library Cataloguing-in-Publication Data，2013.

2 京华时报 .《精神卫生法》草案未定财政投入比例，被指乏力 [EB/OL].http：//news.sohu.com/20110711/n312979588.shtml.2011.

我国每 10 万人仅有 11 张精神疾病的床位，1.46 名精神科医师、2.25 名精神科护士，这和群众的精神健康实际需求有相当大的差距。[1] 在本文的研究地点，精神科财政投入较少，面临的供需矛盾也极为严重。精神科的主治医师仅一名，门诊、查房和例会都由其主要负责，他对流水化的门诊也较为无奈。

> "精神科的医生护士极缺，而病人却非常多，很多病人都是来自云南各个地方，还有来自省外的，而门诊的时间就这么点，加上医务人员少，花在每个病人身上的时间精力极为有限。精神科医生和护士都缺，更不用说心理治疗师和社会工作者，这两个角色正式进入医院，估计还得过几年。作为医生，我们也很无奈，也希望国家多增加一点投入，多培养一些专业人员，这样我们也减轻了压力，跟病人沟通的时间也多一些。"

> 护士长也感叹说："医院的很多医生其实都没有编制，是以合同签约的方式来工作的，这两者的差别就是有编制的工资和福利各方面都要比合同式的好一些。精神科医生总体上少，工作比较累，还没有编制，这也是限制医院发展的一个原因。我们也希望国家多一点投入，有专门的资金来增加医生护士和相关的设备。"

除了医疗投入过少外，重视行政管理的体制也减弱了医生在提供医疗服务方面的功能。作为精神科的主治医生，除了要给病人看病外，还被一些行政事务缠身，占用了原本就少的用于为病人服务的时间。"我们医生的职能本来是给病人看病治疗的，现在的情况是被训练去

---

1 周光燕，陆宁伟等 . 精神障碍者救助体系研究 [J]. 中国民康医学，2012.

改卷，去参加无数大小的会议，很大一部分时间都花在这些事情上，真正花在病人身上的时间很少。"一方面医疗资金投入少，医务人员少，另一方面行政事务多，总体上使较少的医生用在较多的病人身上的时间减少，产生极大的不对等，也降低了医院服务的质量。

医疗体系作为精神障碍者社会支持系统的一部分，对患者健康的改善、提升有不可替代的作用，但在提供福利和支持的过程中存在着一系列问题。本章从"用者付费"、治疗理念和医疗投入三个方面来论述住院精神障碍者在医疗制度中遇到的社会支持困境。首先，"用者付费"的制度使很多福利对象不具备通过市场购买所需要服务的能力，使他们在医疗服务中处于被动和无助的境地，从市场获得支持的能力也减弱或丧失。其次，药物治疗为主的治疗取向忽视了对患者心理、社会环境等因素的考虑，理解、倾听、关注等支持性的环境未建立起来。再次，较少的医疗投入使治疗需求与治疗供给之间的差距增大，医生花在病人身上的时间极少，降低了医疗服务的质量。这三者在整体上减弱了医疗系统所能对精神障碍者提供的社会支持。

第四章　住院精神障碍者的家庭支持

上一章讨论了医疗体系中"用者付费"、治疗理念和医疗投入的困境是如何弱化住院精神障碍者的社会支持的。本章同上一章一样，将以深度访谈的资料为主，把福利三角中的社会（家庭）细化为经济互助、成员照顾和污名三个部分，它作为精神障碍者的非正式支持系统，提供着经济、关怀、互动等支持。本章将讨论家庭对精神障碍者的支持作用及其遇到的问题，并分析公众污名和自我污名对精神障碍者的影响。

一、经济互助中的困境

北京大学第六医院副院长唐宏宇说（2011）："与发达国家的精神障碍者的治疗康复经费多由政府买单不同，我国精神疾病的治疗费用则主要是由患者、家属和单位三方承担。"家庭作为非正式组织，体现的是团结、互惠、利他和共有的价值，个人努力、家庭保障和社区的互助是非正规福利的核心。家庭所提供的经济互助是精神障碍者非正规福利的重要来源。在本文所研究的住院精神障碍者中，青少年占了总人数的65%，最小的12岁，这部分患者的治疗费用几乎全部是来自家庭。此外，部分成年人由于长年生病，或不间断地需要住院，是无工作亦无收入的，也是家庭为其提供经济支持。在访谈中，很多患者一方面为此很感激自己的父母，另一方面也觉得内疚甚至自责。

　　一个27岁的精神分裂患者说道："生活中母亲干活不如父亲，很小的时候看到父母吵架，父亲很强势，总是说母亲这样也不会那样也不会，母亲心地很善良但就是不太会说话，总是挨骂，在我印象中母亲一直都是被父亲欺负的样子。父亲能力强，虽然从小就没有读过书，但会木工。我觉得自己生病有好几年了，经常焦虑，还不到20岁的时候就已经把年龄忘了，但一直没有来医院看，可能是没有意识到这个是病，家里人没有读过书，知道的也不多，后来是我在网上找了一个心理医生，在线咨询了几次，感觉没有多大的效果，又查了很多心理学的书籍，才知道应该来医院。现在住院的费用是家里出的，我没有办医保，不能报销，母亲在医院照顾我，父亲在家里干活。我还有一个姐姐，在昆明工作，已经结婚了，她也会给我一些钱来看病。住院花了很多钱，我自己27岁了，工作过两次但时间都不长，后来就住院了，家里经济压力大，只希望我早点好了，出去工作挣钱。"

　　另一个19岁精神分裂患者的爸爸说道："现在孩子才上大一，这么小没想到会得这种病，在晚上会胡言乱语。她母亲在她9岁那年就病故了，缺少母爱性格也比较内向，14岁那年我再婚她比较反对，不喜欢后妈，但我还是再婚了。还有一个哥哥比她大12

岁，现在已经有小孩了，我现在都 50 多了。家是农村的，我们种着点田，她哥哥给人家拉货，现在生病的钱也是家里出一些，如果要住很长时间，估计要跟亲戚朋友借一些，没办法，孩子治病需要我们也会尽力。"

一个 21 岁的严重抑郁症患者很感叹自己住院的花销："我在医院里一天至少 100 块钱，这要看我吃什么药，药也不是一直固定的，医生会根据你的病情来给你调药，反正一个月住院加吃饭怎么也得要 4000 多。我老家在昭通，我爸还有我叔叔几个都在昆明打工，我妈在老家，我住院都快把家里的钱花完了，现在早点吃馒头，再住一段时间就连馒头都没得吃了。医生说还不能出院，我自己也倒是还想住一段时间，看病就一次性看好些，反反复复也是折磨人，只是家里没钱啊。"这位患者最终住到了医生说可以出院的时间，其经济费用的来源，据后来的了解是叔叔借给了家里一部分。

从以上的访谈可以看出，家庭体现着团结、互惠和共有的价值，给成员提供着金钱、实物等有形的帮助，并有无偿的特征，成员不需要以正式的形式来用某种实物作为报酬还给家庭成员。在市场和国家都没有为社会成员提供一定的福利时，家庭作为社会组成的最基本单位，可以为成员提供一定的保障。受到帮助的成员所体现出来的是感激和尊敬，或者对自我努力的激发，以期日后有能力回报家庭的付出。而各个家庭所能提供的保障也因其经济、文化和社会环境有较大差别。在本文访谈的对象中，部分患者家庭的经济基础是较好的，可以负担治疗的高额费用，但对于大多数家庭来说，由于很多患者是需要长期坚持服药甚至是终身服药的，经济基础不太好的家庭在长期的付费中承受着巨大的压力，最终可能无力支付而停止看病。新闻也报道不少家属由于没钱将患者送到医院，只能将其"锁"在家里的悲惨的社会现象。[1]高额的医疗费用可能成为精神障碍者治疗的拦路虎，家庭中的经济互助作为患者社会支持系统的一部分，也面临着支付乏力的困境。

二、成员照顾中的问题

家庭的功能除了经济互助外，另一个大的方面即成员照顾，为其提供生活帮助、爱和情感支持。照顾者是精神障碍者支持系统中重要的一员，家庭成员承担着主要的照顾任务。尽管精神障碍者被建构为"患"病之人，然而家庭成员和另外接近他们的人亦体验到疾病的效应。由于缺乏相关的疾病知识和照顾常识，长期的照顾任务使其自身的身心健康受到严重影响，一定程度上也降低了照顾的质量。根据汤庆平（2001）、刘腊梅（2007）和荣丽（2010）等学者对住院精神障碍者陪护亲属的调查研究，发现精神科住院病人的亲属常处于高度紧张的状态，从而导致了焦虑、抑郁、担忧等不良心理状况的发生。病人住院治疗 4 周，取得明显疗效后，其亲属的焦虑、抑郁症状随之减轻。[2]

在本文研究的对象中，一个 16 岁患精神分裂症的男孩在住

---

1 齐鲁晚报．山东百万精神障碍者仅 32 万床位，医疗费用高昂 [EB/OL].http：//www.sd.xinhuanet.com/news/2012-07/27/c_112545588.htm.2012.

2 汤庆平．精神科住院病人陪送亲属的心理分析 [J].临床研究，2001.

院 8 周后，病情仍未有所好转，依然表现为话少、呆滞、被动，其母亲每每在查房见到主治医生时，急切地想知道为什么这么长时间还没有改善，并且多次控制不住自己的情绪，难过得当着医生和孩子的面就痛哭流涕："看着一起进医院的一些病人都好转了很多，我儿子这么长时间都好像没有什么改变，我心里很着急，我们是第二次住院了，我想治得好一点，但是他一直都好像是这个样子，我很难过很担心。"

与这位母亲有类似感受的家属很多，在访谈的过程中，很多家属都在述说的过程中掉泪，其中不仅包括母亲，还包括父亲。父母及亲属对家庭成员所患病情的担忧与焦虑给他们自身带来了很大的痛苦。除此之外，他们的需要往往被忽视。家属常常缺乏有关精神疾病、治疗、行为管理策略，以及社区服务等方面的信息。即使他们知道诊断，他们还是不知道诊断意味着什么，也不理解这一诊断的长期意义（Gantt，Goldstein & Pinsky，1989）。因为不能解释所观察到的不正常的行为，他们因此不知所措或受到惊吓。一些家属为保护家人和自己，而不得不找借口来掩饰自己和患病者的行踪。

李张妈妈是一个外向开朗的母亲。女儿从小学习优秀，就读于西双版纳最好的高中，高一军训后没多久就回家告诉母亲不想读书了，巨大的反差让父母很震惊。经过询问后，女儿说班里很多同学说自己长得又矮又胖，还很黑，觉得读书没有用。在家的表现也是不说话、紧张、没有表情，总是说有人要害她。问她要不要吃饭她说不知道，问什么问题都说不知道，来昆明检查后医生说患了被害妄想症。"我和她爸爸都很奇怪怎么好好的突然就得了这种病，这种病又不像感冒发烧，自己还有点经验知道一些，现在我们像无头的苍蝇，也很害怕。女儿现在是休学，我们去学校给她请假的时候说她骑车把脚摔断了，可能需要几个月来治疗。她从小学习就好，一放学回家来就去屋里看书，一般都考第一，我们做父母的也希望孩子有个好的未来，现在只希望她健健康康的，健康就行了。"

此外，很多家属都为照顾患者付出了巨大的代价。家属原本的工作安排、旅行计划、兴趣爱好等追求，被每天照顾患者所取代，这亦使家属感到悲伤。由于精神科规定患者住院必须有至少一名陪护人员，且最好是家人或亲属。考虑到精神疾病不同于其他疾病，家属很难从市场上购买陪护服务，基本上所有家庭都选择了最亲的家人，如父母来承担陪护工作。这些人为此而不得不放下自己的工作、事情投入照顾患者的事务中。在本文研究期间，所有的患者几乎都由父母来照顾，这也意味着他们在患者住院的期间都要请假或放下自己本来的工作。

高爸爸是一名小学教师，18 岁的儿子患精神分裂，自己向学校请了 3 个月的假来医院照顾儿子，有时候学校有事情不得不去就让妻子也请假来顶替自己。和高爸爸同样是小学教师的童爸爸情况就没有这么好，学校人手短缺不让请长假，童爸爸只请到了一个星期，妻子是乡村医生也请不了多长时间，家里的亲戚又都有自己的工作，找不到合适的人来医院照顾儿子，而医院又规定住院期间必须有家属陪护，若无家属陪护就必须出院，无奈之下在住院 2 周后，童爸爸只能让儿子出院。张妈妈原来是开服装店的，自女儿生病后就关掉了小店，在医院住了 3 个多月来照顾女儿，"和他们那些上班的比起来，我不用请假随时可以关门来医院，自由多了，但是这几个月店铺的房租也是一笔不小的开支，我不可能租出去等出院后又去租别的，还有很多货堆着，而且现在租铺面也不好租，好一点的地段太贵，差一点的又生意不好。"

此外，很多家庭改变情感表达方式的是因为家庭成员的生病，一般从以前较少的沟通转变为过多的关注。而一项关于精神病照顾的"高情感表达理论"认为，情感表达（empress emotion）是家庭成员间一种持续的情绪状态，一般来说情感表达包含 5 项内容，即指责、敌视、情感过分介入、热情和表扬，只要超过一定的界限即为"高情感表达"。面对精神障碍者的心理问题和障碍，常见存在着两种相反的态度，一是不满、指责，另一种是过分关心，许多家属以为给予他们高度的关心是给他们更多的温暖和关怀，殊不知这种过度关心和不满、指责的态度一样，也会导致患者症状的加重或更容易复发。根据张立新等（2005）对 60 名患者家属进行情感表达测定的研究，发现大多数家属对患者属于高情感表达。[1] 而方建忠等（2004）通过比较研究的方法发现，精神分裂症患者家庭在情感过分投入、过分奉献／牺牲、过分保护及缺乏客观性评价方面的程度均高于普通家庭，高情感

1　张立新，李学安等. 精神分裂症病人家属情感表达的护理教育 [J]. 中国护理研究，2005.

表达也更容易使患者复发。[1]在精神科，由于缺乏为家属提供知识和帮助的服务，很多家属都不知道过度关心给患者带来的心理压力，不知道这也是在不断地强化他们"我不是正常人""我的一切都是病态表现""我不能正常地生活"等思想。

> 牛妈妈在医院照顾儿子3个月了，儿子为阴性精神分裂症患者，很多时候旁人问他问题时他回答声音都较小或者没有反应，每当这时，牛妈妈便高度地关注儿子，催促儿子快点回答别人的问题，或者提醒儿子声音大一些，这种情况长期反复地发生使儿子不敢在正式场合说话，出现担心、焦虑和害怕说错的表现，"我不会说，我的声音小，还是让别人来说吧"。而另一个患者家属的高情感表达更是体现在生活中的无微不至上，父母常常为女儿接喝的水、拉衣服拉链、整理着装、打饭、拿药，等等，与生病前的沟通较少产生了巨大的反差，也一定程度上强化了女儿是弱势的、病态的意识。

家属所提供的成员照顾是患者社会支持系统的重要组成部分，有着其他人难以替代的作用，但由于缺乏有关的精神疾病知识和照顾常识，长期的照顾任务使其自身的身心健康受到严重影响。除此之外，长期停止工作投入照顾患者的事务中也让他们承受着巨大的压力，而他们的需求满足往往得不到相关专业人士或组织的帮助，很多家庭高情感表达的方式更是加重了患者的症状或复发的概率，这些问题使家属在成员照顾上力不从心，减弱了所能传递给患者的社会支持程度。

---

1 方建忠，张莉娟等．家庭情感表达方式对神经症的发生、复发相关性分析[J]. 四川精神卫生，2004.

三、公众污名和自我污名

"污名"一词在社会科学领域是戈夫曼首先定义的，他将污名看作是"一种深刻不信任的社会性状"（Erving Goffman，1963），这种社会性状使其拥有者在他人眼中丧失社会信誉或社会价值，受损的身份（spoiled identity）是其典型特征。在戈夫曼看来，污名代表了一种个人认同与社会实际认同之间的断裂，因此被认为是失败的。这种失败将污名化的人归入身体与特征都有缺陷的一类人当中。污名是一种社会建构，是被社会创造和定义出来的（Ainlay et al.，1986）。对污名进行研究的过程中，不同学者从不同的角度进行了分类。污名可以分为两大类，即公众污名和自我污名。其共同点在于污名的形成机制与刻板印象、偏见和歧视有关。刻板印象表现为认为所有心理疾病患者都是无能低下的，进而产生偏见和自我歧视；其区别在于指向目标不同。在公众污名中，刻板印象、偏见和歧视都是指向心理及精神疾病患者的，如认为所有患者无一例外都具有侵犯性和危险性，令人生厌或害怕，其直接后果是不接近、不理睬、不雇佣他们。但实际上，他们更多的是受害者，而非施暴者。在自我污名中，指向的对象是自我本身（张智，2005）。公众污名与自我污名所引起的后果也有较大区别：自我污名比公众污名带来的负面影响更大，其个体带来否定的自我评价，造成个体的低自尊感和低自我效能感。[1]

在面对高额的治疗费用时，住院的很多患者家庭经济都不算太好，一方面家人为此承受着巨大的经济压力，另一方面在可以报销一部分

1 行红芳. 社会支持、污名与需求满足 [M]. 北京：社会科学文献出版社，2011.

费用的同时，却担心被别人知道自己的家人得精神病而选择不报，宁愿全额自费，也不愿让社会公众对精神疾病的污名化影响患者的学习或者生活。

在平时的医院生活中，家属们经常聚在一起聊天或互相倾诉，这也是彼此支持的一种方式。在聊天中，大家谈论的话题之一便是如果医药费可以报销，那是否要报的问题。张妈妈在医院照顾患青少年情绪障碍的女儿2个多月了，每当谈论起这个话题时就坚持说自己是不会报的："我们有新农合，手续什么都办好了拿着去可以报一部分，但是报销的医药单上会盖上精神科的章。在农村那种地方，很多人都以为精神病就是疯子，要是让别人知道了我们看的是精神科，脏言脏语都会说死我们的，一下就传开了，背后议论得太恐怖了，孩子以后都不会做人。我们跟学校的老师都是说身体不好要住院，等她出院后，我们就要换学校了，不然去到原来那所学校，以前的同学问起来也不好说。医药费能报是好，但是别人的眼光说话更会把你淹死的。"

精神科很多家属都持有相同的观点。污名进一步导致了原本就缺乏的社会福利资源更加少地传递到实际很需要的人们手中，这加重了患者家庭所要背负的经济压力和心理压力。污名除了存在于普通的社会公众间，甚至还渗透到了亲戚和朋友间，使很多患者的家庭都不敢将实情告诉原生家庭以外的人，这种策略固然使患者得到了一定程度的保护，但也容易加重照顾者的负担，导致照顾者处于孤立之中，得到的社会支持更为有限。

罗妈妈已经退休了，在精神科照顾 36 岁患精神分裂的小儿子，他是家里 3 个孩子中最小的，至今还未结婚，同济大学毕业后考过 2 次省级公务员，都进了面试，因为口吃较重而没被录取，后来在昆明一家地产公司上班。罗妈妈说"为了考二级建造师，我们让他辞了工作在家复习，考完之后几天他突然就不对了，胡言乱语，说卫星会和他对话。那几天我急得一点办法都没有，也不知道找谁，幸好我家老二在，说要赶紧送医院。这件事现在都只有家里几个知道，连我的亲姐姐问起我都没敢告诉她是住院了，其他人更不用说了。有一个老家陆良的还很热情地给他找对象，说有一个不错，我也跟人家说我儿子现在忙着考试，比较忙，找对象的事先耽搁一下，等忙完了再说，这种事情只能自己承受，说出去对他影响不好。"

污名使很多精神障碍者及家属在许多事情上都裹足难行，公众污名带来的伤害如此，自我污名更是让精神障碍者的康复之路曲折漫长。污名改变了他人看待个人和个人看待自己的方式，被污名化的个人通常被认为是无用的、可怕的，他们接受和内化这样的观点：他们是偏离常规的、不同的和无价值的，感觉自我厌恶和羞耻。这导致他们的情绪低落、康复延迟和不佳的健康结果。

一个来自大理的 21 岁心境障碍患者刚到精神科住院时，不敢和住院的其他人一起去吃饭逛街，每次都要单独和他爸爸一起出去，在后来的访谈中，才知道对精神病的恐惧已经被患者本人内化了："我不敢和他们一起出去，一群生病的人走在路上会被别人看，一个人的话就会好点。我得的不是其他的病，是精神病，而且我的眼神不对，我不敢看别人的眼睛，我看了别人的眼睛就会发现我的眼神更不对，别人的眼神也不对，别人会用奇怪的眼神看我，更加说明我的眼神不对，所以我总是觉得我不正常，虽然很多人都跟我说我和他们一样。我现在生病，不知道什么时候能好，大学不挂科能毕业就算是不错的了。"另一个表面开朗却经常说一些消极话的抑郁症患者也经常说，"我可能要一辈子吃药吧，这辈子也不指望能做出什么大事来，住院住的也是精神科，这种病让我现在上学也上不了，别的事情也做不了，也不知道会不会好。"

污名的后果使福利的获取更加困难、经济和心理压力增大，自我污名更是加重了患者的病情、延迟康复时间，而大多数人采取的隐瞒策略，一定程度上避免了污名给自己带来的直接伤害，另一方面却因为得不到及时治疗和支持而产生焦虑和压力。与其他困难比起来，污名的控制和消除更是一个长期的进程，需要政府和社会各界的努力。

家庭所体现的是团结、互惠、利他和共有的价值，个人努力、家庭保障和社区的互助是非正规福利的核心。本章从经济互助、成员照顾和污名三个层面来分析精神障碍者在家庭制度中遇到的社会支持困境。经济互助是家庭的重要功能之一，很多患者长期住院，或需要长期服药甚至是终身服药，高额的医疗费用可能成为精神障碍者治疗的拦路虎，家庭中的经济互助作为患者社会支持系统的一部分，面临着支付乏力的困境。成员照顾是家庭的另一大功能，由于缺乏相关的精神疾病知识和照顾常识，加上许多家属都停止工作投入不可预期的照顾中，使他们的身心健康受到严重影响。此外，患者生病后家庭高情感的表达方式一定程度上导致患者症状的加重或更容易复发。而污名所带来的负面影响更是不可估计，污名使原本薄弱的社会福利资源更难以传递到需要的人手中，家庭为此背上巨大的经济和心理压力，照顾者也因得不到支持而产生焦虑和忧伤，自我污名更让患者的康复时间延长。这给患者的社会支持系统带来了诸多困境。

第五章　住院精神障碍者的社会福利供给

前面两章分别讨论了医疗体系和家庭支持在精神障碍者治疗和康复中遇到的问题，以及这些问题如何弱化了精神障碍者的社会支持系统。本章在前两章的基础上，将福利三角中的社会福利供给细化为医疗保险和社会服务两大内容，它作为精神障碍者的正式支持系统，提供着福利保障、基本信息和服务等支持。本章以深度访谈和参与观察的资料为主，讨论现有的医疗保险和社会服务在保障精神障碍者基本福利方面存在的问题，并分析这些问题给精神障碍者及家庭带来的困扰和影响。

一、医疗保险的不足和报销困境

医疗保险是为补偿疾病所带来的医疗费用的一种保险。我国的基本医疗保险制度实行社会统筹和个人账户相结合。据卫生部《全国精神卫生财政保障机制研究报告》（2011）显示，医疗保险在城市可以覆盖次均费用为 74.12%，新农合可以覆盖次均费用的 30.55%；由于精神科专科医院大多是二级以上医院，96.3% 的患者都要在二级以上精神病专科医院就医，增加了费用负担；由于国家没有将精神障碍者门诊用药纳入报销范围，大多数地区的精神障碍者日常服药都是自费，进一步加大了精神障碍者及家庭的经济负担。据开展精神疾病防治工作市县的调查，在精神障碍者中，贫困患者占 60% 至 70%，极度贫困的患者占 30% 左右。据此推算，我国仅贫困精神分裂症患者约为 480 万到 560 万，极度贫困的精神分裂症患者约为 240 万左右。[1]

根据云南省卫生厅 2013 年即将实行的新政策，云南省将为 8.3 万名重性精神障碍者实施救助，稳定期维持治疗门诊定额基本补助标准为 2000 元／年／人包干；患者急性期住院治疗定额基本补助包干费用为：三级医院 7500 元／年／人包干，二级医院 6500 元／年／人包干，一级医院 5500 元／年／人包干。据对现实情况的了解，目前，精神障碍者门诊治疗费用不能报销，住院费用实行最高限额付费。其中，城镇职工医保住院治疗报销费用按最高 130 元／天计算，城镇居民按 91 元／天计算，超过 90 天后报销额度递减。新农合病人则根据各市区情况，报销比例在 50% 至 70% 之间。但重性精神障碍者从急性期到稳定期，一个疗程至少需要 90 天，以城镇职工医保患者为例，按照现行 130 元／天的报销标准，一个疗程医保最高报销 11700 元，而新规定中的年包干价，连一个疗程的费用都不够。根据云南省精神病院 2012 年的统计，重性精神障碍者住院次数每年均达到 2.1 次，还有部分患者每年住院 20 至 30 次，照这样算，每年上限 7500 元的包干价根本无法满足患者的住院治疗费用[2]。

1　薄绍晔 . 确保精神障碍者基本医疗 [J]. 中国医疗保险，2011.

2　黄斯维 . 云南 8.3 万名重性精神障碍者将获救助 [EB/OL].http：//cxmd.xxgk. yn.gov.cn/bgt_Model/newsview.aspx?id=2157160.2013.

　　精神科的护士长也说："在医保报销中，新农合医保户在当地医院能报销70%左右，但我们医院属于三级医院，看病后回去当地报就要看当地的情况。我们医院只收省医保、大学生医保和新农合的，其他的全都是自费。比如市医保要去市级医院可以报销，在我们这里就不能报销。"

　　一位患者家属说："我们家是新农合，如果在我们那里的医院治报销的比例就会高一些，差不多有70%，到市里的医院治能报销的就要低一些，到省级医院能报的就更低，离家越远的医院报的越少。政府可能是要保护当地医院的发展和经济吧。现在我们住了2次院，花了差不多七八万块钱，估计也就能报几千块万把块钱吧，自己付的还是多。"

　　除了实际能报的较少外，许多城市户口的患者因为没有工作而使医疗保险完全缺失。中国城市医疗保险制度是基于个人就业状况建立的，没有工作就没有医疗保险。

　　精神科一位患精神分裂症1年左右的男士说："我从得病以来就没好好工作过，这个病时好时坏的，让我很难持续在一个公司上班。这一年内我换过2家公司，加上中间住院休息之类的，就没在哪家公司好好待过就辞职了。公司制度规定一般是两三个月的试用期，试用期过后才转正签合同，签了合同公司才给你上保险。都还没待到转正就走肯定什么保险都捞不到，就算到了，工作时间不长享受的医疗保险也没有多少。我住院是自费的，家里给出，经济负担很大，我也希望医生快点调好药我可以快点出院，去家里养总比在医院省钱。"

另一位刚大学毕业1年的精神分裂症患者由于不是大学生医保，也不是省医保，虽然来自农村却没有办新农合，只能自费。"我家经济本来就不太好，家里人身体一向没什么大病也就想着先不入新农合的，没想到后来我生病了，住院后才知道费用这么高，现在治疗的都是自费，住了2个月了，加上吃的花了差不多一万二。我和我妈现在打算再过一段时间就先出院，去老家把新农合入了，等入了新农合再来住院，那样多少也可以报销一些。"

对一些病情不太严重，住院时间也较短的患者家庭来说，手续的烦琐也让部分人放弃了医疗保险的报销。

医生说我女儿的病情不严重，只是需要观察一段时间以便调药，等药调好了就可以出院了，现在我们住了3个月，花了差不多1万多块钱。我们是新农合，想报倒是可以报一些，就是要先去医院开各种单子证明，完了还要去村的大队上开证明，拿着这些才可以去报，报了最多也就是几千块钱，还会让别人知道女儿住的是精神科，农村那种会认为是疯子，报销手续又麻烦，我们是不打算报了。

从以上的访谈中可以看出，医疗保险中医院所收病人并不覆盖所有保险种类、实际报销比例低、没有医疗保险和报销手续烦琐等情况都说明了精神障碍者在不同程度上都存在医疗保险的缺失。医疗保险的报销对缓解精神障碍者经济压力有重要作用，但这一重要的社会支持却没有给患者足够的力量。

二、社会服务的缺失

彭华明（2007）认为，社会福利制度除了社会保障的内容外，还包含另一个内容即社会服务。社会服务通过社会工作者和其他专业人员的工作，改善人们的健康状况以促进他们的幸福；帮助人们成为更加自立的人以防他们的依赖性；增进家庭的和睦关系，使得个人、家庭、群体和社区重新发挥社会功能。为精神障碍者提供的社会服务在发达国家、港台发展得较早，如香港新生精神康复会开设非营利的精神障碍者中途宿舍、庇护工场、农场、会所等，为出院后的精神病康复者提供免费或费用低廉的临时居处、职业训练、庇护工作、消遣及活动，以及直接或间接的辅助康复服务[1]。世界卫生组织（2013）秘书处的报告中，提到在低收入和中等收入国家，精神卫生民间社会运动发展得并不好。只有 49% 的低收入国家有精神障碍和社会心理残疾患者的组织，而相比之下，高收入国家的相应比例为 83%；关于家庭协会，对应的数字分别为 39% 和 80%[2]。我国用于精神卫生的投入大部分集中在精神病院等治疗机构，投向社区和初级卫生保健服务等宣传和预防领域的费用较少，因此，社区康复仅在部分经济发达的省市有所发展，相关的服务于精神障碍者的非营利性机构也较少。关于精神疾病的预

1　百度空间 . 精神残疾人社会服务 . 代序 5[EB/OL].http：//hi.baidu.com/bithsamn/item/f7f18f96093daac9b7253176.2008.

2　世界卫生组织 .2013—2020 年精神卫生综合行动计划草案 [DB].WHO Library Cataloguing-in-Publication Data，2013.

防工作还未大范围开展，预防知识和方法的可及性低。

一位昆明户口的患者家属说："要想了解这些知识就得自己上网查，谁会来跟你讲这些。我们小区倒是有专门的展板，但展板上一般都不写这些知识，大部分都关于国家开个什么会啊，庆祝过节啊，还有就是平时的一些生活中常见的问题，比如做好安全工作，保健的也会有涉及，高血压要注意的、营养怎么搭配等等，从来没有见过和精神病有关的内容。等自己的孩子生病了，才会专门去网上找这些资料，没生病谁也不会想着去看这种东西，也没有人来宣传普及。"

生活在市区的家庭尚如此，很多来自城中村或农村的家庭更是难以获得精神卫生相关的知识。

21岁的小王是一位来自昭通市农村的严重抑郁症患者，在武汉上大学，平时放假回来就和来昆明打工的父母一起居住在流动人口聚集的一个城中村。"我们家在昭通的一个村里，太穷了，哪有什么人来宣传精神健康方面的知识，宣传别的知识的都没有，更不要说这种非主流的病了。在昆明我们住的那个城中村也没有，那里不像市区这么规范，给人看病的诊所倒是有，但一般都是感冒发烧去打针，精神病这种人家又看不了，没有见过宣传预防的，而且这种又不像别的病，多穿点衣服不要冷着就可以预防，精神病怕不是你一个人想预防就预防得了的。"

被访谈的很多对象都说自己从未在平时的生活中从相关人员那里得到过关于精神疾病宣传、预防等方面的知识，很多人都是生病后上网查阅才了解一些。可见，精神疾病预防工作等基本社会服务的缺乏使一些患者得不到相关的信息和知识，等生病后才求助于正规医院，大大增加了精神疾病给家庭和社会带来的负担。

本章的社会服务除了以上说到的初级预防缺乏外，还将提及社会工作者在精神科中所提供的相关服务。在研究地点精神科，除了普通的诊疗外，还有一个较有特色的平台，即"大组治疗"。大组治疗由社会工作者负责，专门为患者及家属提供一些服务。它一般以社会工作中的三大方法之一——小组工作的形式出现，主题一般围绕"希望、沟通、家庭、接纳自己"等来进行。住院患者只要病情稳定，一般情况下都会和家属一起参加，时间从每周一到周四下午，每天持续一个半小时。大组治疗从另一个角度体现了精神科相对多元的视角理念。目前，在医院的精神科中设有社会工作服务平台的毕竟不多，相比这些医院，该精神科关注患者心理和社会环境的理念显现出来。大组治疗对住院患者及家属来说，是一个生活的调味剂，也是一个学习的平台。它所带来的不仅是填补了无聊的住院生活，愉悦了大家的心情，还可以谈及一些以前从未正视过的问题，对患者康复起着潜移默化的作用。

大组能不能周五到周日也开，不然这几天下午我们都不知道要干什么，太无聊了，觉得时间过得很慢。平时有大组的时候，(时间) 一下就过了，附近这些可以玩的地方我们都去过好几次了，能不能周末也开大组，就是你们要辛苦一下。

很多患者及家属都有同样的需求，从早到晚日复一日的住院让他们的生活较单调乏味。每天上午守着患者打一个上午的吊瓶，下午就无事可做。大组治疗就像每天上完班后的休息娱乐一样，成了他们必不可少的部分。此外，大组治疗还发挥着另一个重要的功能，即以潜移默化的方式帮助患者康复，并让家属得以成长。

　　一个在精神科康复得较好的抑郁症患者在查房时告诉医生："（康复）能到现在这种程度我觉得药物占20%，医生占20%，大组占30%，还有我自己占30%。"

　　另一个患者家属说："大组让我学到了很多东西，以前从来没有想过要怎么去和别人相处，怎么才能更好地去换位思考，对一个人的要求不要按着自己的理想来，好多问题都是自然而然就做了，也不会像别的问题一样去多想。大组上拿出来讨论，对我们还是比较有帮助的，会跟以前的一些事情联系在一起，然后想想哪里做得太过了，哪里是自己太苛刻了。"

大组治疗给患者和家属都带来了学习和康复的契机，作为精神科的一部分，有很多优点和值得欣喜的地方，但也在各方面存在着一些不足。其一，大组治疗一般为"希望、梦想"等较抽象的主题，此类主题对精神障碍者来说是好主题，但另一方面也较难细化。这就对社会工作者的专业水平有较高的要求，若细化得不好，便只会浮于水面之上，难以深入，对患者及家属也难以有所影响。研究者通过参与和观察了数次精神科社会工作者组织的大组治疗活动，多次发现所选主题并没有加入具体可操作的内容，从组织者到参与者都停留在一个高层次的抽象层面上。大组治疗的效果也不好，对患者及家属并不能产生真正的影响。其二，多数患者及家属都未正确理解大组治疗的真正目的，部分理解对大组治疗及精神科社会工作者来说是一种曲解。大组治疗本应是借助社会工作的一些方法，通过一定的知识、活动和方式提升患者及家属的力量，改变不良行为，缓解心理压力，建构社会网络，从而促进他们的心理健康。但大组治疗的良苦用心并未让患者及家属得到正确的理解。这是社会工作者在大组治疗中滥用游戏的结果。对于任何一个小组活动的开展来说，气氛的调节与调动是必不可少的，对于精神障碍者所组成的团体，由于各个患者所患疾病不同，症状也有所不同，一些患者不爱说话，一些患者理解能力低于其他人，较大的差异性也使开展团体活动增加了困难。气氛的调动有利于营造欢快轻松的氛围，借此舒展患者和家属低落忧伤的心情。但也正是这种想法，束缚了精神科大组治疗作用的发挥。社会工作者为追求这种愉快欢乐的气氛，将本应用做热身或调动开场氛围的游戏当作主要内容，真正用于对主题的讨论和思考的时间很少。长期下去，一些患者及家属就认为大组治疗就是一个"玩"的平台，"不用准备什么，只要带着我们玩玩就行了"。这样的方法和所带来的错误理解使大组治疗与社会工作者都偏离了真正的含义，失去了其本身的作用与功能，对整个精神科社会工作平台的建立和推广都是极为不利的。

初级精神疾病预防和精神科中所提供的大组治疗服务，构成了本文社会服务的两大内容。初级精神疾病预防服务的缺乏使精神健康知识的可及性低，许多人跨越了预防的防线直接进入治疗阶段，给患者家庭和社会带来了巨大的负担。此外，精神科中的"大组治疗"平台服务是社会工作发挥作用的重要媒介。大组治疗将患者和家属聚集起来，搭建一个互相交流和沟通的平台，在一定程度上也相当于一个患者及家属的自助互助组织，提供着知识、情感、倾听、理解、互动等社会支持。但其也存在着抽象、难以深入和游戏滥用等问题，使社会工作服务并没有良好地发挥其功能。

社会服务通过社会工作者和其他专业人员的工作，改善人们的健康状况以促进他们的幸福；帮助人们成为更加自立的人以防他们的依赖性；增进家庭的和睦关系，使得个人、家庭、群体和社区重新发挥社会功能。本文针对精神障碍者的社会福利供给系统包含了医疗保险和社会服务两个内容。医疗保险是为补偿疾病所带来的医疗费用的一种保险，对缓解患者的经济压力有重要作用。而医院所收病人并不覆盖所有的保险种类、实际报销比例低、部分患者没有医疗保险和报销手续烦琐等问题，使原本稀少的社会福利资源更难传递到患者手中，经济困难的压力并未有所转移。此外，社会工作作为社会服务的提供者之一，在精神科中的"大组治疗"中发挥着药物难以取得的作用，对患者的康复有促进作用。但其在操作化时存在抽象、不具体和游戏滥用等问题，使患者和家属误解了大组治疗的真正意义，对社会工作者和大组治疗这个平台来说都是极为不利的。医疗保险和大组治疗中出现的问题弱化了精神障碍者及其家属的社会支持系统，也降低了社会服务所带来的正面功能。

第六章　社会工作对缓解精神障碍者社会支持困境的帮助

前三章讨论了精神障碍者在医疗体系、家庭支持和社会福利供给中遇到的问题，以及这些问题是如何弱化精神障碍者的社会支持系统的。本章在前三章讨论的基础上，结合精神健康社会工作理论和实务，以深度访谈、社会工作小组服务、个案管理等为主，将社会工作服务细化为社会工作理念对精神科治疗理念的影响、社会工作实务服务、社会工作对精神障碍者社会福利的倡导和要求三个部分，讨论社会工作服务介入精神障碍者康复的重要性及积极作用。

一、社会工作理念对精神科治疗取向的影响

社会工作理念是社会工作的灵魂，在一个较高的层次上指导着社会工作服务的实施。Sarah Banks（1995）认为社会工作的理念大致涵括四种：尊重和推动个人的权利以达其自我决定（Self Determination）；推动社会和个人的福利和身心健康（Welfare & Well Being）；公平（Equality）和分配上的正义（Distributive

Justice）。叶锦成（2011）认为，精神医疗社会工作应该同时包括社会工作、精神健康和精神康复的理念，也就是说：社会工作者应该尽力透过不同的手法、政策和服务去令精神障碍者、精神病康复者及其家人和亲属与其他社会人士一样享受同等的自我取决能力、福利、公平和资源分配的公义。[1] 社会工作的理念应贯穿于服务过程中，理念价值指导下的服务才不失为社会工作服务。

社会工作理念应用在精神障碍者的服务中不仅仅应该体现在实务手法上，还应该将此理念广泛传播。在研究地点精神科，虽然医疗团队中并不缺乏对心理及社会因素等有关理念的认识，但在实际的执行中，药物治疗仍占主导地位，对心理和环境的干预极少。这也是精神科中治疗取向的缺陷给患者及家属带来的困境之一。社会工作理念作为社会工作服务中的一个内容，可以发挥如下作用。

社会工作者应当用社会工作的视角去影响精神科医生的治疗理念。特别是当药物治疗的理念占主导，忽略了患者的心理社会因素时，社会工作者更应该尽量让其他的专业人士如精神科医生、护士、心理学家、职业治疗师、物理治疗师等明白公平、正义、福利、自决能力在提供精神治疗、康复和社会融入中的重要性，并鼓励他们在提供介入手法和有关服务中予以实行。在研究地点，精神科医生对社会工作的部分理念方法也有所了解，并认为这些因素在患者康复中起着重要作用，但在实际执行中却很少干预。社会工作者在观察到精神科医生有这些理念的基础上，应该鼓励其在治疗中也能将这些理念真正运用到治疗中。在这方面，社会工作者也面临着一些困境。

---

1 叶锦成. 精神医疗社会工作 [M]. 台北：心理出版社，2011：17.

　　负责大组治疗的社会工作者说："在医院诊断和治疗都是医生说了算，而且他们的其中几个也接受过社会工作专业知识的培训，他们知道怎么处理。社会工作者负责大组治疗，在大组里将社会工作的因素加进去就行了，没想过要去告诉医生还要考虑除了药物以外的因素。社工又没有专门的身份，又不像医生一样，再说有些东西医生是知道的，只是会不会做，怎么做的问题，有没有专门受过社工训练，知道是知道，做就要看情况了吧。而且你也知道，医院都没有为社工设立专门的岗位，我只是个志愿者，有点补贴，从这里也可以看出社工在医院没有专业身份，想去要求医生干什么干什么，比较难的，最多只能建议吧。"

　　通过对精神科社会工作者的访谈及研究者的观察，可见社会工作者在医院缺乏专业身份这一困境，增加了社会工作者在服务或干预中的困难。尽管如此，社会工作者还是应该在恰当的时候采取适当的方法鼓励精神科医生将社会工作的理念运用到实际的治疗中，以多元的视角看待精神障碍者，注重对患者自身感受、所处环境及其他非生理因素的理解和分析，以此来缓解精神障碍者在医疗制度中所面临的由治疗理念而带来的困境。

二、社会工作的实务服务

　　社会工作实务是社会工作价值、原则和技巧的运用，它是将社会工作理念操作化的体现，也是社会工作的重要组成部分。精神科社会工作实务应注重患者的全人和潜能发展，注重多元手法（个人、家庭等）及社区的改变，并以正常化取向、能耐和潜能取向来看待精神障碍者。社会工作者可以给精神障碍者提供心理治疗、个案管理、小组工作、社区工作及心理教育等多种服务，并在服务过程中提升患者及家属的自我取决能力，使其得到公平、公正的对待。

在研究地点精神科，以大组治疗为社会工作服务平台，研究者开展了主题为"人生涂鸦"的一系列社会工作实务服务。该服务集行为学派、认知学派、家庭学派、存在学派、叙事治疗等各个心理治疗学派之所长，基于心理治疗的不同维度，即人性和生命的维度、时间的维度、自我的维度、意识的维度、问题的维度展开。旨在让患者及家属对患者本身的自我系统有较完整和清晰的认识，并对此做出一定的思考；树立患者正确看待自己的想法；让患者和家属认识到患者本身的深层需要，并帮助患者及家属挖掘已有和潜在的资源；协助患者整合自己的人生，从不同的角度看待自己的人生历程，树立对生命积极的意识。总之，该服务是从各个不同的方面来提升患者及家属对自身潜能和潜在资源的认识与挖掘。

在心理治疗理论的支持下，研究者整合了社会工作中小组、个案等方法，并结合萨提亚家庭治疗理论及其方法，为患者及家属提供了内容分别为"二十年后""生命线""自我冰山""影响轮""自我环""冥想"等社会工作服务（具体服务方案见附录）。该服务在已有服务的基础上，更注重患者及家属内心的感受和对其自身资源的挖掘，并以涂鸦的形式，引导患者和家属一步步将自己的人生和内心的感受画出来，最终形成一幅自己的人生涂鸦作为成果留存。其中，"二十年后"是根据人性和生命的维度来设计服务内容的。

人性和生命的维度是指人对生命意义和人性的看法，不少精神病的产生究其原因都会与人生空虚，感到生存缺乏意义，又或者在人性中无法找到真善美有关。用较简单的言语去看，人生的意义可以分为四个层次：为世上的物质、地位、财富、抗力而活；为自己的人生目标而活；为别人，特别是亲人，如子女、父母的成长、生存和情况而活；为群体利益、社会、国家、世界而活。

对不同的心理治疗学派来说，思维行为学派似乎对人生意义的理解层面较低，尤其是行为学派更认为人的生存与其他动物一样，都是为追求正面的奖励和逃避负面的惩罚而生存。对存在学派来说，人生的意义却在乎整全和意义的满足，Frank（意义学派）的创始人认为人生的深层含义在于在苦难中找到意义。至于家庭治疗，则更注重人生的意义在于与家人同甘共苦，所以，家人的矛盾、斗争、压迫都是令案主感到痛苦和无奈的。案主为本的心理辅导模式，则以案主能否自我展现和实现其个人长处和意义为人生目标。就心理动力学派来说，人生的目的在于协调本能的满足和跟随社会道德伦理的超我中的矛盾与冲突。这些矛盾能够共处与协调，人生就变得有意义，本我也会在现实中有所满足和实现好的功能、好的生活，反之这些矛盾就会虚耗人的精力，带来不小的心理和精神问题。

对一个完整的个人来说，所有上述人生意义的层面都包括在内，不应单从一个层面和角度去看人性和人生意义，整合的视角更有利于精神障碍者的治疗和康复。[1]

"二十年后"是让患者及家属幻想二十年后的自己是怎样的，希望有一个怎样的状态，或者达到怎样的目标，并通过角色扮演等方式，将自己对人生意义的理解演绎出来。"生命线"这一环节是根据时间

---

[1] 叶锦成. 精神医疗社会工作 [M]. 台北：心理出版社，2011：288.

的维度设计的。

时间的维度是指在心理治疗中案主和治疗师所停顿和安置的时空意识。一般来说，时空意识可以简单地分成三部分，过去：以前所发生的人、事、地，这也是人的脑海中的回忆，这些回忆有些是甜蜜和快乐的，有些是痛苦和无奈的。现在：现在所发生的人、事、物。这是每一刻的人生、每一刻的感受、每一刻的生活及行为。未来：将来所发生的人、事、物，这也代表未来的希望、未来的人生、未来的担忧、未来的抱负和未来的生命和健康。

治疗的目的最重要的是：疏解过去的矛盾、创伤、痛苦。重温以前的美好、甜蜜和快乐的生活和感觉；珍惜现在的时刻，包括人、事、努力创造好现在的工作，投入现实的生活、活动和人的互交的关系；对未来存有希望，对未来有现实、有意义地追求，去实现自己的理想。

根据 Frank（2000）的时空看法，叶锦成（台湾）做出以下对案主时空意识的重整原则：肯定和接纳过去，享受现在和投入现在，展望和放眼未来；假如过去是充满痛苦和创伤，但不代表过去可以否定现在的投入，也不代表它可以掩盖未来的希望和意义；假如现在是不安、欺压和漠视，但它并不代表可以抹杀过去的快乐、成就和经历，也不可以否定未来的希望和意义；假如未来的希望和意义看来非常渺小，但它并不可以否定现在的投入，也不可以抛弃过去的快乐、成就和经历。

"生命线"是引导患者及家属在坐标轴上画出自己人生的重要经历，以及对每个经历的感受、态度等，并通过在大组的分享、讨论等方式来和患者一起梳理自己的人生经历和感受。"自我冰山"是根据意识的维度设计的。

意识的维度是指在心理治疗中案主和治疗师认识的层次。意识可以分为三个层次：潜意识——不为案主所察觉；意识——为案主所察觉；半意识——为案主较迷糊地察觉。在心理治疗中，意识的维度是相当重要但又被忽视的，不少学派，尤其是思维学派都要求案主对自己的不良行为、思维和问题有强烈的专注感，并且加强自己的意识去控制。但在心理动力学派中则更注重研究案主潜意识的展露和案主在意识中的感情、行为想法的影响。值得一提的是在对精神障碍者／康复者进行干预时，越是要他们专注于在病症上，越是令他们控制病症的能力下降。就相当于一个失眠的案主，越要自己入睡，就会令自己越紧张越难入睡。

因此，心理治疗不应只停留在一个意识层面中，反而应该在不同意识层次中穿插，了解案主在意识、潜意识和半意识中的互交关系，也了解案主对不同事物、人物的专注程度，这样才能有效地治疗案主的不同心理和精神困扰。

"自我冰山"是意识维度理论和萨提亚"冰山理论"的结合，引导患者及家属所画的一幅"自我冰山"，其主要是通过自己经历的一件事情，来逐步探索自己的应对方式、感受、观点、期待、渴望以及对更深层自我的认识。"自我环"是根据自我的维度和萨提亚的自我环来设计的。自我的维度是指在心理治疗的过程中，案主的自我系统中的不同组成部分，例如：自我的形象；自我的认同；自我的界限；内在的自我；外在的自我；被社会情境所塑造的自我。而萨提亚用自我环来描述她对于自我的概念。自我环涵盖了内在与外在的概念，我们所知道的与我们所不知道的。

本环节从身体的自我、思想的自我、感情的自我、感官的自我、关系的自我、环境背景的自我、营养的自我和心灵的自我八个方面来挖掘自我资源，了解哪些是我们不常用的或者忽略的，哪些是利用得不错的，并找途径解决和改进问题。"影响轮"是根据萨提亚家庭治疗的理念来设计的，它围绕绘画者本身来思考对自己较重要的人、事、物，形成一个由中心散开的资源图，并描述从前的自己和现在的自己，对一些改变进行思考和分享。"冥想"是贯穿于每次服务的内容之一，一般放于开头或结尾，主要目的在于提升患者及家属对自己及未来的积极想法，并与每节内容呼应，传递一种正向的力量。本次以"人生涂鸦"为主题的社会工作服务让患者及家属重新通过另一种更专业的方式认识了自己和周围的人事物，其中的每一幅画也给家属和治疗者提供了大量的信息，它不但包括患者的经历、感受、想法及自我评价等，还包括患者所认为的拥有的资源和可能的改变，为其他专业工作人员的后续服务和治疗提供了基础和参考。本次服务的评估采取问卷评估和访谈评估相结合的方式。总体看来，患者及家属对本次服务的评价较好，对其形式、内容和意义的设计和引出都较为满意。

当这幅画画完时，我们就特别担心明天后天要干啥，这么多天以来画这幅画像有一种使命感似的，而且画完之后很有成就感，以前的活动都没有什么成果留下来，做完活动，完了就完了，一些东西也容易忘掉，这次还有这么大的一幅画留给自己，还是自己画的，感觉很好，以后看着画也会想起一些事情来。

我儿子一画完这幅画就把它藏起来了，他说上面有他的秘密，哈哈，他还说会好好地收着，等出院了要带回家去，很珍惜的。

我和女儿每次活动都参加了，我也很关注她每次画的是什么，她的很多想法我都是这次活动才知道的，比如她在画里说最开心的事情就是 2002 年下大雪一家三口去堆雪人，这件事我记得，但不知道在她心里会觉得是最开心的。还有其他一些想法也是从来没听她说过，也不知道的。这次活动还是比较有意义的，对我们了解孩子有很大帮助。

本次社会工作服务通过"大组治疗"的平台开展，在取得一定成绩的同时，也存在着一些不足。第一，该服务以心理治疗的不同维度为理论基础，每种维度都有其深刻的意义，但在服务过程中，每种维度的操作化仅用一两节活动完成，有些维度不能得到很好的深入，疏漏了很多患者及家属可以挖掘和有利于康复的信息。第二，本次服务每个环节都有较大的关联性，患者及家属参与的连贯性也是良好效果的保证。但在实际操作中，一些患者及家属因有事情而未能全程参加，遗漏了服务的某些环节，使整个涂鸦不完整，对一些内容也较为生疏，降低了本次服务对这些患者的影响。第三，本服务的最终成果是由每个环节的小成果组成的一幅画，最终存留在画者手中。由于每幅小画上都体现着有关患者或家属的大量信息，部分患者并不愿让别人看到，社会工作者也未对其进行拍照或详细记录每幅画的信息。这使得在后续的服务中，其他专业工作人员较容易忽视本次服务取得的成果和已经获得的一些基础信息。这些不足都有待于社会工作者的改进和思考。

除了可以提供专业的实务服务外，在日常生活中，社会工作者也应将社会工作服务运用在非专业的生活中。如陪伴住院精神障碍者、做其伙伴、与其一起娱乐，在非正式的服务中贯彻社会工作理念，这种非正式服务在精神障碍者康复中也起着重要作用。社会工作者还可为患者及家属提供有关精神疾病和照顾服务方面的知识，缓解家属在面对精神疾病症状和长期的照顾任务时面临的困境。本次研究过程中有专门针对家属的社会工作服务，社会工作者通过将家属和患者分开，并运用社会工作专业方法，提升了家属在照顾患者过程中的能力，并以互助小组的方式，让住院精神障碍者家属组成一个互相支持、互相帮助的团队，缓解家属在心理和精神压力方面的负担。此外，社会工作者应该和其他社会成员和专业人士合作，共同教育社区人士，尊重精神障碍者及家属，消除精神障碍者的社会污名，为他们塑造一个公平、正义和人道、接纳的康复社区，让精神障碍者在教育、职业、居住、社区生活、婚姻和家庭上得到与其他人一样的机会。总之，社会工作的介入对缓解精神障碍者在社会污名、成员照顾和社会服务缺乏等方面的困境有重要作用。

三、社会工作对精神障碍者社会福利的倡导和要求

社会福利对缓解精神障碍者的经济压力、心理压力有重要作用。而目前精神障碍者面临的社会福利困境之一就是国家对精神障碍者的医疗保险投入过少，社会服务缺乏，医院人员短缺等问题。叶锦成（2011）认为，精神障碍者、精神病康复者，在其治疗、康复和重投社会的过程中，应因其治疗、康复和重投社会的需要享有良好质量的医疗和福利各方面的服务和看待，而这些服务和看待应该让他们容易获取，不受到任何的歧视和排斥。世界卫生组织在 2010 年的《精神健康与发展报告》中也指出，政府在创造一个赋权的环境、减少歧视和污名、促进人权、提升服务（教育、健康、社会服务）的质量方面

发挥着最重要的作用。[1]

　　社会工作以帮助人们提高解决问题的能力，帮助人们得到所需资源，促进个人间和人与环境间的相互作用，使组织对人们负责并以影响社会政策为任务，也发挥着资源链接者、倡导者等角色，对精神障碍者缺失或难以获得的社会福利进行倡导、要求，让国家更加重视对精神障碍者的社会福利投入，缓解精神障碍者在医疗保险、社会服务方面的困境，增加医务工作者和社会工作者，为其提供药物、心理和社会干预等多元的康复服务，这是社会工作者的努力方向之一。但要争取及倡导精神障碍者的权益及福利并不容易，仅依靠社会工作单个学科和团队的力量难以达成目标。因此，与其他专业人员，如法律人士、医生、学者、媒体、政府有关部门等一起来推动国家对精神障碍者社会福利政策的制定和贯彻成为社会工作者倡导的先决条件。社会工作者应与其他专业人士一起，建立属于精神障碍者／康复者的代表组织或自助团体，为一些被错误诊断、被社会标签、被歧视的患者争取和倡导合理的权益；在法律和政策方面，社会工作者应该与其他专业人士一起，检讨有关的法律和政策是否有漏洞，以防止专业霸权、院舍化标签、虐待精神障碍者等情况的出现；媒体和舆论的作用在精神障碍者社会福利的倡导中也有重要作用，其可以监察和督促政府从事相关的立法和政策制定。代表精神障碍者的组织、社会工作者都应该善用媒体，令政府、决策者和服务的行政人员真正明白精神障碍者的经历、感受、需要和权利，减少不合理的标签、歧视和虐待。

　　社会工作是社会福利的践行者之一，在精神障碍者权益和社会福

1　世界卫生组织 .Mental Health and Development[DB].WHO Library Cataloguing-in-Publication Data，2010.

利的争取与倡导方面可以发挥重要作用，但这是一个漫长和复杂的过程。社会工作者与其他专业人士、精神障碍者／康复者的合作，是进行精神障碍者社会福利倡导的先决条件。各个学科和专业人士应一起努力，营造一个尊重精神障碍者权益、免受标签、歧视和虐待、有合理的社会福利保障和基本社会服务，最后能重返社区，与其他人一样过正常的社区生活的环境。

社会工作是以帮助个人、群体或社区的专业活动，这种活动能够提升或复原上述主体的社会功能，并能为上述主体顺利实现自己的目标创造社会环境。本章中，社会工作专业服务可以包括社会工作理念对精神科治疗理念的影响，社会工作者更应该尽量让其他的专业人士如精神科医生、护士、心理学家、职业治疗师、物理治疗师等明白公平、正义、福利、自决能力在提供精神治疗、康复和社会融入中的重要性，并鼓励他们在提供介入手法和有关服务中予以实行；社会工作的实务服务是社会工作价值、原则和技巧的运用，在本研究中，通过社会工作小组、个案等实务服务，一定程度上提高了患者积极看待自己，注重自身潜能和挖掘自身资源的能力，也让家属更懂得关注患者的内心感受，注重患者的主观经历，对患者的康复起到一定的作用。社会工作专业服务还包括社会工作对精神障碍者社会福利的倡导和要求，精神障碍者权益和社会福利的争取与倡导，是一个漫长和复杂的过程。社会工作者需要与其他专业人员，如法律人士、医生、学者、媒体、政府有关部门以及精神障碍者等一起来令政府、决策者和服务的行政人员真正明白精神障碍者／康复者的经历、感受、需要和权利，减少标签、歧视和不合理对待，提高政府对该群体的社会福利水平。

第七章　结论与建议

一、福利三角中社会支持困境的互相影响

福利三角理论将家庭、市场（经济）和国家看作是福利提供的一个互相关联的三角。本文以 Evers（1988，1993）的福利三角理论为框架，并结合社会支持理论，讨论了精神障碍者在福利三角下所面临的社会支持困境。

医疗体系为精神障碍者提供的是治疗、建议、信息等正式支持。目前医疗体系以"用者付费"的市场经济理念为经营方式，使很多精神障碍者不具备通过市场来购买所需服务的能力，降低了精神障碍者，特别是贫困精神障碍者对医疗服务的获取，使他们在医疗服务中处于被动和无助的境地。市场所提供的福利对他们来说难以企及。此外，精神科药物治疗为主的治疗取向忽视了对患者心理、社会环境等因素的考虑，精神科医生对多元的治疗理念有一定了解，但在实际治疗过程中，却因为医务人员短缺等原因降低了医疗服务质量，三者在整体上减弱了医疗系统为精神障碍者提供的社会支持力量。

家庭所体现的是团结、互惠、利他和共有的价值，个人努力、家

庭保障和社区的互助是非正规福利的核心，为成员提供着经济、关怀、互动等支持。经济互助是家庭的一个重要功能，很多住院的精神障碍者都没有工作，部分还需要长期住院和服药，家庭所提供的经济支持是其获得相应福利的重要支撑，在所研究的大多数精神障碍者家庭中都存在支付乏力的问题，高额的医疗费用给其带来巨大的经济压力和心理压力。家庭除了有经济互助的功能，还有成员照顾的功能。但由于家属缺乏相关的精神疾病知识和照顾常识，加上许多家属都把工作停掉投入不可预期的照顾中，患者生病的事实让家属更容易将家庭的表达方式转变为高情感投入的表达，增加了患者症状加重及复发的可能，长期的照顾也给家属带来了身心的疲惫。此外，社会公众对精神障碍者的污名增加了患者及家属获取帮助的难度，使原本稀缺的福利资源更难传递到患者及家属手中。家庭所能提供的社会支持力量减弱。

社会福利供给是精神障碍者的正式支持系统，提供着福利保障、基本信息和服务等支持。医疗保险和社会服务是社会福利制度的重要组成部分。精神障碍者在医疗保险上面临着实际报销比例低、部分患者没有医疗保险、报销手续烦琐以及精神科所收病人并不覆盖所有保险种类，使一些有医保的患者不得不自费等问题，使患者家庭的经济压力并未减轻。此外，社会上缺乏对精神障碍者的社会服务，精神科中由社会工作者提供的大组治疗服务也存在主题抽象、游戏滥用等问题。福利制度中所提供的社会支持在这些因素的阻碍下减弱。

Evers（1988）将家庭、（市场）经济和国家共同组成的福利提供整体演绎为福利三角。本文将福利三角与社会支持理论结合起来，将福利三角演绎为医疗体系、家庭支持和社会福利供给三部分。精神障碍者作为行动者建立的是和市场经济（医疗体系）的关系，和国家

（社会福利供给）的关系，和社会（家庭支持）的关系。Evers（1988，1993）认为，福利三角存在着互动关系：在一定文化、经济、社会和政治的背景中，国家提供的社会福利和家庭提供的家庭福利可以分担社会成员在遭遇市场失败时的风险。这是一个理想的福利三角关系。本文所研究的住院精神障碍者的福利三角互动关系为（见图4）：医疗体系中用者付费的经营方式、药物为主的治疗理念和人员短缺的体制困局使家庭中的经济互助和成员照顾困境增加；社会的公众污名和患者本身的自我污名导致患者更加惧怕公众看待精神障碍者的眼光而不敢去申请应有的医疗保险，家庭的经济压力随之增大；社会福利供给中医疗保险存在的问题以及基本社会服务的缺乏，一定程度上导致了医院的人员短缺、家庭中成员照顾困难的增加。三者互相影响互相制约，整体上降低了福利三角对精神障碍者所提供的社会支持力度。

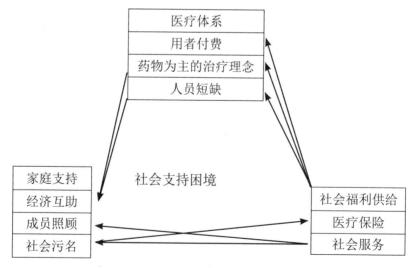

图4 精神障碍者社会支持困境的互相影响

　　以上是福利三角中精神障碍者社会支持困境的互相制约。为缓解精神障碍者所面临的困境，研究者认为社会工作服务的加入具有不可估量的作用。社会工作以"以人为本"、助人自助、协调案主与环境的关系及注重案主潜能等为基本原则和理念，在精神健康服务中有重要作用。国外等精神健康领域的发展也说明了社会工作在精神健康领域中有医学、心理学等学科不可替代的作用。本文认为，社会工作者可以从社会工作理念对精神科治疗理念的影响、社会工作实务以及社会工作对精神障碍者社会福利的要求、倡导等几个方面来为精神障碍者提供服务，上述几个方面对缓解精神障碍者在福利三角中遇到的多种困境有帮助，对增强精神障碍者的社会支持也有重要作用（见图5）。

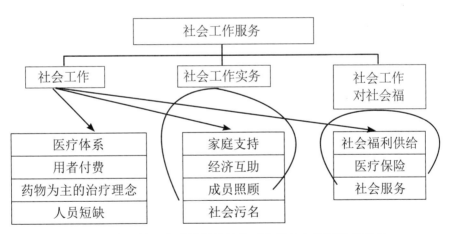

图5　社会工作服务对缓解精神障碍者社会支持困境的帮助

二、政策建议

（一）加强对精神健康社会工作的重视和投入

精神健康社会工作一向都是社会工作，特别是临床社会工作的重要一环，在英美等地，精神健康社会工作更是社会工作发展的先驱工作模式之一。精神健康社会工作在欧美各国已经实行多年，由医院式的护理助手模式慢慢变成以社区为本的服务取向，而后又变为以案主为本的，以案主潜能和长处为本的服务。在我国，精神健康社会工作还处在起步阶段，现有的精神健康服务大多集中在精神病院、精神科等专门的治疗机构，精神疾病的预防还没有普遍化，大部分人到了生病阶段才去求助医疗机构。社会工作者在精神健康领域的介入也仅限在少数城市，沿海部分地区的社区康复及专门为精神障碍者服务的NGO有所发展，中部及西部地区的精神健康服务还停留在医疗机构，社会工作者的介入极为稀少。

社会工作对精神健康的干预有着其先天优势，并发挥着重要作用。加强对精神健康社会工作的重视和投入，是精神健康发展的重要步骤，也是精神疾病预防和康复的重要推动。研究者建议从以下几方面加大对精神健康社会工作的重视：第一，在精神病院、精神科等专门的精神疾病治疗机构设立专门的社会工作岗位，让社会工作者能以专业身份在治疗机构中提供社会工作服务。第二，如果可能的话，应当缩小大型的、集中的精神病院的规模，提供更适合的以社区为基础的替代服务，并在社区中购买社会工作服务，使精神障碍者在社区中可以享有专业的社区康复服务。第三，应最大限度地发展由家庭、自助团体、NGO或社会工作者提供的精神卫生服务，也应当最大限度地发展针对家庭和其他照料者的支持和教育团体，并鼓励和增加患者及家庭组织参与服务的计划和提供。在这个过程中，社会工作者应有专业身份和空间来发挥其作用。

（二）完善医疗保险政策，加强对精神卫生初级保健的投入

医疗保险政策是社会福利制度中的重要组成部分，也体现着国家对民生的关注和政府的服务水平。住院精神障碍者在医疗报销中存在着医疗保险缺失、实际报销比例低、医院收治病人并不覆盖所有的保险种类等问题，医疗保险制度在一定程度上并未起到帮助患者家庭减轻其经济压力的作用。

本文认为，完善医疗保险政策，要从以下几方面着手：第一，提高贫困患者的医疗报销水平，减轻贫困家庭的经济压力。第二，简化报销程序。避免烦琐复杂的手续办理，让患者更方便更快捷地进行医疗报销。第三，进一步提高基本医疗保险的覆盖面。我国基本医疗保险的原则是"低水平、广覆盖"，目前大多数人都已参保，但还是有部分人因为不同的原因没有参保，不利于自身的医疗保障和国家对医疗保险的推行。

此外，初级卫生与精神卫生保健的提供者及医院，在使精神疾病的预防和精神卫生的促进成为一个整体服务的过程中，处于战略性的重要位置。应把现有资金和人力资源，从大型精神病院逐步转移到初级保健中的精神卫生医疗服务中和以社区为基础的精神卫生服务中去，采取财政刺激措施以促进初级保健服务的发展，减少精神疾病带来的直接和间接消耗。

附　录
精神科"人生涂鸦"方案

内容简介

从心理治疗的六个不同维度，即人性和生命的维度、时间的维度、自我的维度、意识的维度、问题的维度、文化的维度，对精神障碍者过去、现在、未来的人生进行梳理、分析，让患者重新整理自己的人生历程，最终将自己经历过的、未经历的、所希望的做成一幅人生涂鸦，以此帮助患者达到一定程度的康复。

活动目的

1. 挖掘和培养患者对人生意义的认识。

2. 让患者及家属对患者本身的自我系统有较完整和清晰的认识，并对此做出一定的思考。

3. 树立患者正确看待自己的想法。

4. 让患者和家属认识到患者本身的深层需要。

5. 帮助患者及家属挖掘已有和潜在的资源。

6.协助患者整合自己的人生，从不同的角度看待自己的人生历程，树立对生命积极的意识。

内容一

一、理论基础

人性和生命的维度：指人对生命意义和人性的看法，不少精神病的产生究其原因都会与人生空虚，感到生存缺乏意义，又或者在人性中无法找到真善美有关。

用较简单的言语去看，人生的意义可以分为四个层次：

1.为世上的物质、地位、财富、抗力而活。

2.为自己的人生目标而活。

3.为别人，特别是亲人，如子女、父母的成长、生存和情况而活。

4.为群体利益、社会、国家、世界而活。

对不同的心理治疗学派来说，思维行为学派似乎对人生意义的理解层面较低，尤其是行为学派更认为人的生存与其他动物一样，都是为追求正面的奖励和逃避负面的惩罚而生存。对存在学派来说，人生的意义却在于整全和意义的满足，Frank（意义学派）的创始人认为人生的深层含义在于在苦难中找到意义。至于家庭治疗，则更注重人生的意义在于与家人同甘共苦，所以，家人的矛盾、斗争、压迫都是令案主感到痛苦和无奈的。案主为本的心理辅导模式，则以案主能否自我展现和实现其个人长处和意义为人生目标。就心理动力学派来说，人生的目的在于协调本能的满足和跟随社会道德伦理的超我中的矛盾与冲突。这些矛盾能够共处与协调，人生就变得有意义，本我也会在现实中有所满足和实现好的功能、好的生活，反之这些矛盾就会虚耗人的精力，带来不小的心理和精神问题。

对一个完整的个人来说，所有上述人生意义的层面都包括在内，不应单从一个层面和角度去看人性和人生意义，整合的视角更利于精神障碍者的治疗和康复。

二、具体方案

活动名称	活动时间	活动目的	活动内容	备注
角色扮演	40分钟	挖掘和培养患者对人生意义的认识	将组员分为四组，按照人性和生命的四个维度，分别进行角色扮演及分享	四个角色扮演主题、大白纸若干
二十年后	30分钟		二十年后组员期望自己有一个怎样的状态/达到怎样的目标/别人怎么评价，并进行分享	笔、小纸条若干
给自己的一句话	15分钟		社工选一句格言送给大家，并鼓励每个人也想一句话送给自己作为激励	
涂鸦	10分钟		将自己写的二十年后的小纸条和一句话贴在大白纸相应的位置上	胶水、胶带若干
作业	5分钟		作业，为大组取一个名字	

内容二

一、理论基础

时间的维度：指在心理治疗中案主和治疗师所停顿和安置的时空意识。一般来说，时空意识可以简单地分成：

1.过去：以前所发生的人、事、地，这也是人的脑海中的回忆，这些回忆有些是甜蜜和快乐的，有些是痛苦和无奈的。

2.现在：现在所发生的人、事、物。这是每一刻的人生、每一刻的感受、每一刻的生活及行为。

3.未来：将来所发生的人、事、物，这也代表未来的希望、未来的人生、未来的担忧、未来的抱负和未来的生命和健康。

治疗的目的最重要的是：

1.疏解过去的矛盾、创伤、痛苦。重温以前的美好、甜蜜和快乐的生活和感觉；

2.珍惜现在的时刻，包括人、事、努力创造好现在的工作，投入现实的生活、活动和人的互交的关系。

3.对未来存有希望，对未来有现实、有意义追求，去实现自己的理想。

根据 Frank 的时空看法，叶锦成（台湾）做出以下对案主时空意识的重整原则：

1.肯定和接纳过去，享受现在和投入现在，展望和放眼未来。

2.假如过去是充满痛苦和创伤，但不代表过去可以否定现在的投入，也不代表它可以掩盖未来的希望和意义。

3.假如现在是不安、欺压和漠视，但它并不代表可以抹杀过去的快乐、成就和经历，也不可以否定未来的希望和意义。

4. 假如未来的希望和意义看来非常渺小，但它并不可以否定现在的投入，也不可以抛弃过去的快乐、成就和经历。

二、具体方案

活动名称	活动时间	活动目标	活动内容	备注
生命线	20分钟		1.在横坐标上标出时间，沿生命线展示出过去、现在、未来期望的重要事件与经历，事件与经历可包括感受、态度、需求，以及进入某个人生命的重要人物和行动 2.生命线专注于与患者生病有关的重要经历（包括家庭、成长、学业、人际等）及对未来健康的期望	笔、纸若干
旋转木马	40分钟	协助患者重新整理自己的人生历程，并在其中以互助的方式来为彼此提供帮助，营造培养团结关爱的大组氛围，互相传递对生活的积极态度	1.将大组分为甲队和乙队，甲队队员做成一个面朝外的小圈，乙队队员围着甲队做成一个大圈，其中每个乙队队员直面一名甲队队员 2.请每个人根据生命线上的经历分享一个ta们开心甜蜜的事，或未来的期望，以及遇到的问题或困惑 3.请甲队队员充当乙队队员的顾问，甲队队员每人用3分钟的时间来听乙队队员的故事，同时提出自己对对方的鼓励和对问题的建议 4.请乙队队员把甲队队员对自己的鼓励写在生命线图的上方，把对问题的解决建议写在图的下方 5.三分钟后换位，请外圈的人一起向右转动一个位置，内圈座位保持不变，重复之前的步骤。反之进行 6.回归大组，选几个人来分享自己生命线图上的成果，社工总结	笔、纸若干
给自己的一句话	15分钟		社工选一句话送给大家，并鼓励每个人也想一句话送给自己作为激励，写在纸条上	笔、纸条若干
同一条船上的人	20分钟		请组员依次分享自己为大组取的名字及意义，并讨论最终方案	
涂鸦	10分钟		将自己的生命线和一句话贴在大白纸相应的位置上	胶水、胶带

内容三、四

一、理论基础

意识的维度：在心理治疗中案主和治疗师认识的层次。意识可以分为三个层次：

潜意识——不为案主所察觉

意识——为案主所察觉

半意识——为案主较迷糊地察觉

在心理治疗中，意识的维度是相当重要但又被忽视的，不少学派，尤其是思维学派都要求案主对自己的不良行为、思维和问题有强烈的专注感，并且加强自己的意识去控制。但在心理动力学派中则更注重研究案主潜意识的展露和案主在意识中的感情、行为想法的影响。值得一提的是在对精神障碍者／康复者进行干预时，越是要他们专注于在病症上，越是令他们控制病症的能力下降。就相当于一个失眠的案主，越要自己入睡，就会令自己越紧张越难入睡。

因此，心理治疗不应只停留在一个意识层面中，反而应该在不同意识层次中穿插，了解案主在意识、潜意识和半意识中的互交关系，也了解案主对不同事物、人物的专注程度，这样才能有效地治疗案主的不同心理和精神困扰。

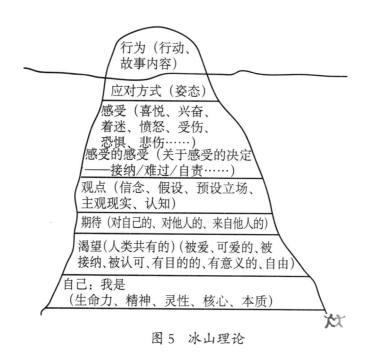

图 5　冰山理论

　　这就是萨提亚的冰山理论，实际上是一个隐喻，它指一个人的"自我"就像一座冰山一样，我们能看到的只是表面很少的一部分——行为，而更大一部分的内在世界却藏在更深层次，不为人所见，恰如冰山。心理治疗师需要做的工作往往是透过来访者的表面行为，去探索来访者的内在冰山，从中寻找出解决之道——每个人都有自己的冰山，认识到自己的冰山，你的人生就会改变！

　　萨提亚用了一个非常形象的比喻：这就像一座漂浮在水面上的巨大冰山，能够被外界看到的行为表现或应对方式，只是露在水面上很小的一部分，大约只有八分之一露出水面，另外的八分之七藏在水底。而暗涌在水面之下更大的山体，则是长期压抑并被我们忽略的"内在"。揭开冰山的秘密，我们会看到生命中的渴望、期待、观点和感受，看到真正的自我。

二、具体方案

活动名称	活动时间	活动目标	活动内容	备注
冰山练习	40分钟	让患者及家属对患者本身的自我系统有较完整和清晰的认识，并对此做出一定的思考	将组员分成4组，引导组员做自己的内在冰山练习，各个小组分别进行组内分享回归大组，鼓励几个组员进行分享	笔、纸若干
冥想	15分钟		理智与直觉的源泉 分享感觉	音乐
给自己的一句话	10分钟		社工选一句话送给大家，并鼓励每个人也想一句话送给自己作为激励，写在纸条上	笔、纸条若干
涂鸦	10分钟		将自己的内在冰山贴在大白纸相应的位置上	胶带

三、内容四的具体方案

活动名称	活动时间	活动目标	活动内容	备注
回顾	15分钟	在上一内容的基础上，继续让患者及家属对自我系统有较完整的认识，尝试用理性合理的方法去对待一些问题	回顾上一内容所画的冰山	
再画冰山	40分钟		引导组员再次以同一件事情为冰山最高层，若再次发生同样的事情，会如何表达自己的感受鼓励几个组员分享	笔、纸若干
冥想	10分钟		我的工具箱 分享感觉	音乐
给自己的一句话	10分钟		每个人也想一句话送给自己作为激励，写在纸条上	笔、纸条若干
涂鸦	10分钟		将自己的冰山贴在大白纸相应的位置上	胶带

内容五

一、理论基础

自我的维度：指在心理治疗的过程中，案主的自我系统中的不同组成部分，例如：自我的形象；自我的认同；自我的界限；内在的自我；外在的自我；被社会情境所塑造的自我。

自我环：萨提亚用自我环来描述她对于自我的概念。自我环涵盖了内在与外在的概念，我们所知道与我们不知道的。自我环包括八个部分。

1. 身体的自我。每当饥饿的时候、疲惫的时候或压力过大的时候，身体都会给我们发出信号。

2. 思想的自我。即智力的部分，它令我们接收信息、理解信息、学会思考。

3. 感情的自我。即情感的部分，每种感情都是人类固有的，它们给生活增添了光彩和活力。

4. 感官的自我。即眼睛、耳朵、肌肤、舌头和鼻子对自己的认识。承认自己的感觉，尊重它们，并给它们绝对的自由，是我们与外界接触和激发自我潜能的重要方法。

5. 关系的自我。即自己与外界人与物产生的交互作用的部分。人是社会性的，离不开和他人的相互作用。而幽默和关爱是治愈伤痛的最有效果的良药。

6. 环境背景的自我。即自己所处的时间、空间等，环境中的因素会对你的生活产生重要影响。

7. 营养的自我。即饮食的部分，人的饮食和人的感觉、行为有重要的关系。

8. 心灵的自我。即精神的部分, 你对自己生命的感情和态度。

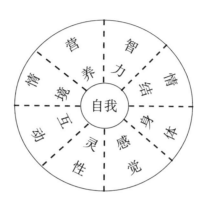

充满能量的自我环部分, 给大家留下了一些自我发现的空间。我们自己就是自己生命的专家。对于这八个自我资源, 我们可以首先了解哪些是我们不常用的或者忽略的, 哪些是我们开发得不错的; 其次, 分别看看对这些资源不同程度的关注带给我们哪些影响; 再次, 看看这些影响和结果是不是我们想要的、愿意接受的; 最后, 我们做出决定: 接受我们发现的, 忽视我们发现的, 暂时放下, 找途径解决和改进。

二、具体方案

活动名称	活动时间	活动目标	活动内容	备注
热身	10分钟	了解我们的资源, 发现自我	拍手游戏	
影响轮	60分钟		引导组员画出影响轮, 并鼓励组员分享	笔、纸若干
冥想	10分钟		如何使用工具箱	音乐
涂鸦	10分钟		将自己的自我环贴在大白纸相应的位置上	胶带

内容六

一、理论基础

影响轮是萨提亚所有工具中最正向的工具，它最适合对自己评价低、看事物比较负面的案主。影响轮的用途在于帮助人们发现自己的资源或者转化成为资源。

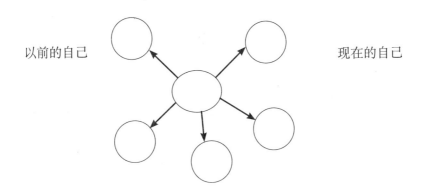

以前的自己　　　　　　　　　　　　　　　　　　现在的自己

二、具体方案

活动名称	活动时间	活动内容	备注
热身	10分钟	游戏热身	
影响轮	45分钟	社工引导组员完成影响轮的绘画	笔、白纸若干
小组内分享	30分钟	报数分为3个小组，每人选出影响轮中的一个进行分享，其他人用优势视角的方法看待分享到的缺点，依次进行	
冥想	15分钟	社工引导大家进行冥想	
涂鸦	10分钟	将自己的影响轮贴在大白纸相应的位置上	胶带

内容七

具体方案

活动名称	活动时间	活动内容	备注
热身	10分钟	热身游戏	
人生涂鸦回顾	50分钟	引导组员回顾人生涂鸦的每一部分，并从总体上总结人生涂鸦的目的 鼓励组员分享自己的人生涂鸦和画完这幅画的感受	
评估	15分钟	评估表若干，组员评估	

第二部分　微观社会工作视角

社会工作介入精神障碍者家庭压力的实践研究

作　　者：黄娟娟

指导教师：高万红

写作时间：2015 年

第一章　导　论

一、研究背景

根据中国疾病预防控制中心精神卫生中心在 2009 年公布的统计数据，我国各类精神障碍者人数达 1 亿人以上，重度精神障碍者人数也已经超过 1600 万之多，而成年人精神疾病患病率达到 17%，比 20 世纪 50 年代增长了近 15%。可见，精神疾病已经是现代社会比较常见的一种疾病，人们对精神疾病的了解也在不断加深。但是，一旦精神病被确诊，将会打破家庭原有的生活秩序和平衡，疾病将会成为家庭未来生活的主旋律，对患者和家庭的冲击与压迫是不言而喻的。

尽管精神疾病短期不会对患者造成生命威胁，但是，精神病本身所具有的难以治愈的性质，带给家庭的是长期的照顾压力和对患者未来生活的担忧，无论是患者还是家属都要担心疾病何时复发。在这个长期的拉锯战中，患者要学会调整好自己的心态，排除或减轻疾病对心理和生理的影响，学会去与疾病抗争；家属也要学会去接纳疾病和患有疾病的亲人，包括患者生病前后的生理变化与各方面功能的退化，比如说情绪控制能力、认知能力和社会人际交往能力，更甚的是，家属除了要面对疾病的生活压力，还要学会与患者相处，减轻家庭成员之间的互动压力。

精神疾病无论是对患者本人还是患者的家庭都带来了极大的影响，从疾病被确诊到漫长的康复治疗期，精神障碍者家庭都处在一个失序和被压力包围的生活状态之中。从以上可以看出，疾病的确诊影响的不仅仅是患者一个人，而是患者所在的整个家庭，而且每一个家庭成员的变化都会对其他成员和整个家庭产生影响。因此，本研究将从家庭压力理论出发，将患者和家属共同放入家庭系统中来考虑，而不是将这两个群体割裂开来分别进行服务，力图避免"头痛医头，脚痛医脚"的弊病。基于家庭压力理论的视角，本文的研究重心是精神障碍者家庭成员关系的改善，尤其是亲子关系的改善，以及利用患者康复机构这一平台帮助精神障碍者家庭构建和强化其社会支持。最后，本文期望缓解精神障碍者家庭的压力，并为丰富和发展家庭压力理论献出自己的一份力量。

二、研究问题

照顾精神障碍者对家庭来说是一个非常大的挑战，要面临着巨大的生活压力和超负荷的心理负担。由于精神病的特殊性和复杂性，它不像其他疾病一样在治愈后能够基本恢复到正常状态，而是整个家庭都要学会去接纳它，并与疾病共生。在这个漫长的过程中，家属不仅要承受高额的医疗和康复费用，承担经济上的压力，还要饱受情感上的煎熬，学会处理双方的高情感表达，努力调整自己心态的同时还要帮助患者做好情绪疏导工作。整个家庭从患者生病起都处在压力之中。

此外，由于疾病的影响，整个家庭还会受到来自社会的歧视和排挤，使家庭逐渐向社会边缘移动，家庭得到的社会支持也越来越弱，可以利用的社会资源愈加贫乏，这无疑又给精神障碍者家庭增加了压力。因此，本研究主要通过深入两个有服务需求的家庭中，以家庭压力理论为指导，通过精神障碍者家庭成员之间关系的改善和社会支持力量的构建和强化，以期缓解精神障碍者家庭的压力，帮助其提高应对压力的能力。同时也借以丰富精神障碍者家庭压力方面的理论和实务经验研究。

本文研究的问题主要是以下两个方面：

1. 亲子关系对精神障碍者家庭压力的影响

家庭作为个体最基本的生存单位，能够为家庭成员提供最基本、最直接的生活保障和情感支持，而良好的家庭关系就是家庭的凝合剂，良好的家庭关系能够维护家庭的秩序和平衡状态，其对精神障碍者家庭的意义就更大了。一旦成员关系遭到破坏，就会对家庭原有的秩序产生冲击，如果成员无法处理这些问题，将会导致家庭陷入困境甚至危机，良好的亲子关系对应对家庭压力是有积极作用的。

本文通过对机构 7 个患者家庭进行的深度访谈发现，一部分患者与父母的关系并不是特别亲密，相反，甚至淡漠，亲子关系比较紧张，双方无法为对方提供情感支持，有时候除了要应对因疾病带来的经济压力外还要为处理亲子问题付出更大的精力。在此情形下，不良的亲子关系给精神障碍者家庭也带来一定的压力。成员之间的关系尤其是亲子关系对患者的发病以及后期的治疗康复都具有极大的意义，探索亲子关系与家庭压力之间的关系是本文要研究的问题。

2. 社会支持对精神障碍者家庭的压力感知的影响和重要性

社会支持作为精神障碍家庭的外部资源，为精神障碍者家庭提供物质上和精神上的帮助，能够对家庭和个体起到支撑作用，从而降低精神障碍者家庭对压力的感知。精神障碍者家庭因为受社会歧视和排挤，能够从家庭系统之外获得的资源相对而言较少，非正式社会支持力量给予精神障碍者家庭的帮助也越来越弱。社会支持在精神障碍者家庭压力感知中起着重要的作用，强大的社会支持能够减轻和缓解精神障碍者家庭的压力，促进患者和家属的身心发展，帮助患者和家庭尽快走出困境 [1]。

三、研究目的和意义

精神病作为一种特殊的疾病，患者一旦患上这种疾病，就只能与它共存一生，不能完全消除疾病带来的负面影响。更甚的是，疾病影响的不仅仅是患者本身而已，整个家庭都会因为疾病而发生天翻地覆的变化。精神病的病因是多方面的，其中生物因素、心理因素和社会因素是主要因素。目前，更多的研究将重心放在社会因素方面，比如精神障碍者的社区康复研究，强调社会系统对精神障碍者的作用。而家庭作为社会系统最基本的单元，对精神障碍者的治疗康复更起着最基本、最直接的支持作用，同时也是现阶段精神障碍者能够得到最多资源的社会系统。所以，本研究选择以家庭作为研究单位，并进行针对性的干预。

在调查过程中，笔者发现大部分精神障碍者家庭都面临生活困难：

1　武银平. 社会支持网络理论下的社会工作个案分析 [J]. 商品与质量，2011：12.

经济负担大、家庭成员心理压力大、家庭关系紧张和社会支持力度小等，这些导致精神障碍者家庭对压力的感受更深，如果家庭不能够很好地缓解这些压力，将导致家庭陷入更大的危机。

本研究将关注点放在精神障碍者家庭的亲子关系改善和社会支持强化两个方面，一是期望通过专业社会工作服务为精神障碍者家庭提供帮助，提高家庭应对压力和化解危机的能力，从而促使患者和家庭更好地康复，重新融入社会。二是作为一名社会工作专业的学生，笔者在深入接触精神障碍者家庭后，迫切希望能够为他们提供尽可能的支持和帮助，让精神障碍者家庭尽快摆脱现有的生活困境。三是希望能通过这一阶段的专业实习促进自己在专业上的进步与成长，在精神障碍者服务领域积累经验，提高专业服务水平，并通过专业实践，丰富家庭压力理论，提供在家庭压力理论视角下精神障碍者家庭服务领域的成功经验。

第二章　文献回顾

一、主要概念

（一）精神障碍

许多研究将精神病定义为精神障碍，其表征为在情绪心智、自我感知、行为和行为特征上都出现异常[1]。精神障碍者与正常人最显著的区别和特征就是心智情绪和认知方面的改变，在这些方面他们存在明显的功能缺陷，无法形成完整的知觉体验和合理的行为反应。由于疾病的影响，精神障碍者在生活自理、情绪控制和社会人际交往方面都会出现难度，他们通常在病发后都会逐渐减少参与社会活动的频率，并且会出现巨大的心理压力和自责心理，常常会有高情感表达。

目前关于精神障碍者的看法越来越多元化，对精神障碍者的康复模式也在不断地向新的理念变化，主流的看法是让精神障碍者重新回到社区内进行康复，让患者回到最原生的环境中能够更快、更好地促

---

1 郝伟，于欣. 精神病学 [M]. 北京：人民卫生出版社，2013：6.

进精神障碍者的康复[1]。

（二）家庭压力

家庭压力是指家庭作为一个独立的社会基本系统在遭遇一些突发性、非预期性的困难和危机时，由于家庭系统本身所具有的秩序和平衡被打乱，从而产生的一系列的冲击、矛盾甚至冲突[2]。早在1949年Hill将家庭压力理解为"家庭面临危机时，由于资源匮乏所产生的压力"。在Selye看来，压力是身体对正面或负面的环境要求所作出的一种生理反应。社会学家则强调压力是身心对生活做出的反应，与生活中发生的事件密切相关。从以上定义可以看出，影响家庭压力的重要因素主要有三个：一是家庭拥有的资源，二是家庭所处的环境和生活状态，三是家庭成员的心理反应[3]。

家庭作为一个系统，其内部任何一家庭成员的变化和家庭所拥有的资源都会对家庭的发展产生影响，同时也势必会引起其他家庭成员的改变。精神病的确诊带给患者沉痛打击的同时也给其他家庭成员带来了负担，包括经济压力、心理负担、长期照顾患者而产生的疲倦感和外界异样眼光所产生的病耻感以及人际交往障碍等。在此过程中，双方的改变都足以引起家庭系统巨大的变化。当然，并不是所有的家庭压力都会让家庭陷入困境和危机，也有可能会激发家庭的潜能并调动成员的积极性去抵抗压力。

1　童敏.生理—心理—社会的结合还是整合——精神病医务社会工作服务模式探索[J].华东理工大学学报（社会科学版），2012（2）.

2　周月清.家庭压力管理[M].台北市：桂冠图书股份有限公司，1994：26–36.

3　徐安琪，张亮，刘汶蓉，包蕾萍.风险社会的家庭压力和社会支持（第1版）[M].上海：上海社会科学院出版社，2007：3.

（三）社会支持

本文将社会支持概括为一定社会网络运用一定的物质和精神手段对社会弱势群体进行无偿帮助的行为的总和。有一些学者强调社会支持的心理层面，Raschke 认为社会支持是感受到来自他人的关心和支持；国内学者李强则认为，社会支持主要是个人通过社会交往和互动以减轻心理压力，缓解紧张状态，以达到提高社会适应能力的目的[1]。

可以将社会支持的种类分为以下三种：一种是指个体与社会中其他成员的某种连接，通过这种连接个体获得心理上的满足和支持，即情感支持；另一种是指个体感知到的社会支持，主张要由个体的主观认识和评价来确定社会支持，强调个体的主观感受，个体感受强烈则社会支持对他的作用越大，反之则效用微弱；还有一种就是用具体的行动来衡量的社会支持，这些具体的行动包括物质支援、服务提供、情感支持和信息提示以及心理支持等[2]。本文认为，社会支持是指个体通过与社会其他主体产生连接，获得物质、情感和信息提示等帮助，从而得到心理上和情感上的满足以摆脱当前面临的压力和危机。社会支持能够给予个体在生活各个方面的支持和引导，满足个体的需求，并在一定程度上帮助个体有效应对压力，保持健康、积极的心态，维护和增进个体的心理健康和生活质量[3]。

精神障碍者家庭属于社会弱势，其社会支持水平和支持资源明显存在欠缺，外在支持力量的缺乏势必会导致精神障碍者家庭压力的增加，家庭成员对压力的感知越强。所以，增强精神病患家庭与外界的

---

1 李强 . 社会支持与个体心理健康 [J]. 天津社会科学，1998（1）.

2 王雁飞 . 社会支持与身心健康关系研究述评 [J]. 心理科学，2004（5）.

3 李强 . 社会支持与个体心理健康 [J]. 天津社会科学，1998（1）.

接触，构建良好的社会支持网络系统是工作的重要环节，能够有效地减轻精神障碍者家庭的失序状态，恢复应对压力的能力。

二、家庭压力理论

随着医学和社会学的不断深入研究，无论是关于精神障碍者还是其家庭的治疗康复都受到越来越多的关注。家庭压力理论在 20 世纪 60 年代兴起并不断发展和完善，它的系统观为精神障碍者家庭的服务扩展了新思路和新方向，改变了"仅干预患者"的服务惯性思维，将患者所在的家庭视为干预的对象，关注每个成员的变化以及其对各个成员的影响。

家庭压力理论的内涵与家庭系统理论和家庭生态理论的关系密切。家庭系统理论强调家庭是整体有生命的系统，且是社会系统最基本的单位，家庭成员及互动是构成家庭整体内的相关单元，家庭系统在其脉络中，不可忽略其整体性，即家庭成员间的互动形成家庭系统中的次系统，与其内外脉络相互影响、彼此共存且互动。这就是家庭压力理论十分关注家庭不同成员的变化会对家庭其他成员和家庭整体遭遇产生影响的依据；家庭生态理论认为个人的发展与环境互动是密不可分的，二者之间的互动模式也不单局限于环境系统中的某个部分，而是多层面系统相互作用，家庭生态理论可以说是整合人类发展、家庭关系、家庭资源管理的概念，以作为探讨家庭各种问题及对环境的各种关系，包括外在系统的多元架构[1]。家庭生态理论强调的家庭关系

---

1 [英]Malcolm Payne. 现代社会工作理论 [M]. 冯亚丽，叶鹏飞，译，北京：中国人民大学出版社，2008：150-169.

和家庭资源管理都是家庭压力理论所注重的研究重点，这些是分析家庭产生压力和解决压力的切入点。所以说，家庭压力理论的思路与家庭系统理论和家庭生态理论有着高度的契合性，在开展社会工作服务时可以借鉴生态理论和系统理论的做法。

Hill 最早进行有关家庭压力理论的研究，并提出了 ABC-X 家庭压力模型，此压力模型被视为系统理论分析家庭压力与因应的重要研究基础。在此模式中，A 代表压力事件，B 代表家庭所拥有的用以应对压力的资源，包括家庭成员的个人资源、家庭系统的资源以及在家庭陷入困境时能够给予帮助的社会力量，C 代表家庭成员对事件的认知，X 代表压力程度和结果。当家庭原有系统和秩序遭到破坏时，就会对家庭成员造成压力，家庭成员会利用原有的个人认知和社会资源来应对压力和危机，促进家庭系统的重组，提高家庭成员和整个家庭应对家庭危机的能力。不同压力事件对各个家庭产生的影响也各不相同。以上三个因素相互作用，共同决定家庭压力产生，其中对家庭压力严重程度产生最大影响的是 C，即家庭对事件的认知，一些家庭可能会将家庭压力视为困难、绝望，也可能把它看作家庭共同的挑战和机遇，并认为问题是可以解决的。家庭对压力事件所赋予的意义影响家庭对压力严重程度的感知和家庭面对困难时家庭潜力的激发。Hill 的 ABC-X 模型偏向于微观家庭层面的剖析，对外在社会系统对家庭压力作用的关注甚少，忽视了外在社会对家庭压力应对的影响[1]。

McCubbin 认为，静态化的家庭压力结构并不适合分析家庭系统，因为在应对压力的过程中，家庭内部各个要素会发生变化，所以必须要加入时间这一维度。他在此基础上提出的双重 ABC-X 延伸模型就

---

1 周月清 . 家庭压力管理 [M]. 台北市：桂冠图书股份有限公司，1994：28.

强调说明家庭的发展是一个动态的过程，家庭压力研究应当重视对压力累积效应和资源重生的分析。压力累积效应即家庭压力状态的产生并不是一蹴而就的，而是一个动态的压力累积过程，每一个对家庭造成压力的事件都会有关联关系，即使表面上二者没有任何的联系，极有可能前一个压力事件导致了后面一系列压力事件的产生。资源重生则更好地说明家庭是一个动态的系统，要密切关注家庭在不同阶段内生的资源和迸发出的力量[1]。

Boss 提出家庭压力的外在和内在脉动模式及以压力管理代替因应的理论。她认为外部社会环境的变化能够对家庭产生影响，强调要把家庭压力和因应放在各种历史、社会因素以及家庭自身因素共同组合成的"脉动"中去进行考虑，将家庭压力放入更宏大的社会架构去进行考虑。了解家庭对压力的管理，需要将家庭压力事件放入家庭内在、外在的脉络中进行思考，内在的脉动主要是家庭成员之间的关系、家庭拥有的资源，外在的脉动主要是指社会支持获得情况。她还指出，家庭应主动地去维持家庭系统的稳定，学会主动管理，有时因应压力失败未必是件坏事，反而会催生更大的家庭力量[2]。

家庭压力理论关于家庭压力源的视角主要有家庭发展视角、风险社会解释、社会转型理论以及生命历程学说[3]。本文对于家庭压力源的分析更偏向于家庭发展视角，主张从家庭内部寻找压力源，以被视为有机联合体的家庭为研究单位，强调家庭成员某种角色和行为的变化

---

1 刘文星 . 白血病家庭压力经验研究 [D]. 复旦大学硕士学位论文，2012：14.

2 徐安琪，张亮，刘汶蓉，包蕾萍 . 风险社会的家庭压力和社会支持（第 1 版）[M]. 上海：上海社会科学院出版社，2007：3 页 .

3 徐安琪，张亮，刘汶蓉，包蕾萍 . 风险社会的家庭压力和社会支持（第 1 版）[M]. 上海：上海社会科学院出版社，2007：11-14.

会引起其他家庭成员的心理变化，需要对家庭成员进行积极的调适，改变家庭成员对家庭压力的认知。

在家庭压力理论的启发和指导下，本研究以改善家庭亲子关系和改变家庭成员对压力的认知为主，发现精神障碍者家庭在应对家庭压力时的错误方式，对其进行调整。

三、社会支持理论

综观国内外学者关于家庭压力的研究，很多学者都提出社会支持在应对困难的生活事件中发挥着重要的作用，是抵制压力的资源。因此，社会支持的构建对于精神障碍者家庭来说具有较大影响，是本文实践干预的重要内容。

社会支持理论强调一个人所拥有的社会支持网络越强大，就能够越好地应对各种来自环境的挑战。个人拥有的资源包括个人资源和社会资源，其中个人资源包括个人的自我功能和应对能力，社会资源则是指个人社会网络的广度和网络中提供给个人的社会支持功能的程度[1]。以社会支持理论取向的社会工作，注重通过干预和构建个人的社会网络来改变其在个人生活中的作用，特别对那些社会网络资源不足或者利用社会网络的能力不够的个体，社会工作者需要给他们以必要的帮助和引导，帮助他们挖掘更多的社会支持网络资源，提高其利用社会网络的能力。

精神障碍者家庭无论是从家庭内部还是从家庭外部得到的支持都会有所欠缺和不足，而社会支持程度的强弱对整个家庭的发展又起着至关重要的作用，所以，构建和改善社会支持系统是缓解精神障碍者

1　王雁飞.社会支持与身心健康关系研究述评[J].心理科学，2004（5）.

家庭压力的有效方法，本文也主要以社会支持理论为实践的指导理论，对精神障碍者家庭进行干预。

四、精神障碍的研究现状

（一）关于精神疾病的研究

关于精神病的研究经历了一个从传统单一的生物学视角向多元的生物—心理—社会的生态视角的转变。精神病的发病原因是比较多元的，除了个体的生理原因以外，还有心理和社会因素。随着社会的快速发展，社会生活的内容不断多元化，人们面临着更多新的挑战和压力。生物学因素和心理社会因素在精神疾病发展过程中起着重要的作用，并且越来越多的研究认识到环境对于精神疾病的发展具有重要的意义，很多临床研究都在关注改变外在环境对于精神障碍者治疗康复的作用，可以说对环境的关注是有关精神病研究的新的方向和趋势。环境按系统类型来分包括与个人相关的微观系统如家庭、社区的环境和宏观的社会环境，如有关精神障碍者的权益保护政策和干预措施；从内容上来分包括物理环境如生活居住环境、医疗康复环境和非物理环境如人文关怀、社会接纳和情感支持等。环境不仅对精神障碍者的治疗康复十分重要，也对精神障碍者家庭的抗压能力有很大的帮助。

对环境的关注为精神障碍者及其家庭开展服务提供了新的思路和方向，对整个家庭微观环境和社会宏观大环境的关注势必能够促进社会工作有关精神障碍者及其家庭服务的有效性。

（二）国内外精神障碍者家庭的研究

国内关于精神障碍者家庭的研究十分丰富，包括各种主题，比如说精神障碍者家庭的家庭关系对患者的治疗康复的作用和影响、个案管理模式在精神障碍者的治疗康复中所具有的优势、精神障碍者给家庭带来的主观认知上和客观存在的负担，这些都是国外研究的主题，并且国外关于精神障碍者家庭的研究比较深入具体，对国内开展精神障碍者的相关研究都具有指导意义。而且，通过文献阅读发现，国外对精神障碍者及其家庭的研究涉及微观层面和宏观层面，相关的研究都比较全面、系统。

精神障碍者的家庭对患者的治疗康复具有重要的作用，能够为患者提供最日常的、最基本的生活保障和最重要的情感支持。对精神障碍者家庭研究最广泛、最深入的是社会支持与精神障碍者家庭的关系和家庭成员的相互支持对压力因应的影响。

关于社会支持的研究早就开始兴起，并受到社会学和心理学的重视，许多研究表明社会支持能够在一定程度上减缓个体对压力的感知，获得心理上的放松，有助于个体成功应对困难和压力。所以，社会支持和精神病的研究能够有很大的重合，并能够从二者的研究中找到契合点和切入点，而家庭压力理论也从社会支持理论和家庭系统理论中借鉴了很多核心的观点和内容。比如说家庭压力理论将家庭看作是一个独立的社会系统，强调每个个体与家庭之间的关系和相互影响，这很明显就带有家庭系统理论的色彩。此外，国外关于精神障碍者的研究非常注重心理学视角的社会学的结合，同时关注微观和宏观层面的可能因素对患者及其家庭的影响，这就将精神障碍者及其家庭的服务变得更加具备可操作性和可行性，同时也更系统、更全面地对精神障碍者和其家庭进行相应的研究。

国内关于精神障碍者这一群体及其家庭的研究较国外起步晚，而且在具体干预措施方面涉及的也并不多，相关的文献也并不多，给梳理国内的研究成果造成了一定的困难。此外，关于家庭压力理论起源的研究十分缺乏。

国内研究主要集中于精神障碍者对于家庭成员日常生活的影响，其中张欣等研究指出患有精神病的家庭成员，对家长的生活水平、家庭的秩序和家庭正常功能的发挥都有不同程度的影响[1]。也有学者从家庭生态理论视角出发，基于生态系统观对精神障碍者及其生活环境之间的关系做了进一步的研究，得出精神障碍者生活环境中的负性事件对其个人的发展会产生重大的影响。精神障碍者从发病到后期的治疗康复都与家庭脱不开关系，家庭环境对精神障碍者会产生压迫，而患者自身情况还会影响到家庭的状态，比如对家属产生的照顾压力和经济压力。周月清指出家庭压力产生的原因主要是因为家庭受到挤压，导致之前的平衡状态被打破，家庭系统陷入混乱和巨大的冲击之中，能够很好地解释精神障碍者家庭之间错综复杂、相互交织的关系[2]。

综上所述，国内关于精神障碍者及其家庭缺乏具体实务介入的研究，难以为精神障碍者及其家庭提供更有效的支持和帮助。本文希望通过在这一领域的实务研究为精神障碍者及其家庭应对压力，改善生活质量，提供有益的借鉴，并发展此领域的理论研究。

---

1 张欣，陈京立. 慢性病患儿对家庭的影响及护理干预 [J]. 中华护理杂志，2006（8）.
2 周月清. 家庭压力管理 [M]. 台北市：桂冠图书股份有限公司，1994：26-36.

第三章　研究对象与方法

一、研究对象

　　笔者首先是对机构内 7 个经常接受服务的家庭进行深度访谈，并依据需求导向原则确定两个个案家庭，个案家庭也表示愿意接受服务。笔者所服务的对象均为离退休家庭，其中有一个服务对象还是单亲家庭。通过观察研究本文了解到两个服务家庭的经济条件都一般，家属除了要维持家庭的日常开支以外还要额外负担精神障碍者的医药和康复费用，在照顾精神障碍者方面存在一定的经济压力；且家属照顾者自身的健康状况较差，分别患有风湿和痛风，笔者通过与精神障碍者家属的交流发现他们的生活内容非常单一，每天的生活内容基本上都相同，大部分的时间都是在家中度过，很少参加社会活动，而且对外界的不信任感强烈，与患者的互动和情感交流也比较少。此外，面对长期需要被照顾的精神障碍者，家属们表示对于子女以后要独自一人生活感到担忧，普遍都存在不同程度的无力感和精神压力，甚至有家属表示宁愿患者患上的是癌症一类的疾病，尽快让患者和家属得到解脱，可见，家属面临的压力十分巨大。本文依据访谈和日常观察，为两个个案家庭分别制定了服务计划，重点集中在亲子关系改善和社会支持网络构建两方面，并按照服务计划开展家庭压力理论视角下的精神障碍者家庭服务。

本研究的重点是探索精神障碍者家庭的压力并对其进行分析，并依据家庭压力理论对精神障碍者家庭的成员关系尤其是亲子关系进行改善，同时利用康复机构这一平台帮助精神障碍者家庭建立社会支持网络，提高精神障碍者家庭应对压力的能力。所以，本研究的主要研究对象是精神障碍者家庭的所有成员，包括精神障碍者和精神障碍者家属，其中家属主要是指患者的直系亲属。本研究的研究对象是机构内经常接受服务的患者及其家庭，一共有 7 个家庭。这 7 个家庭有着一些共性：一是家庭不完整，其中有 5 个家庭是单亲家庭，且家庭成员之间的关系非常疏离，独自居住的患者与家庭成员的互动非常少；二是家庭经济条件普遍较差，5 个单亲家庭的家属都是离退休职工，基本靠退休金和政府的补助生活；三是家庭关系普遍都比较紧张，亲子关系和夫妻关系都存在冲突，家庭成员没有良好的问题解决意识，导致家庭关系陷入恶性循环。本文对 7 个家庭都做了深度访谈，依据不同家庭的情况和服务需求，从中挑选出了 2 个个案家庭进行干预。

从对两个个案家庭和其他会员家庭的访谈中可以得知，精神障碍者家庭普遍存在成员关系紧张的现象，尤其是拥有青年患者的精神障碍者家庭的亲子关系最容易出现冲突和矛盾，加剧了家庭内部的压力，亲子关系紧张是家庭压力的一大来源。经过工作者的深度访谈和评估确定机构内有服务需求的精神障碍者家庭，依据需求导向原则选定个案 A 和个案 B 两个家庭作为开展社会工作服务和研究的个案家庭。两个个案家庭存在一些共同点：一是两个家庭都是单亲家庭，但是父亲的角色在任的生活中都一直处于缺失状态，给予任何家庭成员的情感支持都特别少，这就为两户家庭建立互助平台和加强联系创造了条件，使得两个个案家庭能够产生共鸣，有助于扩展社会支持网络；二是两个个案家庭的生活现状十分相似，家庭关系尤其是亲子关系存在明显的矛盾，需要社会工作者进行干预，也使得社会工作者刚刚进入家庭能够有干预的空间，让两个家庭产生信任感，以便顺利开展后续的服务。所以，本文选定这两个个案家庭进行深入服务研究，并从中归纳出服务经验和可行性操作方法。

二、研究方法

本文所采用的研究方法主要是质性研究，具体来说是个案研究。

质性研究是以研究者本人为研究工具，在自然情境下，采用多种资料收集方法，如深度访谈、参与观察和焦点小组，通过对研究问题或者现象进行深入的整体性、系统性的探究，然后从原始资料中形成结论和理论，通过与研究对象互动，对其行为和意义建构获得解释性理解的一种活动。个案研究则是选择一个社会现象或者个案如一个家庭、一个社区，通过参与观察和深度访谈等方法去收集与研究有关的一切资料的活动，它以个案资料为研究依据，研究者需要对资料进行对比分析得到结论[1]。

本研究采用个案研究有三个原因：

其一，本文的研究重点是了解精神障碍者家庭所面临的压力源以

---

1 陈向明 . 质的研究方法与社会科学研究（第 1 版）[M]. 北京：教育科学出版社，2006：269.

及社会工作者如何进行干预。压力是不同个体主观性的感受，是个体的心理认知结果。如果采用结构式的问卷等量化作为收集资料的方法，无法获取不同个体在相类似的情境中的主观感受和不同看法。所以决定采用质性研究方法进行研究。

其二，本研究要将探索性研究和实践相结合，所关注的重点不仅仅局限于探索精神障碍者家庭的压力源和压力形成机制，还要对其进行干预。所以，需要用质性研究方法去了解精神障碍者家庭面对的家庭内部和外在的压力，并为实际服务提供详细和系统的资料。

其三，本文的研究主要是以家庭为研究单位，由于家庭系统的复杂性，需要研究者投入大量的时间和精力才能收集到完整的资料和进行系统的干预，所以，选择个案研究方法是比较适合的研究方法。

第四章 精神障碍者的家庭压力与分析

一、精神障碍者的家庭压力状况

X 会所主要针对会员提供社交、职业训练、娱乐休闲、家属互助以及职业康复训练等服务。由于会所资源和工作人员精力的限制，只能针对精神障碍者开展服务，而对精神障碍者的家庭干预甚少，导致有些患者在会所时病情能够得到缓解，而长期待在家就会使病情变得严重或者复发。家庭作为精神障碍者重要的支持系统，对精神障碍者的治疗康复至关重要，所以，对精神障碍者家庭的服务是十分必要的。以下是本文在 X 机构对 7 个个案家庭压力了解的结果。

（一）源自家庭内部的压力

1. 经济负担重

大部分精神障碍者家庭的经济状况较差，面临着巨大的经济压力。大多数都是离退休家庭，或者是只有父母一方在工作，家庭收入除了要维持家庭的基本需要外，还要为患者支付每月几百至一千不等的医药费用，而这笔医药费用不在医疗保险的报销范围之内，全部由患者家庭自行承担。很多家属表示生活过得太累了，经济压力太大。

"我算给你听嘎，我现在的退休工资差不多 3000 元，其中有一半是她花的，我花不了多少钱的，她有心脏病，心肌梗死，要吃药，那药就要 500 多，还要吃稳定她情绪的药……每天一共要吃 20 颗的药，吃完了她就要睡，控制不了自己呀……我们的钱是不敢乱花的，如果不生病勉强够花的，一有意外发生的话，那就不够用了，所以平时还是省着花，又不想向别人借钱，借钱也是要还的……"（黄母）

"我的身体又不好，就是他爸爸一个人挣钱，我们又没有钱，有时候他提出来的要求，我们根本满足不了他……他换了几个手机了，这个新的智能手机还是他舅舅给他买的，花了 1000 多，还想买电脑，我们哪里买得起，一说起他来，真的是急人……"（任母）

"我们每一次外出活动都是自己带饭，我妈说那样省钱，可是我好想去这次的烧烤，我有 10 多年没有吃过烧烤了，想吃，我妈说不能吃……每次和会员们讨论去哪儿，我心里都好难过，因为我没有钱，哪里都不可以去，去了也是自己带饭，在旁边看着他们吃……"（华）

"我老公说我在会所天天就知道花钱，当初他很支持我来会所，我来会所是为了治病的……再说了，我用的都是我自己的钱，哪里用过他一分钱？女儿上学是我爸妈出的钱，还说我用他的钱……我脾气也急，我就是要跟他吵一吵，讲清楚了……"（张）

"我妈不给我买，有时候我想买条内裤，我妈也不给我买，

她说家里有。可是我就是想要……我也想要买衣服，我妈说有衣服不买了……"（黄）

从以上访谈记录可以看出来，这些家庭都面临着大的经济压力，而且患者的医药费用占家庭支出的很大一部分，更甚的是，家庭成员之间还会因为经济压力而产生争吵，导致成员之间关系紧张，加剧患者和家属的心理压力。

2. 亲子关系紧张，相互不理解

由于长期照顾患者，家属与患者之间会因为疾病产生摩擦、矛盾甚至冲突，导致成员之间关系紧张。患者会因此而加剧心理内疚感和无用感，不利于疾病的治疗与康复。同时，家属也会对要长期照顾患者而产生疲惫和倦怠感。成员之间没有一个良好的互动方式，不能为彼此提供情感支持，使得家庭处于紧张的压力状态之中。

"我和我爹妈一起住，我很少说话，不想说，就想一个人待着……有时候觉得生活挺无聊的，我曾经想过自杀，左手小拇指就是那个时候自己剁掉的，觉得自己好孤独……我没有朋友，跟他们（爹妈）又没有什么说的……"（田）

"我爸爸去沈阳了，一年才回来一次，就我和我妈妈，我妈妈说我的脾气很大，一说一点什么我就发脾气……我希望我爸爸可以早一点回来，我就可以和他在一起了……我想出去工作，我妈妈不让我出去，她说像我这种情况没有人会愿意要我，我很伤心，觉得自己没用……"（任）

"我胸闷，我妈每次都要把窗户全部关起来，我就要打开，

然后我们就吵架……我妈对我不好，黄老师，我要买什么东西她都不给我买，你跟我妈说说嘛……"（黄）

"他们（爸妈）出门从来不带我出去，就带我妹妹，我每次都跟他们吵，为什么不带我出去？我不想跟他们回海南，一回到家我就要发病，我喜欢在会所，回家不好过……"（宋）

"小涛，还是乖呢，她每天从会所回来都会先把自己洗干净了，还会帮我做家务事，但是就是拣菜拣不干净，我教也教不会。有些事我也不叫她做了，自己做还要快一些，让她做我还要重新做一遍……"（黄母）

精神障碍者和家属在与疾病抗争的过程中，不仅要承受精神病带来的心理冲击，还要改变原有的生活习惯去适应疾病，原有的家庭秩序和互动模式被打破，家庭失去原有的平衡状态。而一旦家庭不能很好地去应对这种突发事件，家庭便会陷入危机，家庭成员之间的关系也会随之出现紧张和冲突，如患者和家属之间的不理解、埋怨，这些都将导致成员关系的恶化。无论是患者还是家属都无法从成员处得到情感上的支持和认同，对患者和家庭的治疗康复都于事无补。

3. 应对压力的意识和能力较弱

本研究访谈的精神障碍者家庭，无论是患者还是家属文化水平都不高，而且家属对精神病的病因和如何照顾精神障碍者缺乏系统的了解，缺乏对精神病的正确认知。很多家属认为病因是在于患者自己，比如说是患者自己想不开、神经系统有问题或者天生就是这样的，对于精神障碍者的照顾理念也是非常单一的，认为只要保证患者的衣食住行就可以了，对于患者情感上的支持非常少，对患者的康复也不抱有希望。这就导致很多家庭对待疾病多采取一种消极、负向的态度，而且会形成习得性的无助和认命的观念，家庭拥有的资源和社会支持无法被激活，起不到作用，家庭应对压力的能力也无法得到提高。

"他就是这样了，我们还能有什么办法？！他这个病要一辈子吃药，不吃药就要发病，我真的是被他弄得害怕了！住一次院就要几千块，我们哪里负担得起，只希望他不要再发病了，我们也被折磨得够了……"（任母）

"我对她没有抱太大的希望，只要自己能够自理就好了，她脑筋转不过来，不会算数了，出去买东西找错钱了也不知道，医生说她只有10岁的智商！像会所里面那些穿珠的事情她做不来的，教也教不会，老是说她不敢……我觉得她以后就是这样了，没有办法！她生病之后，我们和亲戚的联系也少了，别人觉得我们联系他们就是需要他们帮忙，渐渐地疏远了。现在联系得多的就是我的哥哥和弟弟家，经常会去他们家里做客，对我们还是蛮亲的。上次我去泰国，小涛一个人在家，都是我的侄女他们每天打电话叫她起床，下午打电话问她到了没有，他们还是好呢……"（黄母）

"他说不想去会所，我们也没有办法，年纪也大了，想管也管不了啦，随他去吧，已经这样了，我为他哭过多少回咯，现在已经习惯了……"（田母）

"我平时烦躁的时候喜欢自己一个人走走瞧瞧，听下子音乐，看一下电视，等一下自己又会好了……"（黄）

"你是不知道呀，她以前发病的时候，又哭又闹，我一个人没得办法，只能是送她去精神病院，一住院又要花钱，身边连个照看的人都没有……她爸爸走得早，这 10 多年来我一个人过得好苦……"（黄母）

"我前一段时间和以前的知青联系上了，现在也在来往，没得事跟她们一起吹吹牛，玩玩，过得开心些。小涛白天去会所，我自己在家伺候我的花和菜地，一天还是过得快呢！"（黄母）

精神障碍者家庭对疾病和患者的未来感到无奈和无助的原因主要是以下几点：一是家庭能够得到的社会支持十分有限，导致他们产生强烈的无助感。社会支持对提高家庭的抗压能力有积极作用，如华母和黄母之间的差别，黄母因为有亲属和朋友的支持，她的不良情绪能够得到适当的排解和释放；而华母则是感觉生活太艰难，有强烈的无助感。二是家庭成员长期与疾病共处，家长面对患者长期治疗和康复效果不佳这一事实，产生了极大的疲惫感和无望感，形成了一种习惯性无助，不仅对自己失去了信心，而且还对患者的能力产生了怀疑。这些原因都导致了精神障碍者家庭缺乏主动去解决问题的积极性，家庭应对突发事件和压力的能力也不断下降。

（二）源自家庭外部的压力

1. 从非正式支持群体处能够获得的支持较少

亲属和朋友的支持对精神障碍者家庭尽快走出困境这一过程起着最基础、最稳固的作用。当一个家庭陷入危机的时候，它最先倾向于向亲属和朋友这一熟悉的群体寻求帮助，而且这一群体不仅能为家庭带来物质上的帮助，更重要的是为家庭宣泄负面情绪提供一个出口，提供情感支持，这些是正式的社会支持所不能满足的。本研究发现，亲属和朋友的支持对家庭来说确实起着重要的作用，是帮助家庭走出困境的重要的力量，亲属和朋友支持力度会对家庭产生深刻的影响。

"他原来刚发病从技校出来的时候，还是有同学到家里来找他的，来看他……后来呀，他这个病实在是难搞，也慢慢影响了和同学的关系，最后他自己也不愿意与别人来往了，现在就是天天一个人待在家里呀，没有人说话呀，有什么呀也憋着不和我们说……我们希望他心里好过一些呀！"（任母）

"我们在昆明又没有其他的亲戚了，有也是在'蒙自'（地名），有时候过年也不一定会回去……以前单位的同事有的都搬走了，认识的人也不多，平时她来会所，我就是一个人，所以我有时候会去会所或者去附近转转，要不然没的事……"（华母）

"她有时候跟他（张的老公）吵啊，哭着跟我们打电话，我们也是没得办法，我们怎么管……她这个病有时候确实很累人的，也怪不得他跟她吵啊，压抑呀……"（张母）

"我觉得呀，我要保重我的身体，我是不指望小涛照顾我了，我一定要把自己养好了……我跟我的知青同事们有了来往，没事的时候跟她们吹吹牛，自己就好过了，还有，我哥哥他们呀、侄女们呀，对我和小涛还是很照顾的，没事就会一起吃饭、做客……"（黄母）

亲属和朋友如果能够给予精神障碍者家庭情感支撑，会减轻患者和家庭成员的心理压力，排除其不良情绪。

2. 社区内存在排斥和误解

精神障碍者家庭生活在社区之中，难免会与生活在同一社区的居民接触，一些居民会对精神障碍者家庭产生排斥和反感，逐渐减少与精神障碍者家庭的交往，无形之中对精神障碍者家庭造成压力，使得精神障碍者家庭在社区之中处于孤立无援的状态。

> "我们附近的都知道我家里的情况，平时也没有什么来往，接触的不多啦……我平时在家也就是做做家务，很少出去玩，一般的话，人家领着小娃娃的是不愿意和我们家多来往的，娃娃大一点的可能会多待一下……可能是怕对孩子有影响吧……"（任母）

很多家属都表示社区内其他的居民不愿意与精神障碍者家庭接触是因为害怕影响到自己的家庭，觉得精神障碍者家庭具有一定的危险性，最明显的就是不愿意让自己的小孩随便乱走，担心小孩受到威胁。社区居民对精神病存在很大的误解，认为精神障碍者随时都可能做出伤害性事情，甚至认为患者的家属也是有问题的、不正常的。

> "其实也没感觉人家对我们有不好的想法，平时不就是正常过日子嘛！大家都住的楼房，也就平时上下楼时碰见，打个招呼就完了……"（黄母）

精神障碍者家庭的积极主动性对他们融入社区具有很大的帮助。很多患者和家属都有强烈的病耻感，不敢、不愿意主动地去与其他人交流，这就导致精神障碍者家庭无论如何也无法融入社区当中。但是，病耻感低的家庭如个案家庭 A 的母亲就十分积极地投入社区融入中，并与周边邻居建立了比较好的关系，她自己也表示："我觉得现在的生活也挺好的，我自己苦的时候过去了，住在这里我挺轻松的……"

3. 社会活动的参与程度低，缺乏获取社会支持的渠道和途径

精神障碍者和其家庭要想得到全面的治疗和康复，就要与社会保持一定的联系和接触，以保证其社会活动水平不至于下降。而通常情况下精神障碍者参与社会活动的渠道都十分有限，活动内容也十分单一，比如本研究的访谈对象，他们联系的最频繁的社会关系除家庭之外就是会所，他们的朋友全都是来自会所，工作机会也来自会所，也是通过会所来取得与社会的联系。如果没有会所的参与和介入，精神障碍者的生活状态将是真正孤立无援的。

"会所还是好呢，我喜欢来会所，这里有我的朋友，我可以和他们一起聊天，参加活动，过得很开心……会所对我帮助还是很大的，老师们对我也好，希望它能一直开下去……"（华）

"我特别喜欢每次的外出活动，只有在会所才可以去这么多地方，每次出去都好玩呢，有吃的、有玩的，还有看的……"（张）

"我觉得会所的活动办得还是挺好的，可以让他出去走走，不要憋在家里，可以去和别人交流，对他自己还是好的……"（任母）

"我们以前在残联表演过节目，还得了奖，那一次好高兴，我们排了两个多月的手语操……那一次大家都好认真，表演得很好，连孙老师都说我们演得好，好高兴……"（宋）

"虽然每一次出去都要花一些钱，但是我还是很喜欢这些活动的，感觉每一次活动后，我和她之间的关系会好一些，也有话可以讲……"（宋母）

保持一定的社会活动水平对于提高患者的自信心和成就感有重要意义，许多患者能够从中得到自我认同感和效能感，对于缓解他们的心理压力作用巨大。同时，家属可以通过参与患者的社会活动增进对患者的了解，有助于改善患者和家属之间的关系。

二、精神障碍者家庭压力产生的原因

（一）亲子之间缺乏有效的沟通

通过对两个个案家庭的参与式观察和深度访谈，本文发现家庭成员之间的沟通和互动存在明显的问题，两个家庭都存在严重的家长作风和行为约束。患者在家庭中享有很少的发言权，造成患者和家属之间的对立，直接影响到患者和家属的心境和情绪，出现适应不良等情况，压力也伴之而生，而且无论是家属还是患者对压力的感知也会更深。

"有些事情我跟她讲好多遍她都不听，有时候真的是好气哦！就像刚才吧，让她不要买洋芋，偏要买，这个洋芋又不好，买那么多，我们两个人根本吃不完！这种事情太多了，我真的是说都说不完……我现在也懒得跟她讲了，讲了讲不清，还给自己找气受！"（黄母）

"我觉得我妈脾气一点都不好，老是嫌我，我明明就有病，

她对我的要求太高了！我觉得我自己好不会说话，脑子里面有东西，我妈一说我，我心里就不好过，不想听她讲，好烦！"（黄）

"我觉得他们（父母）不喜欢我，因为我有病，我妹妹没有病，他们对我妹妹好，不管我，我不喜欢他们，特别是他（父）！"（宋）

良好的沟通可以促使家庭更好地产生凝聚力和更好地应对各种突发事件。家庭成员可以通过沟通促进良好关系的发展，也可以通过沟通防止和减少问题的发生，甚至可以通过沟通共同解决已经发生的问题。

（二）家庭成员对压力的认知存在偏差

家庭认知是压力的重要部分，是人和环境间压力关系的重要缓冲媒介，家庭对事件所赋予的意义是家庭成员对事情看法的基础，对家庭及其成员对压力事件将如何反应与应对有影响。从某种程度看来，家庭管理压力的能力依赖于家庭的压力认知在本文的两个个案中，家属们对待精神病和患者的态度都是十分消极和负面的，认为患上精神病是命中注定的，没有办法改变的；尽管患者对待自己的情况有时也是十分积极的，但是却得不到家属们及时的回应和鼓励。双方对待压力的认知存在差异，也会导致双方相互不理解，出现沟通问题，甚至加剧双方之间关系的恶化。

"我还真的希望他这种病是绝症，还能一了百了！现在，拖累得我们，好辛苦，我哭都不知道哭过多少下了，没得办法，只能是这样了！"（任母）

"我想去工作，去打电脑，我好羡慕那些打电脑的人！每次说到我要去工作的时候，我妈就会骂我，说没有人会愿意要我，我这样一看就有毛病。但是，你看我现在在小卖部就做得很好呀，我觉得自己可以出去找工作的，我喜欢工作！"（任）

成员如果对压力能够形成正向的认知，对于家庭的压力感知力度会产生重要的影响，黄母自己表示：

我们母女这么多年都过来了，现在也生活得不错，我和小涛有房子住，自己节省一点还是能过的！我自己平时没事的时候去找找我的朋友，到处去瞧瞧，也不错嘛，小涛嘛，现在在会所，情况算是比较稳定了，我也放心了！

在此种认知之下，黄母对家庭压力的感知程度较其他家庭就轻一些，应对家庭压力时会有一个良好的反应。

（三）社会支持网络不健全

本文的两个个案家庭在社区内都存在着不同程度的社区融入困难，与邻居的接触不多，最直接的社会支持网络没有得以建立起来，而家庭长期处在这样一种社会环境中，非常容易出现孤立无援的状况。至于其他的社会支持网络，主要都是有血缘关系的亲戚，几乎没有因为业缘、地缘或者趣缘而产生深度社会交往的支持网络，除了亲戚朋友之外，个案家庭联系最紧密、最频繁的社会支持网络就是会所以及会所的工作人员了。

"会所每一次举办活动，他们（任母和黄母）基本上还是会到呢，跟我们的交流也比较多，都是关于孩子在会所的表现的，倒还是关心孩子的情况呢！像任母和黄母都没有工作了嘛，平时在家也没有什么事情，我觉得她们心里也挺烦的，平时也可以多来会所走走嘛！"（工作人员小和）

"我觉得还好有会所，我每天没事都陪她来会所，可以打发好多时间，免得我自己一个人乱想！"（华母）

三、精神障碍者家庭的压力应对方式

精神障碍者家庭一旦遇到困难或者压力，最先想到的应对方式就是向非正式的社会系统寻求支援，如亲戚朋友。一方面亲戚朋友作为家庭最亲近、最信任的社会群体，能够给予精神障碍者家庭最坚实的帮助和支撑；另一方面，当家庭无法从亲戚朋友处得到及时的帮助与关怀时，家庭就会陷入压力和危机之中，很容易产生一种无力感和挫败感。精神障碍者家庭同时表示正式的支持力量在他们的生活中起到的作用并不是特别大或者说对正式支持力量的感知和认识没有太大的感受。

（一）向非正式支持群体寻求物质上和精神上的支持

由于受到传统的亲缘关系的影响，大部分精神障碍者家庭在遇到困难和压力的时候会在第一时间想到向家人和亲属寻求帮助和支持，而通常这样的请求都会得到后者积极、热心的回应，这样的回应会对精神障碍者家庭产生一种积极、正向的支持和鼓励。

我侄女经常来看我和小涛，非常关心我们呢，我都没有想到会这么好呢。有一些亲戚还会经常打电话来问候我。我以前觉得这样会打扰到他们，现在嘛，觉得其实也没有什么，就是自己以前太封闭自己了。（黄母）

有时候社区和街道会给一些资助，比如说他们盘龙区的居民在会所吃饭只要 1 块钱，我们吃就要 6 块钱，对于我们这种不是盘龙区的居民来说，也希望有更多的资助！但是我们是西山区的，不能享受到这种政策，只有自己掏钱吃，而且我觉得这些补助也不是一辈子都有，还是向亲戚朋友求助比较好一些！（华母）

但是，并不是每一个精神障碍者家庭都能够拥有强大的亲缘支持力量，很多精神障碍者家庭在患者病发后反而失去了亲友的支持，甚至还遭受到排斥，不但不能给患者家庭提供帮助，反而还会加剧患者家庭的无力感和压迫感。所以，在对精神障碍者家庭进行干预时可以动员正式的社会支持力量，以弥补非正式支持力量的缺失。

（二）精神障碍者家庭独立应对

很多精神障碍者家庭都有强烈的病耻感，疾病发生后，他们会尽可能地逃避社会人际交往，抱着一种"不去麻烦别人的心态"独自去承受有疾病而带来的一系列压力。这种应对压力的方式对于精神障碍者家庭成员来说具有一定的消极影响，一方面加剧了精神障碍者家庭社会功能的弱化甚至消退，另一方面也让家庭失去了获得外界帮助的机会，导致精神障碍者家庭陷入一个恶性循环而使家庭的境况始终得不到好转。

（三）向病友寻求情感支持和更多的理解

机构为精神障碍者及其家属提供了一个交友、实现社会人际交往的平台，而且患者家庭对机构十分信任，可以通过机构的工作人员、病友和家属倾诉自己内心不良的情绪，获得理解，使家属在得到精神支持的同时，也使患者得到有力的帮助，从而进一步改善精神障碍者及其家庭的生活处境，一定程度上缓解他们承受的压力。机构针对患者设计目标明确的康复计划，通过逐步实现目标，促进患者的康复和成长。

> 我和孩子每天都会到这个机构来，在这里我也结交了很多和我有相似经历的患者家属，我发现自己能够很好融入其中，不会有那么多的顾虑。而且，机构为我的孩子准备了很多适合他的活动。在这里我真的能够放松一下，我也非常感谢这个机构。（华母）

> 圣诞节的时候，我认识了任的妈妈，她还是很好的，我和她聊了很多，他们家任比我家小涛好一些，我家小涛很喜欢任，她说在这里很高兴，我也放心了，没事我也可以来会所跟家属们聊聊天！（黄母）

实现上述目标对机构有较高的要求，机构要能积极地了解患者和家属的需求，并制定切实可行的活动方案，对患者能够有较好的照顾，积极引导患者和家属逐渐打开紧闭的心门，敞开心扉，暂时卸下身上的担子，去体验快乐的生活。

　　从以上内容可以看出，精神障碍者家庭应对压力的方式比较单一，大多数都是向自己比较熟悉的亲戚朋友寻求帮助，而很少主动向居委会、街道办等正式的组织寻求帮助。正式的社会组织对缓解精神障碍者家庭的压力起到的是一个被动的作用，所以，精神障碍者家庭只有在积极主动的情况下才可能获得正式组织提供的帮助。社会支持网络相对较薄弱。

第五章　社会工作针对精神障碍者家庭的服务过程

一、两个个案家庭基本情况

（一）个案 A 家庭

A 家庭是一个单亲家庭，只有母亲和女儿黄一起生活，黄今年已有 31 岁，黄母也将近 60 岁，家庭现在的收入主要是黄母每月 2500 元的退休金，住的是黄母早期买的单位集资房。黄在 14 岁左右出现幻听幻视，随后被确诊为精神分裂症，病发后黄就再没有进过学校，一直是反反复复地治病。去年下半年出院之后自己表示不想再犯病，主动提出来要来到会所进行治疗康复，黄母非常赞同。家庭现在主要的社会关系就是居住在昆明的亲戚，并且与亲戚们的关系都非常好，能够从亲戚处得到很大的帮助；而且黄母又有年轻时知青的陪伴，能够为自己安排丰富的日常生活。但是母女之间的关系会出现较大的波动，女儿经常向工作者说母亲如何对自己不好，工作者也发现母亲是十分强势的女性，让黄在与母亲互动过程中产生压抑和焦虑。

（二）个案 B 家庭

B 家庭是一个三口之家，患者任只有 21 岁左右，病发时正在读技校。任受药物影响较大，手会不停地发抖，从外形上一眼就知道是不正常的。任母是没有工作负责照看家的，而任父则是铁路职工，一直在沈阳工作，所以，实质上是母子二人一起生活。任一直想要出去工作，而且对工作的要求比较高，而母亲认为任的期望太高，是无法实现的，两人会因为这个原因经常闹矛盾。此外，任的母亲会觉得任花钱太多，让任产生很大的愧疚感和挫败感。

家庭压力理论强调家庭内部系统要素和家庭外部系统环境的改善对缓解家庭压力、改善家庭关系的重要性。所以，社会工作者在运用家庭压力理论进行干预介入时，要注重探寻家庭压力源，发现家庭可利用的资源和社会支持力量，同时也要拓宽精神障碍者家庭与社区和社会的接触，发挥和增强社会环境对精神障碍者家庭康复的作用。本研究基于家庭压力理论，主要聚焦于两个个案家庭内部的成员关系改善和家庭压力管理以及家庭外部系统资源的挖掘、环境的改变，如帮助家庭建立家属互助、强化亲朋邻里的支持作用以及提高家庭的社会参与程度等。

二、目标

（一）促进家属和患者之间的沟通，改善成员之间的关系

家庭成员之间良好的沟通能够给彼此提供意义重大的情感支持，是不断促使家庭成员向前进步的动力。家庭关系是最重要的社会关系之一，而良好的关系是建立在有效的沟通基础之上的，所以，本文将

通过促进家庭成员之间的沟通来达到改善关系的目的，并以此来缓解家庭内部的矛盾和压力。

（二）组织家属互助组，扩大社会支持网络

通过对两个个案家庭的资源分布情况和评估，笔者将扩展家庭社会支持网络的突破口放在机构，因为机构内有相同经历的患者家属，能够很好地达到情感共鸣，并且能够增强精神障碍者家属之间的相互支持以及良好社会关系的发展，也可以成为精神障碍者家庭获取信息和相互学习的重要途径。

三、服务内容

家庭压力理论关注家庭内部的成员之间的关系，尤其是亲子关系和家庭外部的社会支持网络系统，在此理论视角下的社会工作实务也将聚焦于以上的两个方面，开展的服务具体主要有家庭会议、压力管理训练和家属互助组。

（一）家庭会议

家庭会议是将所有家庭成员召集起来就某一主题进行讨论，主要是为了让家庭成员能够进行平等和民主的沟通交流，每一位家庭成员都能表达自己的意见和建议，培养家庭成员独立自主地计划和做出决策的能力。

本研究接受访谈的患者都出现以下这种情况：在会所的表现良好，会主动完成自己的任务，能够与其他会员友好地相处；而据他们家属

的叙述，患者在家会特别易怒，情绪波动较大，反抗意识比较强烈，与家属的互动往往不是很顺畅。患者认为家属尤其是父母对自己的约束和限制特别多，让自己有很大的压力感，并且伴有强烈的挫败感；有一些父母则表示有时候不知道如何与患者相处，一方面担心自己的言语过重伤害患者的自尊心，另一方面则是有时候控制不住激动的情绪而给患者造成伤害。

基于以上，本文在介入精神障碍者家庭时会帮助家庭召开家庭会议，澄清家庭会议的目的与作用，帮助精神障碍者家庭延续在遇到家庭困境时召开家庭会议的习惯，促进家庭成员之间关系的改善，并帮助患者和家属重新审视自己在家庭中所扮演的角色以及其行为对其他成员的影响。与此同时，还要帮助家庭成员建立家庭协议，其主要目的是让家庭成员通过订立协议的形式对成员的不恰当和不合理行为进行约束，一旦有成员违反之前约定过的条款和内容则要接受其他家庭成员共同商议或者协议规定的方式进行处置。

社会工作者引导精神障碍者家庭制定家庭协议，首先是让每个家庭成员罗列出自己对其他成员行为的期待，然后所有家庭成员共同商议制定协议的各项规定以及违反规定的后果。通过制定家庭协议，能够让成员学会倾听他人的意见，同时这个过程又能促进成员之间的沟通，学习到更多的沟通技巧。

（二）压力管理训练

压力管理的主要内容包括识别家庭中可能的压力源和压力的表现形式，了解家庭对压力的应对方式和每个成员在此过程中所扮演的角色，并针对此过程中存在的问题进行分析和调整，制定家庭压力管理计划。同时，在制定压力管理计划时，充分挖掘每个家庭成员的潜在能力，发挥其对其他家庭成员的影响作用，整合家庭的所有力量和资源去化解危机，减缓压力。

压力管理训练的核心和最终目的就是要帮助家庭成员培养出分析和应对压力的能力和习惯。工作内容主要有以下两点：一是帮助精神障碍者家庭改变以往不良的压力管理方法；二是增强家庭成员应对和解决压力的信心和能力。其主要做法一是促进家庭成员对压力源的认知，认真梳理家庭的资源分布情况，并撬动社会资源为缓解家庭压力提供支持，努力寻求可以利用的资源，保持积极乐观的心态；二是与家庭成员或者其他个人和群体建立良好的人际互动关系，寻求支持系统。

（三）家属互助组

家属互助组的组织和成立对于缓解精神障碍者家庭压力有很大的作用，社会工作者协助精神障碍者家庭建立一个互助支援的人际网络，对于其社会交往功能的恢复无疑做出了最大的弥补。并且，家属之间具有较高的同质性，对于有相同遭遇的精神障碍者家庭能够进行很好地理解，更容易出现情感上的共鸣，为家属提供了一个情绪发泄口，家属可以随时从互助组中寻求帮助和支持。因此，家属互助组是缓解精神障碍者家庭压力的重要和有效的途径。互助组通过小组成员的支持和相互学习，提高人际交往的能力，并通过家属之间的相互影响促进家属的生活态度，从而达到应对生活困境和处理家庭压力的能力。小组成员解决问题的能力和潜力需要社工按照既定的小组目标开展活动，通过成员间的分享、分担和相互支持体现出来。

四、服务过程

（一）介入前期的准备

介入前期的主要工作是收集两个个案家庭的资料，以便设计服务方案，以及两个个案家庭的需求评估。收集资料的方法主要是以深度访谈为主，一共针对两个个案家庭的家属和机构内工作人员进行了 4 次深度采访，采访的主题是围绕家庭成员之间的关系和社会支持情况两点展开。通过访谈了解到 A 家庭在亲子关系方面存在的问题主要表现在：一是家长作风较为明显，让患者感到受压迫，导致母女二人存在沟通障碍，相互不理解；二是当母女沟通存在问题时，母女二人解决问题的意识不强烈，对亲子关系可能会产生的不良影响认识不够深刻。A 家庭面临的压力主要是来自家庭内部成员之间的紧张和压迫，所以，A 家庭的干预主要是以家庭关系改善为主，同时也要将 A 家庭纳入家属互助的范围内。B 家庭存在的主要问题除了家庭成员关系不和谐之外，最急需改善的就是社会支持网络单薄，B 家庭现有的社会支持网络主要是亲戚朋友，与社区内其他居民的接触十分少，存在社区融入难的问题，这是 B 与 A 家庭最大的区别所在。所以，依据 A 与 B 家庭的不同情况，本文为两个个案家庭分别做出了服务计划，其中有一些内容是相同的，有一些是具有针对性的。

（二）介入过程
1. 改善家庭成员之间的关系

介入过程中最主要的是围绕改善家庭成员的关系和构建社会支持网络两个大目标来开展干预活动。在整个干预过程中，对两个个案家庭分别开展了5次家庭探访，每一次家庭探访都会给家庭带去一个任务，并在下一次探访时进行反馈。第一次进行家庭探访的主要目的是与两个个案家庭建立信任关系，并共同策划以后的服务计划。第二次探访的主要目的一是促进家属与患者之间的沟通，通过角色扮演这种方法让双方互换身份，感受到他人的情绪，从而改变自己的言行举止，照顾到他人的感受，并尝试着让家属了解家庭会议和家庭协议这两种沟通互动的技巧和方法，帮助他们召开第一次家庭会议，并建立起家庭的规章制度，比如每个家庭成员发言时，其他家庭成员不得打断；在家里设置意见栏，每天晚上大家可以针对意见栏上的内容召开家庭会议，这种方式能够有效缓解家庭成员之间的冲突，减轻家庭内部的沟通压力。二是开始压力管理训练，压力管理训练的主要内容是帮助家庭发展一些独特的应对压力的方法，并改变原来不合理的应对方式，而事实上家庭会议和家庭协议两种方式也是家庭压力管理的重要方式，而且压力管理训练一直找不到合适的开展方式，所以在第二次探访之后，工作者取消了压力管理训练这一项服务内容。第三次探访主要是对上一次探访进行一个反馈，并适时做出调整，并为家庭布置一个任务，任务的主要内容为：所有的家庭成员一起回顾以往的生活中让大家印象最深的一次家庭危机，当时大家是如何应对和解决的，列举出在这个过程中家庭处理不当的地方；然后再设计一个最新的解决方案。第四次家庭探访首先解决的是上一次的任务，在这个过程中，最终目的是要让家庭成员感受家庭会议的魅力和它对缓和家族成员之间紧张关系的作用，然后就是让家庭成员学会识别家庭的压力源，并发展出合理的应对方式。第五次探访的主要目的是给予家庭鼓励与支持，强化家庭召开家庭会议和建立家庭协议的习惯，并在家庭成员之间强调家庭关系的重要性；最后再让每个家庭成员陈述自己在家庭探访期间所发生的改变，分析发生改变的原因以及对家庭关系产生的影响。

2. 组织家属互助组

家属互助组作为两个个案家庭现有的、最具可及性的资源，对缓解精神障碍者家庭压力起着非常重要的作用，而且是精神障碍者家庭走出疾病阴影重新建立社会支持网络的第一步。工作者利用机构这一平台为两个个案家庭建立了家属互助组，并且希望通过互助组来帮助家庭恢复社会交往的能力，实现社会支持网络的重新构建。

笔者利用机构举办的圣诞联谊会为向各个家属相互介绍的契机，将可能参加互助组的家属聚集在一起，召开简单的会议，了解各位家属的期待，并澄清互助组成立的目的和达到的效果。有 3 个家庭表示会参加下一次的小组活动，第一次集体聚会基本上获得成功，并约定家属互助组的召开时间定在每周五的下午 3 点，地点则是 X 机构的会议室。以后的 5 次家属互助组活动和目标如表 1 所示：

表 1　家属互助组活动纲要及具体目标

活动 次数	活动纲要	活动分目标
第一次	1. 主题："相知相识" 2. 笔者和家属相互介绍 3. 列出各位家属希望互助组为 自己解决的问题	1. 促使各位家属之间相互认识， 鼓励A和B家庭积极发言 2. 明确互助组章程和目标

续表

活动次数	活动纲要	活动分目标
第二次	1.主题：情绪排毒 2.说出你的故事（家庭经历的变化，成员对疾病的看法……） 3.组员介绍自己应对压力的方法，并做经验推广 4.布置社会交往任务：每个家庭认识一个新的朋友	1.排解不良情绪，增进互助组成员的亲密感 2.促进对家庭应对压力方式的认识，改变不良的习惯，学习新的、合理的减压方式 3.鼓励家庭去接触社会，扩张社会支持网络
第三次	1.主题：介绍我的新朋友 2.讲述如何与新朋友建立起联系，在这个过程中哪一个环节是最困难的；对社会交往的看法 3.鼓励没有结交到新朋友的家庭，并让成功的家庭做经验分享	1.恢复精神障碍者家庭的社会交往能力 2.发现家庭在交往过程中存在的问题，并及时给予纠正和指导
第四次	1.主题：我的互助组 2.全体组员讨论互助组给自己和家庭带来的变化 3.谈论社会支持对缓解家庭压力的影响 4.共同讨论如何让互助组更好地发展下去	1.强化互助组对组员的影响 2.鼓励家属积极参与社会活动，增加社会交往的频率 3.促进组员主人翁意识的发展，为维护互助组付出更多的精力

续表

活动次数	活动纲要	活动分目标
第五次	1.主题：分别是为了更好地生活 2.处理离别的情绪，鼓励家属将互助组继续自主开展下去 3.推选出一位家属主持本次的活动，并强化组员们"我是主人"的意识，帮助组员们制定以后小组的规则和下一次小组的活动安排	1.将互助组发展成为家属的社会支持网络，为家属提供情感支撑并建立社会交往的信心 2.为小组继续发展提供动力

在第一次互助组过程中，参组家庭一共有 3 个，两个个案家庭都参加了第一次的活动。笔者在此过程中扮演着一个推动者的角色，首先是介绍 3 个家庭之间相互认识，并澄清家属互助组的目的是为了帮助他们建立起一个长期的、稳定的支持系统。随后，笔者与成员们一起制定了小组的规则和章程，并把它写下来贴在小组规章上，确定以后每周五 3 点为开展互助组的时间，地点都固定在会所的会议室。最后，为避免出现冷场的情况，笔者为小组规定了一个议题，即让大家谈论患者来到会所后的变化，主要目的是促使家属们发现患者的优点，慢慢转变对患者的消极看法。第一次小组结束后，笔者意识到需要继续对其他会员和家属进行动员，以扩充互助组的人数，扩大互助组的影响力。

第二次互助组是一次体验性的小组，主要目标是对家属们进行情绪疏导，释放压力。这次的互助有一位新成员的加入，首先笔者对新成员进行了介绍并回顾了上一次的活动，通过大家的反馈引出本次的活动主题。接下来播放笔者准备好的心理安抚音乐，让大家安静地聆听音乐，并依据音乐的内容描绘出自己脑海中出现的画面，联想自己的生活经历。随后，笔者邀请组员在放松的状态下讲出自己的故事，释放自身累积的压力。此外，本次小组还有一个目标，就是让家属们体验合适的压力应对方法对情绪放松和缓解压力的积极效果，促进家属努力寻找合适的应对方式。最后，给家属们布置一个任务，让他们去找一个新的朋友，增进家庭的社会交往。

第三次互助组的主要任务是让家属们讲述自己找朋友的经历，向大家介绍新的朋友，目的在于帮助家属树立人际交往的信心。首先，鼓励在座的家属们勇敢站出来讲述自己的经历，分享他的成功经验或者讲述自己遇到的困难，并与其他成员一起讨论如何成功地与他人进行交往。这次的小组其实也是提高成员们人际交往能力的一种途径，成员们在此过程中能够体验到人际交往的乐趣和技巧，在某种程度上也增强成员们的信心。

第四次互助组的中心议题一是讨论互助组是否给自己和家庭带来了变化，变化有哪些，互助组是否成为家庭一个有效的社会支持网络；二是规划互助组以后的发展，让每一位家属阐述对互助组发展的看法和态度、对现在活动内容的评价和建议等，主要是培养成员们对互助组的归属感和主人翁意识，为日后互助组的持续发展提前做好部署工作。

第五次的互助组主要目的是离别情绪处理，还有培养新的互助组组织者的工作，由家属们自己组织将互助组继续发展下去。首先，笔者让每一位成员写出自己对未来生活和互助组的期望，并向大家分享，一起回顾小组活动，强化成员对互助组的归属感。随后，鼓励一位成员作礼品赠送环节的主持人，并让他安排下一次的活动内容。

家属互助组的最终目的在于为家属们构建一个长期的社会支持力量，为成员们提供坚强的情感支撑，让成员们从互助组重新走向社会。

五、社会工作介入精神障碍者家庭的效果

通过社会工作者的介入，精神障碍者家庭看待家庭压力的态度得到了改变，家庭应对压力的能力是能够得到提升的。这个改变和提升的过程就是他们逐渐从被动适应生活的紧张状态向积极应对生活压力的转变。

（一）精神障碍者与家属之间的亲子关系得到改善

家庭作为精神障碍者最重要的社会单元，能够从中得到多少物质和情感的帮助决定了精神障碍者是否能够得以良好地康复。而大部分家庭在物质生活上基本能够满足患者的需求，但是，却对患者的心理及情感需求关注甚少，经过介入之后，患者表示心理状态较之前好很多，与家属的关系有了很大的改善。

"以前我老是跟我妈吵，我明明就有病，做事会慢嘛，她就老是嫌弃我，其实她说我的时候我心里挺难过的！我也知道她不好受呀……以前从来没有想过可以和我妈这样谈话，我觉得家庭会议和家庭协议是很重要的，让我可以大胆地讲出自己的想法，然后我妈也会去认真地想这些问题，大家都按照约定来做……现在的话，我和我妈的争吵少了，更多的时候我会搬出你讲的那一些来，然后我妈就不会说什么了……我觉得对于我们之间的关系

还是好呢……"（黄）

"我觉得这种家庭会议和家庭协议的方式能够让我们好好地坐下来说话，每次都有一个会议主持人，有时候我也会当主持人，我最喜欢主持了。每一次主持我觉得自己好好，他们也能听我的话……我们定了约定之后，大家都会按照约定来做，我就特别遵守约定，也会监督他们是不是做了。我觉得这些还挺有意思的……"（任）

（二）患者家属心理负担减轻

患者家属在此过程中也相应地发生了变化，主要是认真思考自己在与患者相处中所扮演的角色和自己在家庭中所起到的作用。此外，家属对患者的关注也越来越多，学会去发掘患者的能力，重视患者在家庭中的作用。家属的改变不仅有助于患者的治疗与康复，更能够促进家庭成员关系的改善，减轻家庭面临的压力。

我以前从来不觉得我和小涛的关系紧张，小涛一直都很乖呢，但是我是真没有想到小涛自己心里有这么多想法，她过得压抑，我也是一样呀……不管怎么说，我以后还是会好好地跟小涛交流，尊重她的想法……这种家庭会议和家庭协议的做法对我们家来说还是挺好用的，反正小涛是很喜欢的，我就尽量配合她嘛，有助于我们的亲密……（黄母）

我现在和他的交流呢，也是比以前多了，他也愿意和我说，确实现在家庭的氛围好一些了，沟通都多了！我呢，心情也会变好，其实刚开始整这些的时候，我觉得没有什么用，但是我发现

孩子喜欢，可能我们平时真的对他了解太少了，对他的内心不了解，他就觉得我们让他有压力，就总是不舒服！（任母）

从以上患者家属对家庭干预的反馈可以看出，成员间的关系对家庭能否成功对抗压力有重要意义。而且家庭会议和家庭协议的服务内容和形式在精神障碍者家庭是比较适用的，他们都是作为缓解家庭内部压力的一种服务内容和形式，通过介入初期不断地给家庭成员讲解家庭会议和家庭协议的目的和操作方法并邀请家属来参与示范，到后期家庭成员欣然接受和认同这一系列的干预活动，观察发现家庭成员之间的关系确实都得到了更进一步地改善，也变得更加紧密了。所以良好的成员关系能够为家庭成员提供强大的情感支持，并提高家庭应对家庭压力的能力。

（三）家属社会交往的增加

互助组成员表示每一次小组活动都会让他们的情绪得到放松，并且丰富了他们的日常生活，在一定程度上缓解了他们的生活压力，并为家属们提供了充分的情感支持，这充分肯定了小组的意义。互助组为他们彼此形成一张坚固的社会支持网络，互相交流、倾诉，排解压力，而当家庭具有对外成功的人际交往经验后，会变得比较主动，并且当他们发现自身的孤立状态能够得到改变时，能够主动去跟其他家属建立联系。比如说，在会所开展的家属互助小组，会给家属们带来一些精神障碍者的康复知识、情绪疏导和减压的方法，并邀请家属自愿分享家庭发生的故事，从中总结家庭对抗压力的成功经验，为其他家庭提供启发，黄母表示：

　　我认为大家没事聚在一起挺好的，可以讲一讲大家发生的事情，我们也可以做一个参考，像我和我家小涛就太需要这种活动了！我现在可以心平气和地跟小涛讲话，虽然有时候还是会忍不住，但是我自己会有这种要好好讲话的想法了！而且，我在楼下伺候花草的时候，碰到楼道里的人会主动上去打招呼，觉得好像也没有什么不合的地方！

对于 A 家庭的黄母来说，家属互助组确实是让她改变很多，在笔者后面的家访观察中，黄母会特别注意自己的言辞，与黄的沟通也比之前顺畅很多，更重要的是，产生了积极主动与人联系的想法和意识，有助于增加社会交往，扩宽社会支持网络。在家属互助组成立后，许多家属都表现出了极大的主动性，还会主动去询问联系方式。任母表示：

　　我知道我们小区里也有精神病，我可以跟她们多交流，还可以推荐她来会所呀，可以和我们鹏一起来，他们应该会出来参加活动的，毕竟这是好事嘛，而且我们鹏的情况比她好，看到了应该会信的！

通过观察发现，利用会所这一比较有公信力的平台开展这些互助活动能够取得家属们的信任并充分调动他们的积极性。精神康复者家属形成的互助网络还是比较好的，家属都比较主动、活跃，当家庭出现遭遇困境或者感受到压力时，家属们可以通过这个网络向其他家属寻求帮助和情感支持。

（四）对压力的消极认识得到转变，应对能力得到提高

两个个案家庭在经过家庭探访、家庭会议和家庭协议等服务后，成员对待家庭压力的认知得到转变，这种转变又促使家庭的抗压能力得以大幅提高。家庭在面对压力或者困难时，会主动地去撬动自身所拥有的一切资源，同时，也使得家庭长期处于一个相对较稳定的状态之中，降低了家庭陷入压力的风险。

> 我和小涛两个人现在喜欢一起出去走走，以前嘛她一个人出去，说是心里不好过，现在我也经常陪她，两个人之间说的话都多了，还会一起讨论今天吃什么……我对她的关注确实是比以前多了！自己的心情也会变得轻松一些，想开了！（黄母）

> 我觉得鹏鹏现在的情况比以前好了，他以前很懒，如果不是要去小卖部上班，他都不会想去会所！心里有什么事也会说给我听，我感觉他跟我的关系亲密了，我心里还是好安慰的，想着他现在这样也很好了！（任母）

> 我和他妈妈现在在碰到事情的时候都会好好地想一下，尽量克制自己的情绪，有时候其实根本不消发大火就可以解决的，事情来了，总会有解决的办法！鹏鹏以后也有他自己的路要走，我们确实有时候对他的约束太多了，虽然是关心他，他有时候可能不会这样想，就和我们闹！（任父）

家庭成员压力认知的转变，让他们保持一个良好的心态和积极的行为反应，在家庭遇到困难时会主动地去思考解决问题的办法，降低压力对家庭造成的伤害。

第六章　对开展精神障碍者家庭服务的
反思与建议

一、服务过程中存在的问题和不足

一是个案选取的标准和依据不明确。本文开展研究所依托的机构中，经常来接受服务的患者一共 7 个左右，在有限的服务对象中，本文主要是以会所关于患者的档案和笔者入户进行深入访谈时和参与式观察收集到的资料作为评估精神障碍者家庭是否有服务需求的依据，并且对个案家庭的压力形成过程没有进行深入的分析。

二是服务内容多样、缺乏重心，导致家属们的积极性降低。本文的服务目标主要是改善家庭成员之间的关系和构建起家庭的社会支持网络，根据这两个目标笔者开展了家庭会议、压力管理训练和家属互助组等服务内容。在资料收集前期，笔者进入患者家庭，家属们对笔者的工作表示支持，也非常配合笔者的工作，但是到后期的互助组时，家庭成员的积极性明显降低，在笔者每一次邀约 B 家庭参加互助组时，任母经常会说有其他的事情。笔者对任母进行电话访问，任母表示互助者每周的活动太多，感觉没有重点，后面自己的积极性就不断下降了。

三是成员对互助组缺乏归属感，流动性大。在开展互助组的整个过程中，互助组成员数量不够，而且成员们的随意性很强，小组规范对于成员们的约束力较小。成员家里一旦出现突发事情，成员会毫不犹豫地拒绝参加小组活动，最根本的原因在于成员对互助组的归属感不强，虽然互助组在某种程度上给予了家属们很大的情感支持，但是家属们对互助组存在意义的了解并不深刻，认为互助组并不是一个不可或缺的社会交往平台。

四是没有及时挖掘新的服务对象。机构内目前经常接受服务的对象一共就只有 7 个，很多患者及其家庭对于会所以及其服务内容已经十分熟悉，会所对于他们的吸引力越来越小，这时笔者介入进去会存在一定的难度，尽管在建立关系之初会比较容易获取信任感。在笔者开展服务期间，机构举办了圣诞联谊会，在社区内也进行了关于机构成立背景和服务理念的宣传，而笔者没有抓住机会及时去发掘社区内新的服务对象。

二、建议

（一）重视家庭成员对压力的认知分析

家庭压力模型认为，压力应对是以认知为基础的，家庭对压力事件的认知是可以改变的。在本文的实践过程中，笔者帮助两个个案开展家庭会议、进行压力管理训练，以及加入家属互助小组，其目的之一就是想要改变家庭成员对压力的认知，形成正向、积极的态度。但是，关于压力认知的指标体系尚未形成，对于判断干预对象是否做出认知改变很难有一个确切的数据支持，本文的推断主要是从平时与研究对象在一起时的观察发现和研究对象自己对认知改变的评价得出，使得家庭改变压力认知对缓解精神障碍者家庭压力的作用很难量化。

（二）构建多元的社会支持力量

本文中"多元的社会支持力量"是指提供社会支持的主体多元、社会支持内容和方式的多元。纵观本文关于个案家庭社会支持网络构建的干预，发现本文干预的重点和切入点放在机构其他的会员家庭上，使得个案家庭接触到的社会支持提供主体比较单一，而且，从个案家庭所获得支持的内容来看，更多的是情感支持，虽然在很大程度上有助于解决家属的心理和情绪问题，但对于家属互助组的长期发展却没有起到支撑和促进作用。

附录一

家属访谈提纲（一）

1. 你家中患者的情况怎么样？比如说身体、心理和情绪方面。

2. 你觉得在照顾患者的过程中哪一些方面是最难的？

3. 你们通常会因为什么事情而产生不同的意见或者矛盾？又是怎样解决你们之间的矛盾的？

4. 你觉得你自己对待患者的态度是怎样的？你觉得他们有能力像正常人一样生活吗？

5. 你们家遇到困难或者事情，会组织起来征求所有家庭成员的意见吗？也就是你们会一起商量参详吗？

6. 你认为你们家的家庭关系怎么样？如果有问题，家庭成员是否有反思或者分析问题是如何产生的？

7. 你们家尝试过一起解决家庭问题吗？或者说是否有成功的经验，如果有成功经验，有没有对它进行总结过？

8. 你平时都主要是做一些什么？什么人跟你们家关系比较亲密？

9. 是否主动与外界接触，积极参加社会活动？

10. 你觉得你们家是否长期处在压力状态之中，压力的来源主要是什么？

11. 如果开展家属互助组，你是否愿意积极投入互助组当中？你希望自己从互助组中得到什么？

12. 你觉得在你们家庭遇到问题时，主要是向谁寻求帮助？有没有向社区或者是居委会、街道办等正式的组织提出支援请求？你跟街道居委的关系怎样，是否能够寻求居委的帮助？主要是哪些方面的帮助，你希望在街道居委得到的帮助又有哪些？

13. 你认识其他康复者家属吗？是否有经常保持联系？如果有，你们谈话讨论的主题一般是什么？

14. 你认为目前什么资源对于你们家庭是最重要的？你们会如何利用这些资源？

附录二

家属访谈提纲（二）

1. 你觉得自己和孩子经过社工介入后的变化大吗？主要的变化有哪些呢？

2. 你如何看待家庭关系尤其是亲子关系在家庭发展过程中的作用？是不是从前很少有认真考虑过家庭关系对每一个成员的影响？

3. 你现在如何看待家庭压力？是否会比以前的心态好一些，自己处理压迫感和无奈感是否会比原来更成熟一些？

4. 现在与孩子的沟通会不会比以前更多，你们的沟通形式主要是什么？

5. 与社区和社会的接触是否比以前多了？你如何看待与外界的人际交往？

6. 现在与家属互助组的成员是否还有联系，你们是否会互相学习交流？除了讨论孩子的病情以外，你们的主题主要是什么？

7. 你觉得什么能让你减轻压力？

8. 你们是否还在继续沿用社工在介入时教给你们的沟通方法和技

巧，你觉得那些方法对改善你们的关系有用吗？

9. 你觉得社会交往对于你们的意义和影响大吗？现在愿不愿意主动地去参加社会活动？

10. 你们觉得家庭压力的影响因素主要有哪些？家庭有没有想过如何才能使压力和问题得以解决，以便更好地照顾康复者？

11. 家庭有没有去主动地建立社会支持网络，包括亲戚朋友、家属互助组以及居委会和街道办等正式的组织？

12. 你觉得从正式的社会组织得到的帮助多吗？对于正式组织的服务可及性有没有提高？

附录三

机构工作者访谈提纲

1. 作为一个社工，你认为精神障碍者和家属在康复中会有哪些方面需求？这些需求是怎样去满足的？

2. 精神障碍者家属为患者提供的照顾主要是哪些方面？其自身照顾能力是怎样的？在照顾患者的过程中会遇到哪些困境，他们一般向什么社会群体去寻求帮助？

3. 根据你的工作经验，患者家属自身有些什么样的问题和需求，面临着哪些压力？可以从哪些方面去着手解决？

4. 你觉得影响精神障碍者家庭的因素有哪些？

5. 你觉得政府和街道居委在缓解精神障碍者家庭的家庭压力中可以提供什么样的服务？扮演什么样的角色？如何缓解家庭的压力？

6. 你在服务精神障碍者家庭过程中主要的工作任务是什么？取得了怎样的成效？你是怎样去协调患者和家属之间的关系的？

7. 你是怎样与患者家属建立关系的？你觉得可以从哪些方面提升精神障碍者应对家庭压力的能力？你认为家庭压力理论中最核心的内

容是什么？对于缓解精神障碍者家庭压力，最重要的是什么东西？社工可以扮演什么角色，发挥什么样的作用？

8. 你认为改善成员之间的关系对于开展精神障碍者家庭服务的意义大不大？社会支持网络的构建对于精神障碍者家庭应对压力的帮助有哪些？是否有成功地构建支持网络的经验？家属互助组是否是一个可行的思路？

9. 你认为正式的社会支持网络在现有的条件下对于精神障碍者家庭的帮助大吗？你是如何促进二者的联系的？

能耐视角下精神分裂症康复者
自信心提升的实践

——以"能者是福"小组为例

作　　者：朱　荻

指导教师：陈晓婧

写作时间：2016 年

第一章　研究的背景和意义

一、研究背景

随着经济社会的快速发展、生活节奏加快、竞争压力增大、失业等因素的影响，精神疾病对人类健康的影响越来越大，而精神分裂症是所有精神病中最常见、最严重的一种。中华人民共和国国家统计局2006年第二次全国残疾人抽样调查主要数据公报（第一号）发布，全国各类残疾人的总数为8296万人，其中精神残疾614万人，占7.40%。根据第六次全国人口普查的我国总人口数，及第二次全国残疾人抽样调查，2007—2015年，残疾人平均年增量为161万人，即2007年我国的残疾人总数约为8457万人；而在2007年的流行病理学统计中，全国有780万的精神分裂症康复者，在当年残疾人的比例中占9.2%，数量是非常大的。[1]

精神分裂症康复者临床上有多种表现，主要为精神活动不协调，情感、思维以及行为方面有障碍，部分康复者随着病程的发展会出现

---

[1] 中国残联，2006年第二次全国残疾人抽样调查主要数据公报（第一号）.2009.05.08 http：//www.gov.cn/fwxx/cjr/content_1311944.htm.

精神衰退和残疾，严重影响精神分裂症康复者自身功能的恢复以及家庭的和谐。多年来，政府、社会工作者和专业人员等大力支持残疾人事业的发展，给予了残疾人很多关心与帮助。但是要走一条专业化的康复道路，将会是艰难与循序渐进的。很多的专家、学者、医生等专业人士从不同的方面寻求解决的方式，形成很多的干预方法，效果也是得到认可的。虽然现在的医学技术水平在不断地进步，通过精神药物的治疗可使精神分裂症康复者的临床症状得到一定程度的控制，但是在提高其心理健康、预防疾病复发以及改善社会功能等方面还有所欠缺，需要专业权威人士以及相关社会工作者的关注。自信心的提升有利于精神分裂症康复者提高自尊水平，积极投入人际交往中，从而逐步适应社会，不断促进康复者的生活质量。

对于精神分裂症康复者的康复治疗大多数关注社会功能的恢复、肢体康复训练、缓解病耻感等，而且在工作中的出发点主要是传统的问题视角。问题视角关注的是精神分裂症康复者的临床症状，认为病症问题的产生是由先天和后天的影响所造成的。这种视角忽视了精神分裂症康复者的内在需求与潜能，受损的社会功能与心理状态得不到改善，无法挖掘康复者的内在感受和所拥有的内在潜能，因此康复者提高生活质量的目的无法得到真正的实现。问题视角的取向是病态、缺陷的，这就影响了精神分裂症康复者的自我认知，同时影响社会公众对精神分裂症康复者的态度与看法。问题视角下，精神分裂症康复者会被公众贴上"疯子""危险人物"的标签，进而在就业、人际交往、婚姻中被排斥，因此康复者在心理上会产生压力，缺乏自信心，严重影响精神分裂症康复者的生活。

而能耐视角作为一种新的理论视角，着眼于康复者的潜能、长处对适应困难的能力等，这都是社会工作历程的中心所在。康复者的优势与能力、完整的人性和社区中的支援、资源等，都成为社会工作介入与反思的焦点。由此可以看出，能耐取向最重要的特色就是把康复者从缺陷、病态的构建转移到以适应能力和开发潜能的取向，注重康复者潜能的发挥，激发康复者的希望与期待。在能耐视角的指导下，有利于克服问题视角过度关注康复者问题的弊端，指导社会工作在开展服务过程中以一种全新的视角来协助服务对象，通过不同的手段与方式进行运用，达到服务效果。以能耐视角为指导，关注康复者心理、生理的全面康复，是一种新的实践模式，不仅有利于社会工作服务的专业发展，而且有利于建设社会主义和谐社会。因此，通过能耐视角的理论指导对康复期精神分裂症康复者的自信心调查以及干预的研究是有必要的，且具有重大的理论价值和现实意义。

二、研究意义

精神分裂症是一种复杂的综合征，它的高遗传率、致残率不仅对康复者本人以及家庭造成伤害，对社会的和谐发展也会产生不利的影响。因此，如何协助精神分裂症康复者进行自我认知，将能耐视角变成一种思维习惯，克服心理问题，提升自信心，将这种精神疾病带来的伤害降到最低，是目前迫切需要解决的问题。在能耐视角的指导下，探索社会工作如何介入以及介入效果如何，这正是本研究的现实意义。

能耐视角在实践中的主要策略首先是承认问题的存在，通过问题来看到希望，从苦难中吸取经验；其次，要关注服务对象的潜能与优势资源，而非诊断其缺点；再次要多维度评估其潜能与优势；最后帮助服务对象保持优势并在以后的生活中独立运用。在能耐视角的实践策略指导下，社会工作介入精神分裂症康复者的服务将更加具体、更加科学。社会工作者首先立足于发现和寻求、探索和利用服务对象的优势和资源，让服务对象认可自己的能力与优势，再引导服务对象以积极的心态面对生命中的挫折和不幸，协助他们达到提升自信心的目标，实现他们的梦想。

我国的社会工作发展在起步阶段，现在所学习运用的社会工作理论与实务方式是在国外的政治制度、文化习俗的影响下形成的，虽有其适用的普遍性，但是并不完全适用于中国的精神疾病服务。本土化的社会工作缺乏基础，导致了社会工作在运用的过程中出现许多问题。通过对社会工作介入精神分裂症康复者的自信心提升研究，将社会工作的能耐视角与精神分裂症康复者相联系，发掘他们自身的潜能与长处，把康复者从缺陷、病态的构建转移到以激发潜能和适应能力的取向，有助于帮助社工更好地认识康复者的内在感受与潜能，制订切实可能的干预计划，评估服务效果，将实务经验上升为一种实践模式，推动社会工作在精神分裂症领域的发展，进而拓宽社会工作的服务人群。在理论的发展上，有助于推动社会工作本土化，丰富社工的工作手法与工作模式。

第二章　文献综述

一、精神分裂症复发的因素分析

许多的专家学者采用调查问卷对康复者进行调查，内容包括康复者个人资料，在家时服药情况、复发的因素、复发状况、社会性能、服药依从性等，从而探究精神分裂症的发病原因。经过研究显示，精神分裂症康复者发病的原因受多种因素影响，主要因素有药物依从性差、精神刺激、社会心理因素、遭遇生活事件等。[1]

第一，康复者未坚持治疗，服药依从性差[2]。调查显示康复者服药依从性差、不依从率为41.7%，服药依从率为58.3%。康复者不依从服药的原因主要有三个方面，分别是减药、换药以及停药。当康复者认为病情好转了，自我感觉良好，就会私自减少药量；当康复者认为服药后的副作用大，或者是服用药物一段时间后效果不满意，或者是家庭经济拮据，从而私自换药；许多康复者及家属对病理以及服药的

1　温亮云，李莹莹，卢菊玲.精神分裂症复发原因分析及防范对策[J].现代医院，2014(3)：41-43.

2　刘雪君，张永莉.恢复期精神分裂症康复者再次复发住院的相关因素及早期表现特点[J].中国临床康复，2005，9(32)：88-89.

重要性认识不够，担心长期服药对身体弊大于利，部分康复者自觉性不够，就会私自停药。这些是造成疾病复发的最主要原因。[1]

第二，康复者受到精神刺激而情绪波动。工作因素是影响精神分裂症康复者病情复发的因素之一，当康复者重返社会投入工作的过程中，出现一些工作失误，而领导的批评与责骂会刺激康复者，因无法自控而导致精神分裂症复发。

第三，社会存在偏见与歧视。目前，社会舆论对精神分裂症康复者持有的态度是不理解、不宽容甚至是回避。康复者为了自我保护，对周围的人会存在多疑与敏感，从而产生敌意，这对康复者人际关系的建立与交往具有阻碍作用。而在学习、工作以及家庭生活中会受到排挤，因此降低了生活质量。康复者面临着精神症状本身带来的各种痛苦以及社会对他们的误解而产生的种种偏见的问题，但不得不忍耐着，当他们无法处理种种困难以及社会中的矛盾时，就会病情复发。同样，失业等社会因素所致的长期在家休息的康复者复发率也较高。

第四，精神分裂症康复者容易遭遇生活中的负性事件。康复者因为病耻感、周围环境的影响等因素，多造成孤僻、内向、偏激、敏感多疑、好幻想等性格，而在工作、生活中，由于疾病对其思维方式、情感、行为模式的影响，使他们更易遭遇负性生活事件，而缺乏应对能力，导致病情发作。[2]

---

1 周爱明 . 精神分裂症复发的有关因素及预防 [J]. 中国当代医药，2010，17(2)：135–136.
2 温亮云，李莹莹，卢菊玲 . 精神分裂症复发原因分析及防范对策 [J]. 现代医院，2014(3)：41–43.

二、精神分裂症干预模式研究

由于精神分裂症是一种慢性复发的严重精神疾病，病情时常反复发作，由此引发各种功能障碍，导致社会功能衰退，不利于康复者适应社会。因此，针对康复者的干预主要有两大类目标，一是控制或者延缓疾病病情，二是改善其社会功能。在干预模式方面主要从药物方面、认知方面、综合方面以及其他方面进行干预。

第一，在药物方面的干预，主要采用的是维持疗法。维持疗法中的药物用量问题，原则上是使病情能够奏效的较低剂量。用药持续时间要根据需要，如果确实需要，可在相当一个时期中不断地进行。病情相当稳定者，可在观察下试行停药或者间断用药。[1]

第二，在认知方面的干预，王洪艳、李伟等多位学者认为精神分裂康复者的康复主要是通过策略性学习式的认知康复训练达到改善康复者认知功能、缓解精神症状、促进社会功能康复的目的。常用的认知康复训练方法主要有认知矫正治疗、综合心理治疗以及认知增强治疗。[2] 认知矫正治疗采用 Delahunty 和 Morice 等制定的神经认知矫正手册作为治疗工具，主要包括认知转换、工作记忆以及计划三个模块，通过由易到难的训练，帮助精神分裂症康复者加强认知加工中执行功能的恢复。综合心理治疗从基础的神经认知功能开始，依次进行认知区分、社会知觉、言语交流、社会技能、人际交往中的问题解决

---

1 姜佐宁 . 精神分裂症药物维持疗法中的一些问题 [G]. 国外医学参考资料 . 精神病学分册》，1978(3)：158-159.
2 王洪艳，李伟，曹歆轶，李春波 . 精神分裂症认知康复训练的研究进展 [J]. 国际精神病学杂志，2015(2)：139-142.

五个等级的训练，强调通过团体中的互动练习来学习各种策略，以提高康复者适应社会生活的能力。认知增强治疗结合神经认知训练和社会认知团体治疗的小团体性认知干预方法，神经认知训练一般从最基础的注意力练习，4—6个月后每周增加一次社会认知小团体治疗，内容包括心理教育、认知练习及作业反馈。

第三，在综合方面的干预，梁忠新等学者研究表明开展综合性康复治疗，在维持药物治疗的基础上根据每例康复者的病情、年龄、特长和兴趣爱好等实际情况制定康复训练项目，主要有劳动技能、生活技能、健康教育方面，最后采用简明精神病评定量表(BPRS)、住院精神障碍者康复疗效评定量表(IPROS)评定功能恢复状况，结论认为综合康复治疗能够改善康复者的精神症状和社会交往能力，提高生活质量，更好地融入社会。[1] 张桂华等学者采用对照组与研究组的方法，将对照组单纯采用药物疗法，研究组在此基础上合并综合康复疗法，主要包括日常生活工作疗法、集体心理疗法、文体治疗、定岗职业康复治疗以及行为治疗，最后分别对两组康复者在治疗前、治疗后独立进行住院精神康复者社会功能评定量表（SSPI）、阴性症状量表(SANS)、生活质量综合评定问卷 −74（GQOLI−74）的评定，研究表明院内综合康复有利于延缓康复者社会功能的衰退，逐渐恢复康复者的社会功能，从而提高其生活质量，减少社会负担。[2]

第四，在其他方面的干预，高亚娇等学者强调对康复者社会生活

---

1 梁忠新，秦轶灵 . 综合性康复治疗对慢性精神分裂康复者生活质量的影响 [J]. 中国康复，2010(4)：304−305.

2 张桂华，曾丽苹，赵祖安 . 院内综合康复治疗对慢性精神分裂症康复者生活质量的影响 [J]. 中国医药导报，2011(6)：162−163.

技能的培训，这有助于改善康复者的症状，提高生活质量。[1] 聂凤娇等学者采用的是健康教育的方法，通过改善康复者的身体功能，从而缓解其心理压力，进而提高生活质量。[2] 张瑞芬等学者研究发现，系统家庭治疗有助于改善康复者的社会功能，帮助康复者适应社会。[3]

三、能耐视角在精神疾病领域的应用

社会工作的"能耐视角"是由萨利贝所提出的。自提出以来，它已经广泛应用在药物滥用、儿童福利、家庭服务与老人服务当中。它所代表的新的态度为处于劣势的弱势群体所欢迎，比如新移民、慢性病康复者和低收入群体。能耐视角方式不同于授权模式，它更关注服务对象自有的优势与具有的能力。叶锦成学者在《精神医疗社会工作》中概括能耐取向的看法为：（1）康复者的问题与他们周围环境不良的成长过程、家庭背景、过去创伤有关；（2）其实康复者每天都与周遭的不良环境问题和困难在不停挣扎、拼搏与适应；（3）除了问题、困难和缺陷外，其实康复者每一个人都有他们的潜能、能力与特长；（4）只要给予康复者合适的条件、环境和鼓励，他们内在的动力、潜能、长处都会发挥出来；（5）康复者周围的环境除了一些不良的影响之外，也会有一些接纳他们的人士与条件，只要小心留意，总会找寻出来。[4]

---

1 高亚娇，王伟卓，王春梅. 社会生活技能训练对慢性精神分裂生活质量的影响 [J]. 护理实践与研究，2011(8)：27−29.

2 聂凤娇，朱春凤，吴永红. 健康教育对慢性精神分裂康复者负性情绪社会支持及生活质量的影响 [J]. 中国民康医学，2011(11)：142−143.

3 张瑞芬，夏娟静，盛玲. 系统家庭治疗对慢性精神分裂症康复者社会功能的影响 [J]. 中国健康心理学杂志，2010(8)：1171−1173.

4 叶锦成. 精神医疗社会工作 [M]. 台湾：心理出版社，2011.

黄莺莺总结分析了传统问题视角在精神疾病社会工作实践中存在的问题，通过能耐视角找到突破口，为精神疾病社会工作实践开拓了新的发展空间。精神疾病社会工作将在最基本的个案工作、小组工作以及社区工作三个方面展开。在个案工作中，一方面使社会工作者在服务过程中，由过去的寻找问题转变为发现优势，与服务对象共同解决问题；另一方面，对优势和资源的注重与强调，从而建立起精神病康复者对自身、对问题解决的信心。在小组工作中，要求社会工作者根据精神病康复者的不同状况和需求，注重组内精神病康复者之间相互的影响和支持，将关注点放在团体所形成的优势与潜能上，充分发挥其对精神病康复者社会功能完善化的作用。[1]

周沛、曲绍旭通过分析残疾人康复工作项目与社会工作方法，发现两者存在着共同性，从而能构建一个完整的救助网络。优势视角下残疾人小组工作对康复项目的介入，主要方式是通过互动模式介入残疾人教育与职业康复、社会目标模式介入残疾人社会康复。优势视角的思维方式帮助残疾人建立起具体而持久的价值与意义，鼓励学者和实务工作者进行更多实践和探索，这对精神疾病的康复也是一种借鉴作用。[2]

梅萌探究了能耐视角下的残疾人康复社会工作，这也包括对精神疾病康复者的探究，主要分析了残疾人康复社会工作的现状以及社会工作下的能耐视角，从而概括了能耐视角下的工作原则：个人、团体、家庭和社区都有优势。她总结能耐视角下残疾人康复社会工作的辅导重点应该是信任残疾人，关注点是残疾人所具有的优势、兴趣、能力、

---

1 黄莺莺. 残疾人社会工作中优势视角的运用及反思 [J]. 内蒙古民族大学学报 (社会科学版，2013(5)：38–41.

2 周沛，曲绍旭. "优势视角"下残疾人康复中的专业社会工作介入 [J]. 残疾人研究，2010.

知识和才华，而非诊断其症状和缺点，多维度评估优势，最后以优势为本的方法将助人活动置于正常生活的自然场景中。[1] 在开展小组活动的过程中社工要发掘精神分裂康复者的个人、团体以及家庭的优势，信任他们，结合他们的优势与兴趣来计划以及开展相关的活动，将其才华与知识展示给大家，以此提升他们的自信心。

四、小组工作在精神分裂症康复者康复服务中的实践

小组工作的起源，是在精神病医院的尝试与探索中发展起来的。在小组工作的萌芽阶段，精神病医生科第·马希认为小组的互动能够促进康复，于是开展了心理教育的小组工作。[2] 在 20 世纪 20 年代，爱德华·拉策尔通过给小组中的康复者提供心理学的知识，通过小组的介入发现康复者的行为有明显的改变，由此开启了小组工作运用于精神康复的进程。小组工作一开始为精神疾病人士提供心理帮助的方式逐渐发展成为一种治疗方式。小组工作也称为团体工作，社工运用专业的理念与工作手法，通过组员之间的互动，使组员获得情感的支持、行为的改变和社会功能的恢复。小组工作是一种群体工作的过程，它能够为组员提供归属感，通过团体活动获取互助合作的资源，赋予组员能力来改变自己，达到援助、治疗等效果。

在精神分裂症康复者的康复治疗中，运用小组工作的方法开展服务得到国内众多学者的认可。陶庆兰等学者认为社交能力下降是精神分裂症康复者社会功能衰退的主要问题。为此，陶庆兰等学者特别针

1　梅萌 . 优势视角下的残疾人康复社会工作探究 [J]. 青年与社会，2013(33)：237–238.
2　刘梦 . 小组工作 [M]. 北京：高等教育出版社，2003：48.

对出院后的康复期精神分裂症康复者选择并发展出一套系统的社交技能培训的小组方案，对康复者进行系统的社交技能培训。通过一系列小组方案的训练后，对康复者的社交恐惧有很好的治疗效果。[1] 徐敏在认知行为社工小组对住院精神分裂症康复者焦虑情绪影响的研究结果中得出，精神分裂症康复者通过参加 6 周认知行为取向的社工小组，帮助精神分裂症康复者心理和社会功能方面的康复，使得焦虑情绪有一定的改善。[2] 在对精神分裂症康复者进行人际交往能力训练改善康复生活质量作用的研究中，社工尝试运用行为治疗形式之人际能力训练，通过小组工作的形式，帮助慢性精神分裂症康复者挖掘兴趣爱好、改善自我知觉偏差以及提升人际交往能力，对康复者的康复起到良好的辅助作用。[3] 李江华等学者认为小组模式中的健康教育为精神分裂症康复者提供了一个沟通交流的平台，并且借鉴行为艺术治疗理论，开展各种文体娱乐活动，有助于转移康复者的注意力，减少康复者的幻觉与幻想，从而提高生活情趣，改善其社交能力，促进身心健康。[4] 在提高对精神分裂症康复者的服药依从性研究中，该研究中的小组先采取问题取向，纠正其抗药行为，再通过小组与个案相结合进行服务介入；同时社工要积极与医疗人员进行合作，也要努力尝试在康复者家属中开展服药依从性的干预介入。社工运用小组工作方法介入提高康复者

---

1 陶庆兰，邓红，张树森，沈峰，胡咏梅等 . 精神分裂症康复者的社交技能训练小组活动方案 [J]. 中国组织工程研究与临床康复，2007(30)：5958-5961.

2 徐敏 . 认知行为社工小组对住院精神分裂症康复者焦虑情绪的影响 [J]. 中国民康医学，2014(1)：23-24.

3 蒋维维 . 小组工作中对精神分裂症康复者进行人际能力训练改善康复生活质量作用 [J]. 中国民康医学，2014(7)：78-79.

4 李江华，李海东 . 小组模式在精神分裂症康复者康复护理中的应用 [J]. 中国实用护理杂志，2006(3)：44-45.

服药依从性的实践结果表明能够取得较好的效果。姚依认为社工运用小组工作方法介入提高康复者服药依从性通过实践证实能够取得较好的效果。[1] 叶秀萍通过 30 例住院慢性期精神分裂症康复者（研究组）给予为期 8 周的社工专业小组活动，应用住院精神病康复者康复疗效评定量表（IPROS）进行康复效果评定，并与 30 例具有一定可比性的慢性期精神分裂症康复者（对照组）进行对比。经进一步检验得出结论，社工专业小组活动对精神分裂症慢性期康复者是行之有效的康复方法。[2]

五、自信心提升在精神分裂症康复者康复服务中的实践

当个人建立了目标且有能力，能否付诸行动则视其为自信程度。自信有两个层次，一是相信个人有能力去完成目标的某种行为或表现，二是对于个人面对挑战、完成目标的能力的知觉。[3] 我国学者针对精神分裂症康复者的自信心提升做出了实践研究，认为提升康复者的自信心可以提升康复者的自我接纳水平、减轻精神症状、提高社会功能、改变生活质量以及提升生活水平。林敏等学者对 100 位精神分裂症康复者进行自我信心以及技能训练，由主管护士和副主任医生负责，通过对康复者进行 8 周的自信心训练、疾病自我监控技能训练和社交技能训练，最后用简明精神病量表（N-BPRS）、住院精神障碍者社会

1　姚依 . 运用小组工作方法提高精神分裂症康复者服药依从性 [J]. 中国民康医学，2012(5)：568-569.

2　叶秀萍 . 社工小组活动对慢性精神分裂症康复的影响 [J]. 中国民康医学，2013(5)：101.

3　宋丽玉，施教裕 . 优势观点：社会工作理论与实务 [M]. 北京：社会科学文献出版社，2010：40-41.

功能评定量表 (SSPI) 分别于干预前及干预后进行评定，得出自我信心训练及技能训练可提高康复者的自我接纳水平，减轻康复者的精神症状以及提高康复者的社会功能。孔鑫等学者在自信心心理训练对精神分裂症康复者的研究中，对实验组进行每周两次的自信心训练，持续5周，干预前后对两组分别进行精神分裂症病人生活质量量表 (SQLS) 评定，通过对比结果可知，自信心心理训练可以有效地提升康复者的自信心，消除康复者在康复过程中的不利因素，在无形中减少了负性情绪，使得生活满意度提高，生活质量得到改善。孟祥飞等学者对住院慢性精神分裂症康复者进行自信心训练，主要通过小组互动式的训练方式，训练的措施包括加深康复者之间的了解、合作训练、模拟生活场景、发现自己和他人的优点、积极心理暗示游戏、勇敢行动训练以及语言表达训练，改善了康复者的自尊水平和社交行为。

李淑芬等学者也研究了自信心训练对自尊的影响，在综合训练的措施中，除了普遍都采纳的社交技能训练、强化积极自我暗示等内容，强调了通过家属探视，加强康复者与家属之间的联系来增强康复者的归属感，帮助康复者建立关爱意识，最后经过3个月的自信心综合训练，通过自尊量表 (SES) 的数据得出，本次训练能够提高康复者的自尊心水平，促进康复者的康复。

通过文献梳理，目前精神分裂症病情复发率高的主要原因是由康复者自身因素以及社会环境因素所造成的。能耐视角肯定每个人都具有优势，指出个人的三大基本优势分别为热望、能力和自信。由以上的学者研究可知，自信心提升对精神分裂症康复者在自尊水平、生活质量以及自我认知等多方面都有促进作用。而小组工作介入精神分裂症康复者健康服务在我国也具有可操作性与可行性，其功能体现在加深康复者自我认知、改善康复者服药依从性、提高人际交往能力以及提高社会适应能力。但依然有显著的问题值得关注，从小组工作的开展内容来看，小组活动设计的理念较为集中地针对精神分裂症康复者的缺陷或者问题。学者在设计小组活动时，一方面重视的是药物治疗，另一方面是将康复者失去的功能重新培育出来，例如社交能力、工作能力，而较少关注激发康复者的内在优势与动力。从工作开展的人员来看，目前干预康复的主要是医生、护士和心理咨询师等，社工并没有成为干预精神分裂症康复者的主要人员。社会工作的服务理念是"助人自助"，在服务过程中社工也扮演着多种角色，对于康复者的康复治疗也是有促进作用的。自信心是康复者自我改变的内在动力，在自信心提高的基础上才能促使康复者积极面对挑战，克服困难。而笔者在查阅文献过程中，较少文献是社会工作者通过能耐视角的指导来帮助精神分裂症康复者提升信心，协助康复进行的相关研究。

能耐视角是社会工作者开展工作的出发点，着力发掘与利用服务对象的潜能与长处，指导社会工作者与服务对象建立一种平等互助的关系，运用专业的知识与技能来协助服务对象将他们生活中的挫折与不幸转换为潜能与优势的一种思维模式与工作方法，最终达到社会工作"助人自助"的宗旨。本研究针对之前所做的研究分析，认为康复者在康复的过程中要更加注重发掘康复者自身的潜能与优势，采用"助人自助"的理念，以提升自信心作为主要目标，结合小组工作的服务方式，以专业理论和服务技巧协助服务对象发掘自身潜能，给服务对象希望、自信心和决心，协助服务对象运用自身的能力与优势去解决问题、适应社会，以达到服务对象自助并在自助中发展的境界。

第三章　理论依据

一、概念界定

（一）优势的内涵和要素

就人在情景中的传统观点而言，所谓优势的内涵与要素，至少包括：第一，静态的优势，如个人的个性特质、兴趣爱好、技能专长或者理想抱负，以及外在的环境中人、事、物等各种有形或无形的资源；第二，动态的优势，如在过去成长过程中（如交友过程、学习就业或者社会参与等）个人重大成功事件的经验中，所经历的快乐感觉、正向思维抉择和积极应对的成功行动与策略；第三，超态的优势，如个人过去遭遇危难事件经验中，能够采取正向积极的应对心态、处事方式和意义的解读。

（二）精神分裂症康复者

精神分裂症属于众多精神障碍的一种，病因未明，多发病于青壮年，常缓慢起病，具有思维、情感、行为等多方面障碍及精神活动不协调。通常意识清晰，智能尚好，有的患者在疾病过程中可出现认知功能损害，自然病程多迁延，呈反复加重或恶化。精神分裂症病程发展有持续进行和间歇发作两种主要形式：持续进行者病程不断发展，逐渐出现精神衰退，社会功能缺损；间歇发作的病程在精神症状明显减退后进入缓解期，处于缓解状态时，有的患者精神症状消失，自知力恢复，社会功能恢复；有的患者虽然精神症状基本消失，但留下不同程度的个性改变，工作和学习能力较病前降低，也有可能再次发作。[1]

　　本研究的精神分裂症康复者指的是那些患精神分裂症时间长，经过了住院阶段，回到了家中进行抗精神药物治疗和控制，但是还是会间隔发作，并参加社区康复训练，具备一定的自知力和社会功能的慢性精神分裂症患者。

二、能耐视角的起源

　　"Strengths perspective"，中国内地以及香港部分学者将其译为"能耐视角"。笔者通过文献梳理发现对于能耐视角理论的起源目前仍然存在着争议。有些学者认为能耐视角是美国 Charles Rapp 教授及其团队在 1982 年针对慢性精神病康复者制定了一项方案的研究工作中发现的。研究团队通过对服务对象——视为一群部分失能或者处于困境中的人，通过实验证实这些服务对象仍具有自己的优势，而这些优势很容易被服务对象和他人所忽略。因此，Charles Rapp 教授及其团队将工作方向开始转向能耐视角，充分运用社区优势资源来帮助服务对象融入社区生活。从此，能耐视角逐渐被应用于西方社会工作

---

1 精神分裂症：http：//baike，so，com/doc/1020602-1079438，ht03.

领域中。[1] 还有些学者认为，在 20 世纪 80 年代，美国堪萨斯大学社会福利学院教授 Dennis Saleebey 首先在《优势视角——社会工作实践的新模式》一书中提出能耐视角。Dennis Saleebey 认为能耐视角下的社会工作反对关注服务对象的问题，给服务对象贴上问题的标签，这对服务对象具有蚕食效应，长时间的问题标签化，就改变了服务对象自己对自己的看法和周围人对他们的看法。长远来看，这些变化融入了个人对他们的自我认同，他们将会变得越来越没有自信心。[2] 由此，能耐视角渐渐地被运用于社会工作领域，并在中国社会工作本土化的过程中受到社会工作者的青睐。

三、能耐视角的基本假设与内涵

能耐视角认为人具有主观能动性，有着自身的潜能与长处，可以依靠自身的潜能与长处主动解决问题，所以学者们对于能耐视角的基本假设做出自己的解读。他们认为"每个人都有未被挖掘的潜在优势，可以依靠自己的优势与资源来解决问题；关注服务对象个人及其环境中的优势资源，例如个人品质、家庭、社区都是他们的优势，而这优势具体包括资源、财富和知识等；人是可以改变的，要尊重每个人的价值和尊严；认为每个人都具有抗逆力，困难、疾病和创伤虽然具有伤害性，但同时也是一种新的机遇和挑战"[3]。

---

1 刘炳跃. 论优势视角 [J]. 商品与质量，2012(2)：140.

2 李亚文，杜立婕. 优势视角—社会工作实践的新模式 [M]. 上海：华东理工大学出版社，2004(6).

3 潘泽泉，黄业茂. 残疾人家庭个案社会工作：基于优势视角的干预策略与本土化实践 [J]. 湖南社会科学，2013(1)：93-96.

　　能耐视角的理论基础主要是基于以哈贝马斯的沟通行动论和批判诠释论为代表的一系列后现代思潮。他们认为人类无法知道所谓的外在的客观世界，人类所认识的只是对外在的一种主观感受。社会是由人建构的，每个人都是生活在这个建构起来的世界当中。由于每个人对这个社会的理解不同，所以其所认识的意义体系也是不同的。要了解或者把握这些意义，不能单纯用自然科学模式的观察，一定要加入研究者的演绎。研究者只能从自己的演绎角度去了解社会行为，在这一过程中必然介入自己的价值观。

　　能耐视角是其对问题视角的超越，通过与服务对象建立一种合作、平等的关系，发掘服务对象背后的能力与需求，引导服务对象从另一个角度去看待自己、周围的人和自己的环境，不再孤立地专注于问题，而是把目光投向可能性，即动员服务对象的力量来达到他们自己的目标和愿望，这样服务对象将会有更好的生活质量。

　　能耐视角下，每个服务对象都有自己的能耐和资源，服务对象的问题只是服务对象生活中的一部分，问题与这些是相互联系的。每个服务对象的意义体系都是不一样的，每个服务对象对事物的理解也都是不一样的，所以在工作的过程中没有普适的理论来指导和辅助，服务对象问题的界定和辅导方案的制订都是社会工作者与服务对象在特定的情境中相互沟通构建的结果。

四、能耐视角下社会工作介入的可行性

（一）能耐视角下社会工作的辅导思维

能耐视角指导社会工作者进行的实践，具有一套科学的辅导思维。

能耐视角认为每个人都拥有才能、知识和资源，并且能够发挥主观能动性去解决问题，应对生活中的困难。而在一种充满人性、友善、支持性与互动性的关系与环境中更容易解决问题。所以能耐视角下社会工作者在对服务对象进行介入和服务的过程中，关注点不仅仅是服务对象的问题，更多的是运用评估来找出服务对象可以用来解决问题的优点、潜能、动机和其他因素。这不同于传统的诊断，因为诊断只会让服务对象看到自身的问题，而评估是多方面的，除了看到问题，主要是发掘自身的能力，帮助服务对象从问题中走出来，这具有积极的意义。在开展工作的过程中，社会工作者将服务对象放置在日常的生活当中，引导他们在日常生活当中发现自己的能力，将这种能力积极地扩大化，使之成为面对挑战的一种动力，成为生活中的一个重要部分。整个工作开展的过程，社会工作者要与服务对象沟通，相互构建解决问题策略的过程，社会工作者与服务对象一同寻找其能力与优势资源，发现他们的成功经验，动员服务对象在困难与挑战中寻找生命中的意义。开展工作的最终目的是从服务对象的生活期望出发，通过引导服务对象与周围环境的良性互动，来重新构建生活的意义，让服务对象能够更自如地面对生活。

能耐视角不否定问题的存在，这只是生活中的一部分，所以在运用能耐视角进行辅导时，需要考虑将服务对象的问题放置于什么地方。能耐视角指导下可以通过三种策略来认识问题，第一，是在恰当的情境中认识问题。问题不会是个人生活的全部，而是在达到目标的过程中受到的阻碍才称为问题，所以问题只是一种特殊的情景。第二，是较少关注问题。过分地关注问题不仅不利于问题的解决，反而容易使服务对象产生消极的想法。所以社会工作者要引导服务对象调动个人以及周围环境的积极因素来寻找生活中的意义。第三，是用简单的语言去谈论问题。服务对象的问题是放在日常生活中解决的，用日常用语以及简单的方式来谈论问题有利于服务对象恢复对其生活的控制感，从而逐渐改变生活。能耐视角下社会工作者运用这些技巧来处理对待问题的看法，不要过度地专注于问题，把问题包容进生活，并且逐渐将社会支持系统联系在一起，这样服务对象就能够自如地应对自己的生活了。笔者将用下面的图示阐述这一思维，见图1：

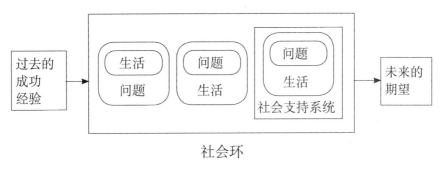

图1　能耐视角的辅导思维

能耐视角的社工开展工作就是遵循这一理念，从服务对象的社会环境出发，考察他们在生活中是如何克服困难从而获得成功的经验。社工引导服务对象运用其能力与潜能将这些成功经验不断扩大，慢慢地把问题消融在这种成功占大部分的生活中，并将社会支持和对未来的期望相联系，从而牵动服务对象的整个生活，达到工作的目的。

（二）能耐视角下社会工作的主要策略

首先，信任服务对象。社会工作者开展工作依赖于服务对象改变自己生活的内在能力的信心，从而激发这种自我改变与发展的活力，因此社工与服务对象建立信任关系，尊重个人，承认个人尊严的价值观。因此在为精神分裂症康复者开展服务工作前首先要信任服务对象，相信他们有改变自己生活的信心，尊重他们，承认他们的价值观，建立初步的信任关系。

其次，关注潜能。社会工作者要关注服务对象的潜能与优势资源，例如兴趣、能力、知识、才华等，而非诊断其缺点。运用社会工作的实务技巧，挖掘存在于服务对象身上有益于其改变与发展的潜力、技能、志向等，并不失时机地给予肯定与鼓励。精神分裂症康复者虽然身患疾病，但是不可否认的是他们身上都有着未被发掘和关注的潜能，而社工需要把他们的潜能与优势作为工作开展的出发点，帮助康复者意识到自身的优势与潜能。

再次，要多维度评估其潜能与优势。服务对象解决问题的潜能与优势蕴藏在自身的人际关系、生活技能、清晰地思考能力和应付能力之中，也有家庭网络以及机构提供的社会资源。社会工作者在对服务对象进行评估时，可以从个人以及环境入手，一方面能够个别化地了解服务对象的兴趣、需求、想法等，另一方面由于家庭、朋友对其的了解与支持，社会工作者可以对他们进行访谈，一起评估出服务对象的潜能与优势，并使之成为制定服务计划的依据。

最后，以能耐视角为本的社会工作将助人活动放置于日常生活的场景中，引导服务对象将活动中的良好体验保持在平时的生活中，有助于他们回归正常的社会生活。在活动开展的过程中，服务对象会分享各自的成功经验，社工需要促使康复者将在小组中学习到的新的经验，或者是发掘到的优势能够独立运用，到生活中帮助他们解决生活中的问题，才能真正达到助人自助的目的。

（三）能耐视角下小组工作介入的策略

小组工作是社会工作三大方法之一。社会工作者主要运用专业知识和工作技巧来协调小组与组员之间、组员与组员之间的各种关系，促进小组以及组员的健康发展，使得小组组员能够及时克服困难，解决面临的问题。小组活动的重要特征是要有社会互动，这种互动要有持续性和稳定性，通过互动才会产生关系和一体感；组员间有共同的规范、目标和价值，这样才能够凝聚在一起，持续互动；有归属感和认同感。针对精神分裂症康复者，运用能耐视角理论，根据服务对象的个人能力与优势，让他们在小组互动与交流中相互鼓励与学习，从而学习到有效经验促进其成长，提升服务对象在生活中的自信心。能耐视角下小组工作介入精神分裂症康复者可以从以下三方面开展工作。

首先，社工要给予心理方面的支持。在康复的过程中，需要关注服务对象的心理状态，在社会工作介入服务对象的服务过程中要先关注他们的心理变化情况。可以定时开展专题小组活动，有必要的时候请康复员等专业人士一同参与，针对服务对象的心理健康方面的问题进行解释。协助服务对象获得良好的心理状况，对于异常不安或者骚动的服务对象，社工需要保持头脑冷静。如果心理辅导都能有效地进行，那么就能解决服务对象的心理问题，并使服务对象拥有良好的心理状态应对生活中的问题。这时社会工作者的介入就会起到促进作用，社会工作者帮助服务对象而开展的工作也会得到各方的肯定与支持。

其次，要有适时的娱乐介入。一项针对慢性精神疾病康复者的治疗研究发现，采用娱乐的方式开展活动有利于不同类型的精神疾病康复者的病症得以稳定或者好转。[1] 要认识到精神疾病康复者的生活是相对孤单的，他们的生活基本很少参与公共交流，因此他们容易受到公众的忽视。基于此情况，社会工作者作为"助人自助"的主体，就应该为他们创造良好的互动环境，例如邀请志愿者开展康乐小组活动等。这些娱乐活动一方面为精神疾病康复者提供了一个与外界交流的机会，另一方面也给公众提供了一个接触与了解精神疾病康复者的平台。接触方可了解，了解便可理解，在外部人员逐渐地接纳下，服务对象有了自信心，这为融入社会奠定了基础。

最后，要有必要的工作指导。对于正在逐渐恢复的服务对象，社会工作者尽量引导与安排他们做一些安全的劳动，例如打扫卫生、买菜洗菜、种植花草等。当康复者恢复得比较稳定的时候，可以根据实际情况适当地增加他们的活动难度，循序渐进，从而不断提高他们的劳动能力。这种工作指导不仅对他们自身的康复有积极作用，而且为他们融入社会、参加工作奠定了基础。

在能耐视角的指导下，小组工作通过心理、娱乐以及工作指导这三方面的介入，帮助服务对象全面康复，提高生活质量。

---

1 丁振明. 社会工作介入精神病院康复模式的探索 [J]. 福建医科大学学报（社会科学版），2011(2)：26-31.

第四章　研究内容和研究方法

一、研究内容

（一）精神分裂症康复者康复中面临的主要问题

精神分裂症是一种致残率、复发率较高的精神疾病，随着精神分裂症康复者治疗的逐渐好转，康复者在重新融入社会、适应生活的过程中会出现担心自己受到他人的歧视和缺乏人际交往能力等问题，对心理产生一定的压力，因此不可忽视对康复者心理问题的介入。本研究通过调查问卷以及访谈法对康复站的 7 名精神分裂症康复者进行需求评估，分析其目前存在的问题，针对亟须解决的问题开展服务工作，发掘他们的共同能力与优势，从能耐视角的取向出发制定服务方案。

（二）能耐视角下精神分裂症康复者自信心提升的实践

本研究在介入的过程中主要采用小组工作的工作方法。小组工作是社会工作的三大手法之一，在社工"助人自助"理念的支持下，以专业知识、理论和技巧，在精神分裂症康复者当中开展小组活动，协助组员发掘自身潜能，矫治不良的心理以及行为，提供情感支持，最终目的是协助组员解决问题。叶秀萍学者通过研究表明，社工专业小组活动介入精神分裂症康复可以协助临床改善康复者的部分精神症状，促进其心理康复。在实验研究中，社工通过开展各种形式的专业小组活动，例如兴趣小组、教育小组等，帮助了院舍内精神病康复者提升观察学习、认知和模仿能力，促进了康复者社会功能的恢复，从而对精神病康复者的康复起到了一定的疗效作用。

在本研究中，精神分裂症康复者的能力与优势将是作为服务开展的出发点，目的是通过对康复者能力与优势的发掘与运用，帮助康复者肯定自我，将发掘的能力运用到生活中去，从而逐渐提升自信心。具体的小组计划活动将从发掘康复者静态的优势、培养动态的优势以及发展超态的优势开展服务，通过对康复者个人的能力发掘、价值取向、知识学习、团队合作以及家属支持这五个方面介入，帮助精神分裂症康复者从不同的维度分析自身的优势与潜能，并将学习到的经验在生活中保持，通过自身的优势与潜能达到目标。通过同伴、家属、社工、康复员的肯定与认同，增强社会支持系统，从而帮助康复者认可自己，缓解心理压力，逐渐提升自信心，提高生活质量。

（三）能耐视角下精神分裂症康复者自信心提升方法的总结与建议

本研究通过对小组记录、访谈记录以及自我效能感量表（GSES）的前后测进行分析统计，运用定量研究和定性研究的方法来分析资料，根据资料的结果来进行评估，得出研究结论。对研究过程中遇到的新问题，从能耐视角的运用、优势资源的运用以及工作方法这三方面进行反思。针对本次研究的局限与不足，从社工、社区以及社会三个层面提出建议，为日后研究精神分裂症康复者提供专业性的借鉴。

二、研究方法

（一）质性研究方法

质性研究是以研究者本人为研究工具，在自然的情境下采用多种方法对社会现象进行整体性的研究，使用归纳法分析资料得出结论从而形成理论，通过与服务对象互动对其行为和意义构建获得解释性理解。

本次研究实践的工作方法是开展小组工作，目标是促进服务对象发掘自身的潜能与优势，提升自信心，更好地融入本社区。本次研究的基本步骤如下：首先，进行研究设计。对研究背景知识的了解来分析服务对象的现状与问题，确定研究的目的与意义，运用质性研究方法开展研究。其次，开展实务研究。对精神分裂症康复者进行需求评估，分析目前康复者的问题与需求，发掘康复者的潜能与优势，例如能力、兴趣、技能等，在能耐视角的指导下设计本次小组工作的实务活动。最后，进行研究结果的评估。通过对整个研究过程中的访谈记录、观察记录以及调查问卷的分析整理，对其活动效果进行评估，得出研究结论。针对本次的实务研究开展反思，最后对研究精神分裂症领域提供专业性的建议。

（二）收集资料的方法

1. 访谈法

访谈是收集资料的重要手段，通过访谈，使笔者了解了参与者对小组的想法、感受和经验，以帮助本研究来理解活动对参与者的意义，改善小组活动的工作技巧，为进一步开展专业的小组工作提供借鉴意义。同时，也是修改、完善小组活动理念与设计的可靠材料。本文的访谈对象是在DH街道社区康复站接受康复服务的精神分裂症康复者。在本研究中，笔者对7位精神分裂症康复者的兴趣爱好以及个人能力方面进行了访谈，了解他们平时的日常活动以及确定他们共同的能力后确定了活动的主题。再通过每一次小组活动后的访谈来了解他们的活动感受以及参与活动后的变化。

2. 文献研究法

在查阅文献的基础上，归纳出精神分裂症的病因、干预模式、能耐视角指导下的干预研究以及自信心提升的研究等相关知识。在能耐取向的视角下，进一步总结出社工在此模式下的介入理念、介入策略等内容。在借鉴前期研究成果的基础上，探寻能耐视角下社会工作介入精神分裂症康复者康复的工作策略和服务内容，最后总结介入的效果。

第五章　小组实践过程

一、服务对象基本情况

本研究的服务对象是在 HD 街道社区康复站参加康复训练半年以上的精神分裂症康复者，生理方面的康复情况较为稳定。通过康复员的介绍与协助，笔者能够较快地融入集体，建立专业关系。康复站中精神分裂症康复者居多，根据康复员回馈，精神分裂症康复者常因为幻听、幻想，容易情绪失控而发生危险性行为，事后对康复者的心理造成影响。因此笔者为了康复者提升自信心，更好地生活，邀请 7 位精神分裂症康复者参与研究。在工作开展之初，笔者对 7 名精神分裂症康复者的基本情况进行了了解，如表 1：

表 1　服务对象简介

康复者编号	年龄	活动时长	现状（2015-7—2015-12）
A1	21	1年	稳定，身心调养
A2	53	6个月	稳定，经常阅读
A3	37	1年	稳定，偶尔失眠

续表

康复者编号	年龄	活动时长	现状（2015-7—2015-12）
A4	43	1年	稳定，身心调养，康复效果较好
A5	45	1年	身心调养，康复效果较好
A6	62	1年	身心调养，康复效果较好
A7	32	8个月	情绪不稳定，身心调养

二、服务对象康复中面临的主要问题

7名精神分裂症康复者参加本次的小组活动，在康复老师、社工的协助下，笔者发放"HD街道社区康复站调查问卷"，对其家庭关系、就业情况、生活满意度、技能、兴趣爱好等方面进行评估，填表情况如下：

表 2　与家人关系

	很融洽	比较融洽	一般	有点隔阂	很少接触
人数	3	2	1	1	0
百分比	43%	29%	14%	14%	0%

由表2可以看出服务对象和家属的关系一半以上都是属于比较融洽甚至是非常融洽，但是也存在有点隔阂的情况。

表 3　就业情况

	失业或者待业	已退休
人数	7	0
百分比	100%	0%

由表 3 可以看出目前所有的服务对象均没有上岗工作，全部都是失业或者待业状态。

表 4　对目前生活状况的满意度

	非常满意	比较满意	一般	不太满意
人数	0	6	1	0
百分比	0%	86%	14%	0%

由表 4 可以看出对目前生活状况比较满意的服务对象占 86%，14% 的服务对象表示一般。

表 5　对未来生活的信心

	很有信心	有一定信心	信心不足	不知道
人数	0	4	0	3
百分比	0%	57%	0%	43%

由表 5 可以看出对未来生活有一定信心的服务对象占 57%，仍有 43% 的服务对象对未来的生活持不知道的态度。

主要是刚发病的那几年，我几乎都不出家门，怕一发病就吓到别人了。每年都要吃药，我又没工作，生活怎么会有信心？(A3)

那么大年纪了生活还是一个人，偶尔和朋友出去走走聊聊天，以后的生活基本都是这样了。但是日子还是要过的，我觉得这样已经习惯了。(A6)

我现在还小，奶奶也对我很好。我要好好孝敬奶奶，多帮助

奶奶做一些事情。(A1)

根据平时的娱乐情况分析得出，经常在家看电视、听广播的服务对象有 58.8%，读书看报的服务对象有 52.9%，运动健身的服务对象有 52.9%，唱歌的服务对象有 35.3%，和朋友家人聊天的服务对象有 35.3%。根据自身拥有的技能这一问题，100% 服务对象均表示会在家做清洁。当进一步问及"你是否经常在家做家务"以及"家人对你做家务时的反应"时，服务对象做出不同的回答。

> *我是一个人住，所以什么家务劳动都是自己一个人做，洗衣服、买菜做饭，还有搞卫生，也不会觉得辛苦。(A4)*
>
> *我在家很少做家务，都是爷爷奶奶做得比较多，我偶尔会帮他们倒垃圾，一起去买菜，帮他们分担一点简单的家务。(A1)*
>
> *我几乎不做家务，因为都是妈妈在做，但是我自己是会做的。所以没事我就是在看电视。我偶尔做一下家务，比如抹桌子，我妈妈就会很高兴。(A7)*
>
> *我经常做家务，还要照顾母亲，做了那么多年了也不会觉得辛苦，反而体会到了更多的生活经验。有时候我觉得这样做不错，和别人交流后，他又给你提出其他的意见。我和朋友在一起聊天，有时候就会说一些日常生活的事情。(A5)*

从资料收集以及访谈的过程中，可以分析得出服务对象目前存在以下问题：

第一，回避问题。服务对象会回避自身的问题，他们认为因为自身的问题，社会将自己排除在正常人之外，被贴上了"残疾"的标签，所以通过回避问题的方式消除"残疾"的标签，这对于问题的认识和解决以及日后的生活是不利的。

第二，缺少人际沟通。服务对象目前的康复情况都比较稳定，但是缺少人际沟通。在康复站，大部分服务对象除了日常性的对话，不会主动去交流，局限于个人活动，较少获得同伴支持。在家中，虽然能够和家属融洽相处，但彼此真诚交流的机会并不多。

第三，生活单一。服务对象的生活内容比较单一，因为都是处于失业或者待业状态，除了每周两天来康复站，其余的时间都在家度过，最常做的事是看电视。这种单一的生活状态，不利于服务对象找寻生活的意义。

第四，忽视个人的潜能。服务对象很少关注自身的潜能与优势，而是关注如何解决目前自身的问题。康复老师在辅导服务对象的过程中也是聚焦他们身上存在的"问题"，只要不发病就是好的。平时开展的康乐活动，例如唱歌、跳舞、做手工，也是为了解决服务对象的"残疾"问题，帮助他们康复。因此，长期在问题视角下进行康复导致服务对象很少关注自身的优势和生活中的另一面，阻碍了自我认知，不利于服务对象的全面康复。

第五，获取的有效经验未能保持。通过访谈知悉，服务对象有改变的动力，也尝试通过自己的努力去改变现状。在康复站，他们会按时来，因为他们认为来这里对康复有一定的帮助，同时也是诚实守信的一种表现。为了融入社会，服务对象曾参加职业技能培训，寻找工作，通过劳动自力更生。但是在康复站以及技能培训中学习到的经验，很少能够在生活、工作中长期保持，从而导致他们放弃了改变，接受现状。

第六，缺乏自信心。通过访谈与自我效能感量表（GSES）分析出，部分服务对象在面对生活与困难的时候是缺乏自信心的。服务对象表示刚患病时自己难以控制，得不到他人的谅解，因此会畏惧主动与他人交往，缺乏自信。也有部分服务对象表示在面对困难的时候会很无奈，觉得没有能力去应对。

> 我是被奶奶收养的，因为得了病，现在没有读书，也找不到工作。(A1)
>
> 我一般在家看电视，很少外出，没什么朋友。尝试过找工作，但是每次都做不久，所以放弃了，现在拿低保过生活。(A5)
>
> 我觉得自己没有什么优势，什么工作都做不了。(A6)
>
> 我有朋友，也喜欢和朋友一起聊天……没有主动去找他们，偶尔遇到了才会说上话。(A3)

笔者对服务对象进行多方面的需求评估，发现康复者会出现回避自身问题、缺少人际沟通、生活单一等诸多问题，但是缺乏自信心是目前亟须解决的问题，他们认为没有能力去实现自己的目标，从而不愿意去积极进行人际沟通，自尊水平低，不利于生活质量的提高。而自信心作为个人优势的重要内容，需要社会工作的专业介入。因此社工尝试发掘服务对象的能力，作为整个服务的切入点，通过能力、价值、知识、合作以及支持这五个方面的协同配合，研究能耐视角下社会工作介入精神分裂症康复者的自信心提升，帮助康复者应对生活中的问题，从而更好地生活。

随着治疗精神分裂症药物的发展，治疗效果和不良反应都有一定程度的改善，但是精神分裂症康复者心理方面的问题需要得到关注与解决。康复者在受到不良的刺激后难以控制自己的情绪和行为，从而出现冲动、伤人，甚至危害社会的行为，不仅仅影响个人的生理心理发展，还会影响生活质量与家庭关系等。因此关注康复者的心理健康，尤其是自信心的提升有助于精神分裂症康复者缓解心理压力，逐渐培养解决问题的意识与能力，从而达到目标，提升生活质量，实现生命的意义，更好地适应社会。

三、活动目标

总目标是挖掘服务对象的潜能与优势，通过运用自身的潜能与优势来提升自信心。

分目标是：第一，发掘与肯定服务对象的家务能力，鼓励在生活中保持做家务；第二，加强互动，帮助服务对象重新澄清自己的价值观；第三，使服务对象意识到知识在生活中的重要性，将学习知识的行为在生活中保持；第四，认识到团队的重要力量，意识到碰到问题时，身边的朋友会是坚实的后盾；第五，让服务对象感受到家属的支持，让家属意识到家庭支持对康复者的重要性。

四、"能者是福"小组的工作过程

根据文献查阅以及资料的收集分析，笔者总结出精神分裂症康复者面临的主要问题体现在心理方面，给日常生活以及人际交往造成了很大的压力，但是由于自身的疾病以及周围环境的影响，常将"残疾"归结为所有困扰的原因，在康复治疗的过程中重视生理方面的康复而忽视了心理方面的康复，导致康复者无法正确认识自身的问题，挖掘自身的能力与资源，生活信心不足，影响了康复的效果。而能耐视角相信人都是有潜能的，关注优势与资源。从调查问卷的统计得知，服务对象在拥有技能方面全部选择了清洁，在平时的沟通交流中让服务对象感受最深的是帮助家人分担家务，这是对自我能力的发掘。为了让服务对象加深自我认知，促进自我发展，了解自身的潜能和长处，并将其潜能与长处运用到生活当中，体会到社会工作运用能耐视角对自信心提升的有利影响。笔者将开展一系列以探究服务对象自身潜能和长处的小组活动，通过挖掘服务对象自身的潜能和长处，来提升服务对象的自信心，从而更加积极地应对生活。

因此，本研究设计了以能耐视角为导向的自信心提升小组方案。在本次小组工作中，笔者先发掘服务对象的能力，即家务能力，在分享的过程中对其在家的劳动行为进行肯定，引导服务对象继续坚持以及学习做家务，形成一个生活自理，帮助他人的价值观。在劳动的过程中，社工鼓励服务对象将自己掌握的生活经验拿出来和大家分享，相互交流后再运用到生活中，最后通过自己的行动与改变得到家属的认同与支持，邀请家属一同参与到服务对象的康复中，给予支持，从而使得服务对象的自信心得到提升。个人的优势主要分为静态优势、动态优势与超态优势，根据这三个优势的内涵，小组活动设计以服务对象的能力、价值、知识、合作与支持开展五次活动。具体内容见表6：

表6 自信心提升小组工作方案

主题	小组目标	内容与方法	目标完成情况	能耐视角内涵
1.自我发掘	（1）增进小组服务对象成员彼此间的交流；（2）肯定服务对象的家务能力，并鼓励服务对象在生活中保持做家务	（1）开场介绍小组的功能、目的以及小组流程；（2）鲜花传递的形式进行自我介绍；（3）进行"你做我猜"的游戏；（4）总结活动，肯定并且鼓励服务对象自身的能力	（1）通过服务对象的自我介绍以及游戏互动增进了服务对象之间的交流；（2）服务对象通过思考写下自己平时所做的家务，在小组中进行分享。社工通过倾听、关注、支持等工作技巧鼓励服务对象在生活中保持做家务	每个服务对象都有自己的能力与资源
2.自我价值	（1）加强服务对象间的互动；（2）帮助服务对象澄清自己的价值观	1.进行价值拍卖活动；2.经过自我能力的发掘后进一步引导服务对象认清自我价值观	（1）通过价值拍卖，让大家在竞价的过程中加强了康复员、社工以及服务对象的互动沟通；(2)通过分享环节让服务对象体会拍卖下来的价值观对生活的影响，肯定这种好的体验，鼓励服务对象将这种美好的品质保留在生活中	经过自我的发掘后进一步良好自我发掘一清的价值观，发掘内在优势

续表

主题	小组目标	内容与方法	目标完成情况	能耐视角内涵
3.知识力量	让服务对象了解到知识在生活中的重要性，将学习知识融入平日的生活当中	（1）服务对象分享通过学习知识而获得的生活经验与受益之处；（2）进行活动"见多识广"	通过分享以及服务对象的建言献策，肯定服务对象在平时生活中对经验、知识的积累，在生活中保持学习知识	通过知识的外在力量给服务对象学习知识提供动力，并将知识转化为内在力量，从而提高自信心
4.团队合作	（1）挖掘彼此身上的优点，学会用能耐视角欣赏、赞美别人；（2）认识到团队的力量，意识到碰到问题时，身边的朋友会是坚实的后盾	（1）分享本周自己了解到的新知识；（2）共同合作完成"树叶贴画"；（3）分享作品制作过程中的感受以及这幅作品含义	（1）通过互评服务对象，挖掘了彼此身上的能力与优点；（2）通过"树叶贴画"体验了团队合作	将能力、价值观与知识共同运用到集体的合作中，体现出个人的经验终将运用于生活，最终融入社会

续表

主题	小组目标	内容与方法	目标完成情况	能耐视角内涵
5.社会支持	(1) 回忆以及总结小组活动；(2) 让服务对象感受家属的支持，让家属意识到家庭支持的重要性	(1) 一同回顾小组活动前四次内容；(2) 进行主题环节"自我称赞"；(3) 分享总结小组活动；(4) 赠送明信片	(1) 服务对象的能力以及优势得到了康复员以及家属的肯定；(2) 通过社工引导以及参加互动分享，让家属意识到家庭对精神分裂症康复者支持的重要性，邀请家属参与服务对象康复的过程，给予支持	通过把精神分裂症康复者潜藏的优势呈现给公众，同时，社工、康复员以及家属对于精神分裂症康复者给予肯定，会给服务对象带来良好的自我感觉

（一）发掘服务对象静态的优势

在本次活动中，把握服务对象的个人能力，即家务能力，以及澄清自身的价值观，通过发掘与巩固这两点静态的优势使得服务对象接纳自己的能力与价值观，从而肯定自我，提升自信心。

1. 发掘与肯定服务对象家务能力，鼓励其在生活中坚持做家务

每个人都或多或少拥有一定的才能，有的正在获得，有的已经获得，让服务对象有意识地发掘自身的能力并且在生活中得以运用，是能耐视角的工作策略之一。在分享各自家务劳动的活动中，服务对象表现得比较积极，大家先在纸上面写下了自己在家经常做的家务，然

后分享。根据服务对象的反馈，大家会经常在家扫地、洗衣、做饭，有着比较积极的生活态度，当社工以及康复员给予肯定的时候，服务对象表现出满意的状态。也有服务对象表示自己愿意做家务，但是在做不好的情况下会很自责，非常在乎家人的感受。

在活动"你做我猜"的过程中，A3的搭档不愿意按照社工所给出的家务劳动词语进行表演，而是按照自己的意愿来表演，让A3猜。当提出此要求时，A3并没有反对，愿意配合其康复对象继续进行游戏，并且猜对了表演者所做的两个家务劳动名称，获得了在场人员的鼓掌。游戏结束后，服务对象对游戏进行了分享，当问及A3，他的同伴没有按照规则进行游戏，是否感到困难，有何感受时，A3表示说："他不按照规则也没有关系，只要做的都是家务就可以，因为我在家经常做家务，所以常见的家务劳动我是猜得出来"，"我感觉他的表演还是比较像的，尤其是扫地和擦桌子，我也就猜对了这两个"，"虽然只猜对了两个也没有关系，重在参与"。能耐视角下社工要不断发掘服务对象的潜能与优势，因此社工对于A3的分享给予了肯定与支持。不仅仅是对A3的家务能力给予肯定，更是对其在活动中大方的表现以及理解他人的行为表示认同。A3的表现可以作为其他服务对象的榜样，引起大家的思考与共鸣。

在小组活动中，社工强调每位服务对象都有自己的能力与优势，通过组内分享以及社工的引导，帮助了服务对象发掘自我能力并且肯定自我，对服务对象在家做家务的行为给予肯定与鼓励，初步建立信心。

2. 加强互动，帮助服务对象重新澄清自己的价值观

价值观指导着人的生活态度与处事行为，因此重新澄清自我价值观，有利于帮助服务对象树立良好的生活态度，用积极的心态来面对生活。自我能力的发掘对树立良好的自我价值观有着促进作用，将这些良好的价值观内化成优秀的品质，心灵得到净化，才能使得内心更加坚强。因此，在小组活动中，社工强调服务对象澄清自己的价值观，相互分享，获得大家的赞同与支持，从而提升自信心。

在活动环节"价值拍卖"中，大家通过竞价的方式与康复员老师、社工以及服务对象互动沟通，拍卖自己最想要的商品，澄清自己的价值观，通过拍卖后的分享让自己体会拍卖下来的价值观对生活的影响，肯定这种好的体验，并在生活中保持，从而提升服务对象平时在生活中的自信心。在活动的过程中，A5 将所有的钱用来买下"良心"，她表示："我花了全部的钱买下'良心'，是因为做人就是要凭良心。在家我照顾丈夫，没有怨言，因为我凭良心生活着。不管是对家人还是对待其他人，都是要讲良心的。"说完后，很多服务对象表示认同她的观点，但也马上提出自己的想法。A1 认为："'孝顺'最重要，因为奶奶照顾我很辛苦，所以我会帮助奶奶分担一些家务。"A4 说："我买下了'知识'，因为知识就是力量，智慧是先天的，而只是通过后天学习得到的，我可以凭借自己的努力获得知识。"每一位服务对象在活动中都分享了自己最看重的东西，讲述自己的价值观。而每一次分完后，大家鼓掌，表达了对服务对象价值观的支持与认同。同伴支持将有助于服务对象更加认可自我价值观，也达到了加强互动的目的。

（二）培养服务对象动态的优势

通过访谈，服务对象分享了在过去的成长经历中，知识、同伴支持对于他们康复、生活的重要性，通过活动来加强知识的学习、同伴群体的支持与合作来使他们获得内在动力，从而再次体验这种快乐的感觉和积极应对生活的行为。

1. 意识到知识在生活中的重要性，将学习知识的行为在生活中保持

"知识就是力量"，而这力量来自智慧，只有用热情与希望去理性地获取智慧，才能将知识变为社会和谐的伟大力量。在小组活动中，社工引导服务对象利用知识的力量思考问题，答题的过程中服务对象与康复员老师、社工以及其他服务对象互动沟通，分享生活知识。通过大家的相互分享，社工肯定大家在平时生活中对经验、知识的积累，鼓励继续学习知识，运用知识获得内在力量，从而在面对困难时能够有自信心去克服。

在活动开始前，社工让大家分享关于"知识"的名言，然后问大家"知识就是力量"这句话是谁说的，A2 马上回答是培根，社工继续追问您还知道哪些关于"知识"的名言，A2 继续思考。社工对她的回答给予了肯定，同时让大家思考还有哪些关于"知识"的名言，有服务对象看了黑板后说"知识改变命运"。于是社工将话题转到了生活知识方面，也就进行了"见多识广"的环节。在拿到问题后服务对象并没有相互讨论与交流，两分钟后开始分享各自的答案。在回答问题的过程中服务对象都能够正确地讲出问题的答案，当问及服务对象是否有其他意见时，也会有个别服务对象补充回答，整个环节能够有序地进行。活动最后社工肯定了大家有对于知识重要性的意识，并且鼓励大家在平时的生活中多和他人交流，有意识地养成读书看报的习惯，并且布置家庭作业，每位服务对象都要回去进行阅读，在下一次活动的时候分享了解的新知识。

2. 认识到团队的力量，意识到同伴群体支持的重要性

个人的优势与能力要运用到集体中、生活中，才能够实现自身优势的实际意义。因为人是活在社会中的人，小组中所学到的经验都将服务于以后的生活，因此小组工作的作用之一就是将个人在小组中习得的能力与经验放入家庭、集体、社区甚至是社会中。在服务过程中社工强调将各自的优势与能力运用到集体当中，在"团队合作"的活动中，社工将前三次的活动——能力、价值观与知识，共同运用到一个集体中，体现出个人的经验终将融入集体，融入社会。

"树叶贴画"的活动开始前，社工将提前准备好的树叶放在桌子上面供大家使用，社工也和大家一起创作作品。在活动开始后，康复老师扮演着领导者的角色，给作品的构造、内容出谋划策，而服务对象大部分是按照康复老师的想法贴树叶，比较的被动。这就不利于服务对象发挥自我能动性，因此难以达到小组活动的作用。社工会在过程中提醒康复老师让服务对象主动出谋划策，自己分工合作，遇到困难先在小组内自己解决，如果解决不了的再寻求外界帮助。经过调整与相互配合，在后期作画的过程中，服务对象和康复老师的合作分工是非常明确的，每位服务对象都可以自己动手，亲自参与其中。在分享环节，社工邀请每组代表来分享作品制作过程中的感受以及这幅作品的含义。上来分享的服务对象基本能够清晰地表达作品的含义，没有说到的地方其他的服务对象会及时补充，这是一种良性互动。但是在分享的过程中，离黑板比较远的服务对象会做自己的事情，不参与分享的环节，这个时候社工会停下来，引导在座的服务对象倾听正在讲话的服务对象，这是非常有必要的。在分享的时候，服务对象都谈到了作品是大家分工合作、相互配合的成果，也称赞了其他服务对象

在制作过程中的努力与配合。

> 我负责剪透明胶，因为就我一个男生。我觉得A2贴画很好看，她负责贴树叶，这个金鱼是她贴的，我觉得很像。(A7)

> 我们组每个人都有做事，我选树叶给他们贴，我手工不好，A1、XW（康复员）贴得比较多。(A6)

（三）发展服务对象超态的优势

服务对象在过往遭遇危难事件后，通过家属的支持，能够采用积极的应对态度、处事方式来解读生活，因此不容忽视家属支持对康复者面对挑战、解决困难的重要性。

1. 让服务对象感受到家属支持，让家属意识到家庭支持的重要性

精神分裂症康复者在生活中会遭遇不同程度的困难或者危机，应对困难与危机的动力来自自己的能力以及家属的支持。服务对象的潜能以及优势不仅仅需要得到同伴、康复员以及社工的肯定，更需要得到家属的认同，因此邀请家属来参与自信心提升小组活动的目的是为了让家属看到服务对象的改变，让服务对象得到家属的认可，也让家属意识到家庭对康复者支持的重要性。在"自我称赞"的活动中，服务对象通过对自己过往成功事例的叙述，来达到进一步认同自己的优势与能力的目的，从而提升自信心。

> 我一个人生活，以前做过很多的工作，摆过地摊卖东西，打工。做得最久的是摆地摊，因为比较自由，想什么时候出去就什么时候出去，我一般很早就出去卖了，晚上七八点回家，那段时

间很辛苦的，但也是我做得最久的事情。我这是靠自己的劳动在生活。(A6)

以前在家里什么都是我在做，洗衣、做饭、接送小孩，还有一份工作，生活还是比较幸福的，所以我觉得身体健康很重要。现在我每天都会外出散步，希望身体能够好点。(A4)

我觉得我在家里面很乖，虽然很少做家务，但偶尔会帮助妈妈做一点，做完后妈妈就不骂我。(A7)

在服务对象根据自愿原则举例分享自己具有的品质和才能后，家属和康复员对于服务对象平时的优秀品质以及个人才能方面给出积极评价，社工鼓励家属在评价后给自己亲人拥抱，表示对其支持与肯定。A7 的家属来到了本次活动，并且在 A7 说完后轻轻拥抱了他。活动结束后 A7 告诉社工，母亲从来没有拥抱过自己，今天也觉得很意外，也很高兴。

五、"能者是福"小组的效果评估

通过对服务对象的能力发掘、价值观的澄清、知识的学习、团队的合作以及家属的支持这五个方面进行介入，服务对象在这五个方面也发生了改变，从而提升了自我效能感。

（一）发掘与肯定了个人优势与能力

精神分裂症康复者在康复的过程中常被贴着负面的标签，被认为是"精神不正常""脑子有问题"甚至是"危险的"。在病理学的解释下，康复对象往往还要承担"无能""无助""无望"的角色。在康复的过程中，机构工作人员执行着机械化的评估，根据评估结果制定康复对象的活动指标。正如一位精神康复者在交谈中说过："老师经常教我们唱歌，觉得这样对我们好，不过我比较喜欢看书，在看书的时候老师会让我去唱歌，我都没什么时间看书了。"的确，当长时间为康复对象提供专业性的知识与方法来进行康复时，在不知不觉中会对康复对象产生统一的刻板印象，从而蒙蔽了社会工作者的眼睛和耳朵。本可以去发现精神分裂症康复者的潜能与动力的机会就被忽视了。因此，在本次活动中社工通过引导与鼓励，协助服务对象重新回顾与思考平时的日常活动、兴趣爱好和生活技能，通过分析后的反馈以及沟通交谈让精神分裂症康复者再一次清晰自己所拥有的潜能与优势，在活动的过程中，社工不断鼓励组员发挥与分享自己的优势，让服务对象在一个轻松愉悦的氛围中更加全面地了解自我，发挥潜能，从而逐渐提升自信。

在"HD 街道社区康复站调查问卷"的访问中，许多组员无法对自己的兴趣爱好以及生活技能进行排序，但是通过交谈，组员的爱好与技能清晰可知。

> 我在家都是自己做饭、洗衣，不需要别人照顾。(A4)
>
> 家里面有奶奶做家务，但是她年纪大了，我也会帮着奶奶一起做家务。(A1)
>
> 平时经常做的事是外出散步，在家就会经常看看电视和报纸，我觉得知识很重要。(A2)
>
> 我喜欢去找朋友聊天，不过问卷上面的大部分技能我都不是

很会。我希望我会做点家务，帮助家人分担。(A5)

由此可见，通过问卷调查以及访谈，可以引导服务对象发现自身的潜能与优势，让他们对自己的潜能与优势更加地了解，有良好的兴趣爱好以及家务能力虽然是比较普通的事情，但是这也是增加自我认识、建立信心的有效途径。

（二）重新澄清了个人的价值观

除了调查问卷的使用外，在"价值拍卖"环节，组员们对自己的价值观和他人的价值观也有了清晰的认识。整个拍卖会的过程，组员都表现出极大的兴趣，一方面这个活动的形式比较新颖，另一方面活动的内容积极向上，组员都想向大家分享人生中最重要的东西是什么，因为活动有一定的竞争性，因此也能够调动组员的积极性。通过最后的分享，服务对象对良心、孝心、智慧、知识、健康、快乐等有着强烈的共识，不仅仅是在当天的活动有所分享，当社工在日后继续问起他们时，大家都能够清晰地重现良心、孝心、智慧、知识、健康等积极的价值观，并且在生活当中体现了自己的价值观。

我当时买下的是孝心，因为奶奶照顾我很辛苦，我要好好照顾奶奶，以后每天都会陪着奶奶去买菜。(A1)

我那天买下的是智慧……现在我每天都会看书或者报纸，只有更多的智慧才能够帮助自己解决问题，也可以帮助他人解决问题。(A4)

通过自我价值观的澄清，被组员、康复老师以及社工肯定与鼓励，服务对象因此提升自信心，从而更加认同自己的价值观，在日后的生活中会以自己的价值观来为人处事，这对服务对象自我效能感的提升有积极的促进作用。

（三）增强了学习知识的意识

活动中社工鼓励服务对象相互分享生活中通过学习所获得的经验，这些经验对生活起到什么作用，大家对知识的学习与运用做了不同程度的反馈。部分服务对象平时就有看书读报的习惯，认为通过看书获取知识，而人在社会化的过程中需要知识的指导。通过参加活动，在社工认同以及大家相互交流学习知识的心得后，服务对象表示会继续保留好的阅读习惯，也会和同伴推荐值得阅读的书籍。也有服务对象平时不阅读，很少学习新的知识与经验，他们表示自己明白知识的重要性，在日常生活中没有兴趣去阅读与学习，但是通过活动，自己尝试了阅读，觉得并不乏味。希望除了自己阅读，康复站可以开展更多形式的活动，来学习关于健康、生活以及技能方面的知识。能够让被动学习知识的服务对象有主动学习的意识，让已经有阅读习惯的服务对象巩固以及保持阅读习惯，这种积极学习知识的行为是服务对象在成长过程中的感悟，将成为他们的动态优势，体现出了本次活动的效果。

（四）学会寻求同伴帮助以及增强互助意识

许多活动的设计需要服务对象通过相互配合或者团队合作的形式完成任务，在过程中大家需要沟通与交流，理解与配合，这就要求服务对象要主动地和不同的人交流、搭档以及互动，逐步适应团队协作。在获得他人支持的同时很多服务对象也会主动提供支持。主要体现在，第一，他人需要帮助且自己力所能及，便主动提供帮助。"我听说你们需要报纸和塑料袋，我就把家里面的报纸全部都拿过来了，平时我喜欢看报纸，所以家里很多。"（A2）"我在康复站学习了泡凤爪，回家后就做给奶奶吃了。姐姐，我下次做一点带给你们尝一尝吧，我觉得还是很好吃的。"（A1）第二，服务对象更加关心同伴，会相邀一起来康复站，有好的事情愿意彼此分享，这都是大家的改变。"×× 今天没有来康复站，我下午去一下他家。"（A1）"我经常和 ×× 一起来康复站，她平时很关心我，我有好吃的都会带到这里和她一起吃。"（A3）"我妈妈买了一些葱油饼，留给你们（社工）吃吧。"（A7）第三，增加了相互沟通的机会，相互分享生活经验，"我知道睡前喝牛奶，晚餐吃点洋芋、玉米，都是可以有助于睡眠的。"（A5）"平时擦玻璃的时候除了用清洁剂擦拭，我也会用报纸擦，也很干净，这样比较环保。"（A4）通过参与活动，服务对象体会到了助人、合作的快乐，体会到了大家由原来的个人活动逐渐改变为接受团队合作，到最后在活动中收获友谊，获得同伴支持，达到了认识到团队的重要力量和意识到碰到问题时，身边的朋友会是坚实的后盾的活动目标。当遇到困难得到同伴的帮助后，不仅是解决问题的一种良好经验，更加有利于服务对象提升解决问题的自信心，增强自我效能感。

（五）帮助服务对象保持优势以及获得了家属的支持

社会工作的灵魂是"助人自助"，使服务对象能够在以后的生活中保持优势并且独立运用是检验工作效果的标准之一。社会工作者鼓励服务对象按照自己的意愿去运用刚刚发现或者学习到的能力，并且调动起已经存在的积极因素去行动，通过社会工作者和服务对象的共同努力，服务对象逐渐学会运用优势去实现目标。[1] 小组活动开展了一段时间后，社工和服务对象开始巩固并且强化已有的优势。家务能力是服务对象目前所普遍拥有的能力，做家务能让他们感觉到自信，因此在服务过程中社工布置家务任务，然后在小组中做出分享，对服务对象的家人进行访谈，了解实际情况以及心理感受。从最后一次小组结束后回收的调查问卷统计出每天坚持做家务的服务对象有85.7%，14.3% 的表示大部分时间会做，没有人从来不做家务，家属表示服务对象在家中有一定的改变。

> 我回家就马上把这里学的泡凤爪做给奶奶尝了，味道很不错。(A1)
>
> 我在家里面扔了垃圾，妈妈看到很高兴，也不会唠叨我，因为我做家务很听话。(A7)
>
> 家里面的家务都是我一个人做，我不需要别人的照顾，我还要照顾自己的母亲。(A4)

从服务对象的分享中可以看出，在家里面主动做家务，这让他们获得了积极的体验，也获得了家属的认可。A7 的家属表示社工要求他回去做家务，他的确实践了，这让家属感到很高兴，希望 A7 能够一直如此懂事。精神分裂症康复者在生活中遭遇过不同程度的困难或者危难，而自身的能力与家属的支持是其积极应对困难或者危难的动

---

1 梅萌：《优势视角下的残疾人康复社会工作探究》，《青年与社会》，2013(33)：237-238。

力。通过活动，服务对象与家属有了更多的互动交流机会，鼓励彼此理解，这对家庭关系的改善以及家属的支持有积极的促进作用，使得康复者个人的能力得到肯定，家属对康复者提供了支持，从而发展其超态的优势。

通过对能力、价值观、知识、团队合作以及家属支持的介入，最终所要达到的目标是提高服务对象的自信心。在活动结束后，7位服务对象填写了"自我效能感量表（GSES）"进行后测，与前测结果对比见表7：

表7　自我效能感量表（GSES）前后测结果对比

量表选项 康复者编号		完全不正确	尚且正确	多数正确	完全正确
A1	前测	1	3	4	2
	后测	0	4	3	3
A2	前测	0	1	4	5
	后测	0	1	2	7
A3	前测	0	1	7	2
	后测	0	2	5	3
A4	前测	0	3	4	3
	后测	0	2	5	3
A5	前测	3	3	2	2
	后测	2	2	4	2
A6	前测	0	1	6	3
	后测	0	1	4	5
A7	前测	0	6	2	2
	后测	0	4	4	2

由表7的统计结果可以看出，活动对服务对象的自信心提升是有

影响的。从单个选项分析得出的变化情况如下，选择"完全不正确"的由2人减少到1人；选择"尚且正确"减少的有3人，增多的有2人，不变的有2；选择"多数正确"增多的有3人，减少的有4人；选择"完全正确"增多的有4人，保持不变的有3人。从总体的变化情况来看，前测选择"完全不正确""尚且正确""多数正确""完全正确"的总数分别为4、18、29、19，后测选择的总数分别为2、16、27、25。

　　自信心提升的主要表现为两点，首先是服务对象有通过自己的能力解决问题的知觉，其次是能够将这种知觉付诸实践。通过自我效能感量表（GSES）前后测结果对比可知，服务对象在自信心的知觉方面有不同程度的提升。通过访谈与观察，服务对象将这种知觉付诸实践的行为也有所体现。首先，服务对象愿意在社工面前承认问题的存在。"我现在是自己一个人居住，领着低保。没有固定的职业，以前摆过地摊卖东西，那时候很艰苦。我得了这个病，有时候交流起来有障碍，但是没办法，要生活。我喜欢看书，不过买不起书，现在就可以来这里（康复站）看……我一个人生活，家里的一切事情都是靠自己，我不会感到难过，至少我能够劳动。"（A4）社工会积极倾听服务对象的诉说，给予积极的引导。在小组开展中鼓励大家分享自己的经历与心理感受，再一同讨论，协助服务对象共同出谋划策，找到解决问题的适当途径，在一定程度上给服务对象提供了支持，增强了自信心。通过同伴、社工、家属等多方支持，服务对象能够承认问题，表示正在为出现的问题做出努力，这是拥有自信心的一种表现。其次，服务对象通过自己的努力解决问题。能否将自身已有的能力付诸实践去解决问题是衡量个人是否有自信心的考察标准之一。通过小组活动，服务对象在逐渐改变自己的行为来面对挑战，解决困难。首先，服务对象的活动由原来的个人活动逐步转变为更加主动地参与互动。不愿意和他人交流不仅影响服务对象心理与生理健康，也会对社会支持网络的构建造成不利影响，这源自服务对象对自我交际能力缺乏自信心。通过社工的介入，服务对象的集体性行为逐渐增多，说明服务对象愿意通过自己的努力来改善交际现状。其次是继续保持甚至强化通过能力来改变现状。部分服务对象持续肯定获取知识的重要性，得到社工、康复员等多方认同，在日后生活中不仅保持阅读，并且尝试扩充阅读面，希望通过阅读获取多方面的知识，从而能够充实生活，有能力面对生活中的困难。

通过效果评估，从子目标到总目标的实现情况可以看出，本次服务对象的自信心都有不同程度的提升。

第六章 结论与建议

能耐视角这种思维方式是对传统的问题视角的颠覆，为社会工作者和服务对象重新观察这个不完美的世界打开了一扇新的窗户，给社会工作以及残疾人服务工作带来了希望与意义。

一、结论

（一）能耐视角下精神分裂症康复者的自信心得到提升

1. 康复者相信自己有能力完成任务

当人有了目标，并且相信运用能力可以将个人目标付诸实践，这被视为自信。因此判断一个人是否有自信心，即判断他是否相信自己有能力面对挑战，完成任务。处于弱势的服务对象的确有可能欠缺自信心，社工关注他们的优势与能力而非聚焦他们的问题，这将减少其面对挑战的不适应感。通过不断发掘服务对象过去与现存的正向经验，对一件小的事情，给予服务对象肯定与鼓励，则可增强自信心，并作为服务对象后续自发行动的基石。有了自我肯定以及自我改变的内在动力，服务对象会在日后的生活中逐步尝试用学到的经验面对挑战，再获得正向的肯定，如此循环往复，强化自己有能力完成任务的信念。精神分裂症康复者在生活中遇到困难会与社工倾诉，在社工的鼓励下尝试面对困难并且一起寻找解决问题的途径，逐步建立自信心。社工鼓励其将学到的良好经验与自我发掘的能力运用到生活当中，同时调动周围的资源，鼓励家属、同伴、康复员等共同参与服务工作，在工作过程中让社工、康复员、同伴以及家属等相信康复者有能力完成任务，让康复者得到正向力量的支持，从而逐渐相信自己有能力完成任务。这是一个漫长的过程，但是通过一段时间的实践研究可评估出自信心提升的效果。

2. 康复者有面对挑战的能力的觉察

通过多方支持以及自我肯定、康复者自我改变意识逐渐加强，在面对困难和解决问题的过程中，精神分裂症康复者将不再采取逃避的思维与行动，而是有意识地运用自身的能力去解决问题，这种改变是自信心提升的效果。通过研究发现，当面临问题的时候，大部分康复者有过逃避的行为，也不会主动发掘自身潜能面对困难。经过社工介入，逐渐将自我能力的运用融入生活当中，经过多次的尝试，大部分精神分裂症康复者愿意通过自己的能力来做出改变。经过一段时间的多次训练与监督，精神分裂症康复者主动解决问题的行为逐渐增多，其行为背后意味着康复者意识到自己有能力去面对挑战、克服困难，主动做出改变。

（二）能耐视角下社会工作介入精神分裂症康复者的服务重点

1. 关注精神分裂症康复者的潜能，强调对人的尊重

问题视角下精神分裂症康复者被认为是问题群体，这很容易使社会对精神分裂症康复者产生种种误解与排斥。精神分裂症患者常被人贴上"病态""不正常"的标签，在参加康复训练的过程中有时候也因为发病而遭到异样的眼光，这对精神分裂症康复者的心理康复会造成不利的影响，不利于精神分裂症康复者的全方面康复。而能耐视角下的社会工作从积极的、优势的角度看待精神分裂症康复者的潜能与优势，有助于康复者自身、家属、工作者以及群众对他们的正确认识，从而逐渐减少各种偏见，为精神分裂症康复者营造一个公平公正的生存环境。小组活动前对精神分裂症康复者进行评估，挖掘潜能与优势，以肯定他们的能力与优势来开展活动，引导他们分享自己的生活经验，在相互交流中互相学习与彼此支持。

能耐视角下关注的是精神分裂症康复者的潜能与优势，因此社会工作者对精神分裂症康复者改变自己生活的内在能力要有信心，尊重他们，从而激发这种成长的积极活力。在小组活动开展的过程中，社工积极引导组员分享自己的生活经验与感受，在轻松的谈话氛围中，以倾听者、支持者的身份参与其中，给予精神分裂症康复者尊重与支持。

2. 激发精神分裂症康复者的自信心，拥有积极的自我评价

自我认知的形成过程，是通过对他人心目中关于自我印象的想象，以及对他人关于这一印象的判断和评价的想象，由此形成某种自我的感觉。因此，社会工作者关注和挖掘精神分裂症康复者的潜能与优势，通过把康复者潜藏的优势呈现给同伴、家属、工作人员等，让大家逐渐改变对康复者的认知，接纳康复者。这种对精神分裂症康复者态度

和行为的改变对康复者的自我认知、自信心的提升以及康复等各方面有着积极的促进作用，使得精神分裂症康复者个体对自我的认识和看法也开始持有一种积极的、乐观的自我评价，激发改变的动力与积极性，这对于精神分裂症康复者是十分有益的。

3. 社会工作者与精神分裂症康复者建立的平等关系，有助于提升康复者的自尊

社会工作者与康复者之间是平等的合作关系，这使得康复者的见解、感受与看法都能够被关注。在进行介入工作的时候，社会工作者从他们的真实需求出发，解决他们的问题。同时，精神分裂症康复者与社会工作者的平等关系，使得他们的尊严和人格不被忽视，他们的声望不被贬低。通过信任、鼓励以及与服务对象建立合作关系的方式，将有助于拉近社会工作者与精神分裂症康复者的距离。

首先，信任服务对象。社会工作者在服务开展的过程中与服务对象建立信任的关系，这有利于让社会工作者对服务对象改变自己生活的内在能力充满信心，从而激发服务对象成长的动力。也正是因为彼此间的信任，才能够在服务的开展过程中分享生活的经验，一方面给社会工作者提供了解服务对象的机会，同时也给予了服务对象一定的支持，提升他们在交流及生活上的信心。

其次，鼓励服务对象。能耐视角下社会工作者主要关注的是服务对象的兴趣、能力、知识和才华，运用工作技巧找出存在于服务对象身上能够有益于成长的潜能，不失时机地给予赞赏与鼓励，逐渐帮助服务对象发掘自身的优势，建立信心。

最后，与服务对象建立合作关系。在服务开展的过程中，社工扮演教育者、领导者、同伴等不同的角色，只有与服务对象合作，才能提供更好的服务。社工以合作者的身份面对精神分裂症康复者，以伙伴的角色与他们进行沟通，会有意想不到的效果。

在能耐视角下的社会工作介入精神分裂症康复者的服务工作中，将关注点聚焦于精神分裂症康复者所具有的潜能与优势，以及与其相关的资源，通过与精神分裂症康复者的合作，研究社会工作如何发挥这些优势资源在精神分裂症康复者生活中的作用，树立起他们积极的生活态度，使社会工作更加专业化、人性化。能耐视角也是一个赋权的过程，它倡导对服务对象的尊重，社会工作者扮演着合作者与促进者，而非权威人士的角色，强调服务对象"我能做什么""我要做什么"而非"要我做什么"。"残疾""病态"仅仅是精神分裂症康复者某项生理功能运行不良而已，但并不是全部，不能因此而忽视他们的潜能与优势。

因此，精神分裂症康复者的服务工作应该坚持能耐视角。一方面相信服务对象有内在潜能与优势，能够通过内在动力改变自我；另一方面相信服务对象拥有丰富的资源，在整个服务的过程中不断发掘优势资源并且运用其中，让服务对象能够保持这种良好的体验。当精神分裂症康复者从能耐视角看待自己时，他们对自身的病症也会有一种自我控制感，能够认识到自身的潜能，以及在身患疾病时依然具有使自己过上有意义的生活的能力与优势，从而更加自信地生活。

（三）精神分裂症康复者的自信心提升需引起专业人士的重视

通过对参加小组后精神分裂症康复者的访谈得知，康复者意识到建立自信心的重要性，也有这方面的需求，今后需要引起社工以及专业人士的重视。精神分裂症康复者缺乏自信心不利于他们融入正常生活，因为生活充满挑战，而面对挑战、实现目标需要拥有自信心。他们也意识到自信心的重要性，但是比较缺乏改变的能力，这就需要社会工作的介入。社工介入有助于改善康复者的自我认知，加强自我认可，从而让康复者产生通过自身能力去解决问题的信念，在"助人自助"的过程中逐渐提升自信心。

二、反思

能耐视角下，社会工作者立足于发现和寻求、探索和利用服务对象的优势和资源，引导他们以积极的心态面对生活中的困难与挑战，协助他们达到自己的目标，实现他们的梦想。能耐视角不同于问题视角，而是从积极的角度看待问题，避免了将问题的原因归咎于个人，消极地看待服务对象的缺陷能耐视角。强调社会工作者和服务对象的沟通与合作，强调服务对象的内在能力与外在资源，强调任何人都有改变的内在动力与能力。[1] 能耐视角下的社会工作介入，对丰富社工的工作模式和促进精神分裂症康复者的康复也有着重大的意义，但在开展实务过程中遇到的问题值得反思。

（一）对于能耐视角原则运用的反思

1. 能耐视角的应用应立足于服务对象的实际情况，发掘和利用其潜能

在实践的过程中，能耐视角可能会被一些人视为"心灵鸡汤"或

---

1 周沛、曲绍旭：《优势视角下残疾人康复中的专业社会工作介入》，《残疾人研究》，2011(1)：62-66。

者是积极思维的一种伪装，其实不然。能耐视角立足于精神分裂症康复者的实际情况，发掘、利用其潜能，促进精神分裂症康复者的康复。但是在小组工作的开展过程中有一些不可避免的问题，能耐视角侧重于潜能的发挥，但是没有否定其本身的问题。对于服务对象本身那些阻碍信心提升的问题，社会工作者通过与服务对象、家属以及相关工作人员沟通，不断鼓励以及肯定服务对象的正向行为与价值，将组员在小组内体验到的良好经验进行回忆与巩固，鼓励其在生活中能够独立运用，从而使这些问题在整个服务的脉络中得以解决。对于那些与潜能反向的问题，笔者则较少关注，而是将注意力转向"希望学会做什么"以及"能做什么"的问题，引导他们走向改变之路。在实践中，社会工作者最大的变化就是在对待服务对象的方式上，通过在充满负面情绪的内部和面临挑战的外部环境中发掘服务对象的潜能、优势和希望，这让社会工作者对服务对象的理解与认识更加地深刻。

2. 服务过程中应与精神分裂症康复者建立平等合作的伙伴关系

社会工作者与康复者之间是平等的合作关系，这使得康复者的见解、感受与看法都能够被关注，那么在进行介入工作的时候可以从他们的真实需求出发，解决他们的问题。同时，精神分裂症康复者与社会工作者的平等关系，使得他们的尊严和人格不被忽视，他们的声望不被贬低。伙伴关系这一原则不仅仅要求社工与服务对象合作制定助人计划，还需要在助人的过程中分享权力和决策。在开展小组的过程中，服务的目标需要根据服务对象的需求来制定，在活动计划的执行过程中，为了实现伙伴关系这一目标，也要求社工要拓宽助人的边界。由谁决定小组开展的目标？由谁决定小组开展的时间持续多久？由谁决定小组开展的地点？由谁决定两次小组活动开展之间是否还应该开展一些必要的个案？这些问题旨在让助人关系更具有合作性。通过信任、鼓励以及与服务对象建立合作关系的方式将有助于拉近社会工作者与精神分裂症康复者的距离。

3.整合各个层面的优势资源并运用到精神分裂症康复者的服务工作中

在开展小组工作的过程中，社会工作者整合各个层面的优势资源并运用到精神分裂症康复者的服务实践中。在整合的过程中，个人的潜能方面比较容易掌握，通过一定的沟通与技巧能够让精神分裂症康复者认可以及肯定自身的能力。与个人层面相比，家庭和社区层面的资源利用阻力比较大，这与社会人士对精神分裂症的认知以及国家政策相关。家属认为患了病就是一个病态的人，会低估他们的能力，认为他们在家里面帮不上忙，也不愿意主动和他们说话，即使说话也只是简单的日常对话。同时，由于获得正式组织的支持比较少，精神分裂症康复者康复工作的进展还十分缓慢，希望精神分裂症康复者的康复工作能够得到家属的配合、社区的支持以及政府部门的关注。

4.将康复者发掘的能力与优势进行运用

社会工作者要引导与鼓励精神分裂症康复者按照自己的意愿去运用发掘或者学习到的能力，通过双方共同努力，使得精神分裂症康复者学会运用自己的优势与能力去实现目标。首先，社会工作者要通过辅导的方式来教导他们加深自我认知，建立自我意志，发挥潜在的能力去解决问题；其次，在帮助精神分裂症康复者了解自身的能力与资源以及如何去实践的途径后，社会工作者要提供服务，协助他们渡过难关。在此期间，社会工作者要不断地给予鼓励与支持，使得服务对象从中获得能力和经验去克服困难。最后要保护，即强化支持，防止服务对象受到伤害。只有将自身的优势与学到的能力加以运用，独立地将其运用到生活中，才能算是达到"助人自助"的目的。

（二）对于提升精神分裂症康复者自信心实践的反思

1. 信心的提升是一个曲折的过程

自信心的提升是一个曲折的过程，而非一蹴而就。首先，社会工作强调要将在小组中学到的经验服务于生活，运用到日常生活当中。同时要对服务进行跟进，以保证服务效果的延续性。其次，能耐视角下的社会工作服务将会是一段历程，本次自信心提升的服务只是这段历程中的一个比较完整的片段，在服务的后期如何满足在本次小组中组员提出的新需求，跟进后续服务，是否能够为精神分裂症康复者提供更加全面的服务，这对于总体的服务效果而言是需要持续关注的。

2. 社会工作者提升工作技巧，结合个别辅导，培养服务对象能耐视角的思维

主要有以下几个方面：第一，社会工作者能否获得服务对象的真实情况与真实的心理感受，这与沟通技巧有很大的关系。要清晰地向服务对象传递这样一个信息，你并非试图改变他们，或者做出负面的判断，而是肯定他们的能力与行为，并和他们一起实现目标。第二，需要掌握一定的干预技巧——聚焦，精神分裂症康复者在分享时很容易谈及一些与活动目标无关的话题，根据自己的意愿来进行分享。社会工作者此时在表达同理后要及时聚焦主题，实现提升自信心的工作目的。第三，小组工作是为了解决组员的共同问题而设立的共同目标，但由于组员的差异性，难以保证每个人都愿意在小组内表达自己的心

声，有些组员更愿意单独交流感受，这就需要个别辅导。小组结束后创造一个能够单独交流的安全氛围，更有利于服务对象打开心扉。第四，能耐视角自身不会带来积极的效果，要协助服务对象将能耐视角作为一种思维习惯，从有意识到无意识地运用，才能发挥能耐视角的作用。社会工作者首先要协助服务对象将能耐视角作为一种信仰，相信未来与希望。然后要关注特定情境中的潜在资源并发掘这些资源，最后依照能耐视角开展工作。而自信心的提升需要社会工作者和精神分裂症康复者共同关注自身的潜能与优势，有意识地运用自身的能力去实现目标。

（三）研究的局限

在研究的过程中，资料的收集、分析以及诠释的能力，都尽可能地回应研究目的，但是仍不免有一些限制。首先，实践初期因没有建立牢固的信任关系，部分服务对象不愿意配合完成调查问卷或者应付式完成问卷，因此问卷回收有效率低。其次，研究者接触精神分裂症康复者的时间并不长，运用所学的知识设计服务、提供服务，与服务对象共同参与，观察以及分析他们，都需要沟通技巧以及专业知识的支撑，这一直都是研究者在研究过程中不断克服的一个难题。最后，本研究以康复站为平台，希望着重于康复机构的经验探究，未来关于能耐视角的社会工作可以跨越不同的康复机构，了解共同的经验是什么，又各具有什么特色。能耐视角下的社会工作服务是一段历程，本次的小组工作只是这段历程中的一个片段，在服务的后期如何满足在本次小组中组员提出的新需求，跟进后续服务，是否能够为精神分裂症康复者提供更加全面的后续服务，这值得进一步研究。

三、建议

（一）社工自身要树立能耐视角的理念

理论是实务的依据与标杆，理论与实务之间存在着相互辩证与融合修正的互补功能与角色。理论探讨了现实的可能性，为实务的开展提供了可操作性的指导。在社会工作领域，立足于服务对象优势的观点已经成为毋庸置疑的准则，在社会工作的实践中开启新的模式，因此丰富能耐视角的理论内涵，形成以能耐视角为指导的工作思维模式，是对传统社会工作实践的一次飞跃。在开展实务的过程中，需要解决理论与实务相融合的问题，解决实务过程中会不断遇到新问题，而且服务对象从自我认知到自我认可是一个曲折的过程，因此需要系统、科学地开展服务工作。良好的理论基础是开展科学实践活动的必要前提和重要保证。

（二）整合运用社会工作的方法

精神分裂症康复者的自信心提升是一个复杂的系统，涉及康复者自身、家庭、社区等多个层面，多种工作方法相结合才能够更加有效地达到目标。因此，能耐视角下精神分裂症康复者的服务工作需要坚持个案工作、小组工作以及社区工作相结合。通过个案工作，可以协助精神分裂症康复者及家庭充分认识到康复者自身所拥有的潜能与优势，在此基础上通过个别化的训练方式来发挥家庭对康复者的支持作用，从而重新构建良好的家庭环境。小组工作与社区工作具有相似性，构建了人为的社会环境，康复者在构建的环境中尝试、分享经验，共同寻求解决问题的办法。通过小组工作，精神分裂症康复者可以在同伴间共享，相互学习，在一定程度上缓解了心理压力。社区充满资源，通过社区工作，调动社区中的资源积极参与到关注精神分裂症康复者的服务工作中，加强社会对精神分裂症康复者的了解与关注，为其营造一个接纳、轻松的社会环境。由于社区是个人社会化的重要场所，因此加强社区工作，帮助康复者达到重返社会、适应社会的目标具有重大意义。

（三）完善社会支持网络体系

社区支持不单是开展一些帮助精神分裂症康复者的知识讲座或者康复娱乐活动等，而是要完善由康复者家属、同伴及社会成员组成的较为完善的社会支持体系。首先，精神分裂症康复者在活动的过程中获得同伴支持，这也是小组工作的功能之一。其次，动员家属和康复者共同参与活动，通过改善家属与康复者的互动来改变家属的消极观念，积极配合治疗，树立正确的责任心态，通过营造良好的家庭环境协助精神分裂症康复者实现更加全面的康复。最后，通过相关的宣传活动使社区成员认识到精神分裂症并不是"不正常""可怕"的，并正确地对待他们。

附 录
"能者是福"小组计划书

一、活动背景

H 街道残疾人社区康复站为了丰富残疾人的业余文化生活，开展了多项趣味活动：残疾人在康复站进行阅读，也可以下棋、打牌、聊天，康复站的专职委员与大家一起唱歌、跳舞、练健身操，这不仅丰富了残疾人的业余生活，也使残疾人融入社会。虽然康复站的活动定时开展，也比较丰富，但是内容都是属于康乐性质的，对于康复者的自我认知以及自我发展方面的提升不大。同时经过观察与沟通了解到，来参加活动的精神分裂症康复者很少和其他人交流，这不利于康复者的全面康复。

为了让康复者加深自我认知，促进自我发展，更加主动地与他人交流，了解自身的潜能以及将其潜能与长处运用到生活当中，体会到能耐视角对自身的康复的有利影响，笔者将开展一系列以探究组员自身潜能和长处的小组活动，通过挖掘他们的潜能和长处，从而提升他们的信心，让他们更加积极地应对生活。

二、小组名称

"能者是福"小组

三、小组性质

发展性小组

四、小组目标

总目标：挖掘组员的潜能，提升自信心。

分目标：进一步加深对自我潜能的认知，包括自我初步认识、能力发掘、价值取向、学习知识和团队合作五个方面。

五、小组人员

工作人员：苏成娇　朱荻　施元玲

组员：H街道残疾人社区康复站的精神障碍康复者

六、小组规模

6至10人

七、团体活动时间

10月至11月（每周三下午），一共5小节活动，每次45分钟

八、理论支持

能耐视角指导社会工作在开展服务过程中以一种全新的视角来协助服务对象，通过不同的手段与方式进行运用，达到不同的服务效果。能耐视角是社会工作实践的一个新的取向，社工在运用能耐视角时倡导通过与服务对象确定一种平等、合作的关系，发掘服务对象症状背后的能力和需求，培养服务对象对痊愈的希望与积极的心态，引导服务对象利用这些能耐将自己的成功之处扩大，并将这种状态与服务对象的社会支持系统和服务对象对未来的希望连接起来，让服务对象更好地生活。基于以下三方面，能耐视角认为应该把视线焦点放在人的价值性以及资源的有效性上。

1. 能耐视角认为人是寻求改变的。当一个人面对困境的时候，不会直接就进入消极的状态，而是无论在心理还是行动上都要经过一定程度的抗争和应对。那么就残疾人而言，无论是先天残疾还是后天致残，残疾人对自身的状况都有一个从发现、接受到寻求改变的过程，而在寻求改变的过程中，一部分人走向自我认同和自我价值的实现，也有一部分人滋生出消极"认命"的心态，在努力改变与安于现状之间徘徊。但是，不管是哪种情况，不容忽视的是源自他们内心寻求改变的动机。

2. 能耐视角相信人都是有潜能的。每个人都有能力和条件去解决

自身所面对的问题。这种能力包括已经显在的能力和容易被社会工作者甚至服务对象本人所忽视的潜能。面对残疾人的能力问题，无论是残疾人自己及其亲朋，还是社会工作者及社会大众，都将关注点放在了"残疾"所带来的某些方面能力的缺失上，而忽视了残疾人在"残疾"这一困境中努力生活所体现出来的强大能量。

3. 能耐视角关注潜能与资源。基于不同的能力、经验和环境，每个人都拥有自己的潜能和资源。社会工作者在协助服务对象解决问题时，首先就要依赖于他们自身的潜能和资源。关于康复者的潜能和资源问题，康复者只是在生理或者心理某一方面存在劣势，其不同的生活环境、人生经历以及性格特点等，在潜移默化的过程中，形成了每个人拥有的资源和潜能。

九、具体活动安排

第一节

目标：1. 介绍小组功能、性质，让大家熟悉流程。

2. 增进小组成员彼此间的了解，让小组成员认识其他人。

3. 肯定组员的家务能力，建立信心，并鼓励组员在生活中保持做家务。

环节	目标	内容	备注
开场白 (5分钟)	让组员了解小组的功能、目的以及小组流程	主持人开场介绍小组的功能、目的以及小组流程	一定说明保密原则
组员自我介绍 (10分钟)	促进小组组员间的相互了解	1. 所有小组组员坐在凳子上并围成一个圆圈 2. 主持人先自我介绍，然后将手中的花给下一位组员，请组员介绍自己 3. 当第二位组员介绍完毕后，由她（他）把花朵传给下一位组员，并可以请对方说出自己的名字。对方接到花朵后说出传递花朵组员的名字，然后再自我介绍	物资：花朵
你做我猜 (20分钟)	通过游戏让组员回忆自己在家做过的家务劳动	1. 请每一位组员在纸上面写下自己在家经常做的家务劳动，不能给别人看到 2. 请一位组员上来做表演者，再请另一位组员上来做猜谜者，表演者按着自己写的家务劳动进行表演，然后由另一位组员猜，猜中即记为一分，每组游戏时间1分钟	物资：黑板、油性笔1支、白纸10张、笔10支
分享总结 (15分钟)	让组员进一步认识自己的优点与能力，总结本次活动内容	主持人总结本次活动，肯定组员在本次活动中不断发掘自身潜能的过程，并且鼓励组员将这种好的体验运用到生活当中	

第二节

目标：1.加强组员间的互动。

2.帮助服务对象澄清自己的价值。

环节	目标	内容	备注
开场白 (10分钟)	让组员了解本次的活动内容	主持人回顾上次活动内容，讲述本节活动的安排	
温柔按摩 (10分钟)	热身活动，拉近彼此间的距离	1.小组组员围成一个圆圈，将双手搭在前一位组员的肩膀上，随着轻柔的音乐进行按摩 2.两分钟后，所有成员向后转，再一次进行按摩 3.音乐停止后，组员间相互道谢	物资：轻柔的音乐、音乐播放器
我能做什么 (25分钟)	加强组员对自我能力的肯定，使组员有一个机会认识自己，发掘自己的价值	1.组员在纸上面写出在家里面曾经完成的家务，思考完成这些家务需要哪些技巧，并将之列举出来 2.回想一次做过的家务中让你快乐或者感动的地方，与大家一同分享，并分析在这次的经历中显示出你的哪些价值 3.主持尽可能地引导组员发表自己的感受与想法，引导组员意识到自己在完成家务时以及在生活中的价值	物资：白纸10张、笔10支

续表

环节	目标	内容	备注
分享总结 (15分钟)	让组员回顾自己的价值取向，并且总结本次活动的感受	1. 主持人总结本次活动，引导组员回顾自己的价值取向，肯定并且鼓励这种好的价值取向，将其积极的价值取向融入生活当中 2. 布置家庭作业：每位组员回家收集生活小技巧，下一节在活动中分享	

第三节

目标：让组员了解到知识在生活中的重要性，将学习知识融入平日的生活当中。

环节	目标	内容	备注
开场白 (10分钟)	让组员了解本次的活动内容	主持人回顾上次活动内容，讲述本节活动的安排	
知识海洋 (15分钟)	让组员重视知识的积累与学习	1. 每一位组员按照自愿的顺序将自己准备好的生活技能和大家分享，组员分享时要阐述自己学习到这门生活小技能对自身的受益之处 2. 主持人做最后的陈述，强调知识对生活的重要性	主持人鼓励组员多分享不同方面的知识

244

续表

环节	目标	内容	备注
见多识广 (15分钟)	进一步加深组员对生活常识学习的兴趣	1.每位组员抽取一张纸条，一张纸条上面有两个知识问答题目 2.思考5分钟，组员可以相互交流，请其他的组员帮助解答。5分钟后每位组员和大家分享题目与答案，并且感谢帮助解答的组员	物资：带有题目的纸条10张
分享总结 (10分钟)	让组员重视知识在生活中的作用	主持人总结本次活动，引导组员认识到知识的重要性，将学习知识融入平时的生活当中，将知识发展成为个人的一种优势	

第四节

目标：认识到团队的重要力量，意识到碰到问题时，身边的朋友、家人会是自己坚实的后盾。

环节	目标	内容	备注
开场白 (10分钟)	让组员了解本次的活动内容	主持人回顾上次活动内容，讲述本节活动的安排	注意提示这是最后一节，处理离别情绪

续表

环节	目标	内容	备注
树叶贴画 （20分钟）	通过共同努力，获得成果，了解分工和协作的重要性	1. 事先捡好一定数量的树叶，准备彩纸以及胶水，由大家各取所需 2. 将所有组员分成3组，每组2—3人不等。原则上自由结合。（工作人员一人负责一组） 3. 要求每组利用现成的树叶与工具分工完成一幅图画作品，并且推出一名代表为这个图画讲故事、寓意等（全部完成后按完成顺序发言） 4. 相互评价对方的作品、故事 5. 分享刚才活动的感受	
赞美 （10分钟）	学会欣赏他人的优点并且看到自己的行为在他人眼中的表现	1. 所有组员对刚才自己的表现写一份优劣得当的评价，不用向他人展示 2. 根据刚才制作的经历，对自己所在小组的组员分别夸奖，要求符合事实，并且是刚才经历中有所体现的（被评价的人不能回应） 3. 根据组员评价以及自我评价做出分享	
分享总结 （10分钟）		每个人说出刚才体验的感受	

第五节

目标：认识到团队的重要力量，意识到碰到问题时，身边的朋友、家人会是自己坚实的后盾。

环节	目标	内容	备注
开场白 (10分钟)	让组员了解本次的活动内容	介绍本节活动的主要内容,鼓励组员积极投入活动中	注意提示这是最后一节,处理离别情绪
自我称赞 (20分钟)	让组员、家属以及工作人员肯定组员的能力与优势,帮助组员更加认可自己	1. 请家属与康复员分别对组员平时的优秀品质以及个人才能方面给出积极评价 2. 组员自己再分别回答以下三个问题: A. 你最满意自己身体或者是相貌的哪个部分? B. 在个人品质方面,你认为自己什么品质最突出? (个人品质:诚实、大方、勤劳、诚信、乐于助人、乐于奉献、吃苦耐劳、善良、真诚、勇敢、和蔼可亲) C. 在个人才能方面,你最喜欢自己哪个方面? (个人能力:书法好,歌唱得好,跳舞跳得好,字写得漂亮。运动项目强:篮球、羽毛球、足球、乒乓球、排球等,组织能力强) 3. 成员举例分享自己具有的品质和才能 (成员只需要给自己积极正面的评价,不要谦虚)	

环节	目标	内容	备注
分享总结（10分钟）	强化组员的自信心及积极人生态度；通过回顾历程来总结经验，改正不足	1. 工作者引导组员再次意识自信心的重要性。 2. 工作者引导组员对整个小组活动进行回顾，鼓励组员提出意见和建议。 3. 感谢组员的参与，处理离别情绪	
检测成效（10分钟）	检测小组成效	组员填写评估表	

十、特殊情况处理

1. 需要和康复员老师商定活动过程中的热身运动，其运动强度要在组员可接受的范围。

2. 当组员出现发病的情况，由康复员进行现场处理，其他工作人员安抚组员的情绪。

3. 对于未出席的组员由工作人员充任，在事后与未出席的组员沟通不来参加活动或者不愿意参加活动的感受。

4. 如果活动未能按照计划书进行或者活动效果不佳，当天应及时进行督导与反思。

5. 由于各种原因未能按时开展或者取消活动，事先通知康复员，由康复员通知组员并安排活动。

十一、评估方法

1. 在小组最后一节，各组的分享及意见。

2. 小组开展过程中工作人员进行观察、记录与分析活动情况。

3. 从出席率、组员参与活动的情况来分析。

4. 通过问卷以及访谈来了解组员对活动的感受与意见。

社会工作提升精神障碍症康复者自我效能感的研究

——以 X 康复会所"向新力"小组为例

作　　者：丁冰玥

指导教师：马居里

写作时间：2018 年

第一章 导 论

一、研究背景

　　精神障碍指的是大脑受疾病影响出现功能失调，并且同时伴有行为、思维模式等方面的异常及社会功能水平的下降[1]。2009 年，中国疾病预防控制中心公布了一份调查报告，这份报告显示，我国已经有 1 亿人以上的精神疾病患者；而 2013 年的另一份报告则显示，我国糖尿病患者人数高居世界首位，为 1.39 亿。这表明，在我国精神疾病开始变为高发性疾病，开始变得普遍且数量庞大。导致精神障碍症成为疾病发病率第一的原因包括以下三方面：首先是普遍性，平均 5 个人中就有 1 个精神障碍症患者；其次是永久致残性，精神障碍症的永久致残性为 4%—5%，也就是说，20 个精神障碍症患者中就有 1 个成为永久残疾；最重要的原因是发病时间早，50% 的病人从 14 岁开始患病，75% 的人从 24 岁开始患病。由此可见，精神康复的任务非常艰巨，但是目前我国所拥有的医疗资源还不能满足患者的需求。并且，一直以来，媒体和大众将许多正常的社会现象"泛精神病"化，同样

1 李建明主编. 精神病学第一版 [M]. 北京：清华大学出版社 2011：22.

253

会导致社会大众对精神障碍症群体的误解加深。这种误解和歧视，对精神障碍症患者的影响远远超过了疾病本身。

社会对精神障碍症患者的歧视分为两种：一种是社会大众对于患者的歧视，另一种就是污名化催生出的耻辱感和自我歧视。而第二种往往对于精神障碍症患者的伤害和摧毁更为可怕。疾病对于一个家庭的影响不仅仅是经济上的负担，还包括了照顾的压力、忍受社会歧视的精神压力等。当前，精神障碍症患者的治疗模式逐步向药物、心理与社会的综合模式转变。随着社会工作介入领域的多元化，其对精神疾病领域的介入也开始愈加重视，社工也开始成为精神康复领域不可或缺的一部分。同时，社会工作的介入能够帮助精神障碍症患者更好地实现心理社会的综合康复，促使其再社会化，重新回归社会，过上较为正常的生活。所以，社会工作介入精神疾病领域就显得更为重要。

精神康复者在经受一定时间的院舍治疗和家庭康复后，因为远离社会而与社会产生不同程度的脱节，同时也会出现社会功能的下降，躯体的病理性变化等。如何使精神康复者通过改变自我认知，学习社会交往和生活与职业技能，提升自我效能感，为提升社会功能打下基础并最终适应社会，重新回归社会，是本研究的意义所在。

二、研究目的

为了能够给康复期的精神障碍症患者提供专业的社区康复服务，减轻患者及其家庭的精神压力，本文的研究以昆明市 X 精神康复会所为依托，以会所中的精神康复期会员为研究对象，观察和测量小组成员自我效能的状况和影响因素，并通过专业的干预方法，提升其对自身能力的自信，从而使患者的自我效能感得到提升，为更好地适应社会打下基础。

三、研究意义

从现实意义上来看，经过长期住院或者家庭康复的精神障碍症患者，处在与社会脱节、社会歧视、家庭支持缺乏的境况，常常敏感自卑，负性情感多，处理日常生活事务能力差，生活满意度低，自我效能差。需要进行社区康复的康复期精神障碍症患者数量与日俱增，但是社区康复的资源和配置并没有跟上患者数量的增长速度，这就造成了大量需要进行社区康复的患者并不能接受良好的康复服务，所以这就迫切需要社工的介入。而在社会工作介入这一群体提升其自我效能感的方面，是否能介入、该如何介入、介入的效果如何，这也正是笔者选题的现实意义所在。首先，社会工作介入精神康复领域的过程中，通过一系列专业服务，能够有效提升患者自我效能，提升康复水平；其次，在我国精神卫生资源短缺的情况下，社会工作的介入能够连接院舍康复和社区康复，整合资源，更加有利于患者的康复；最后，通过心理－社会干预，促进其自我效能感的提升，能够帮助康复期患者更好地适应社会，是患者再社会化的重要途径，患者在经过专业的社会工作手段的干预之后，能够重新适应社会，减轻经济和心理负担，提升其生活质量。

从理论意义上来看，首先，精神障碍症患者的康复往往受到生理、心理和社会的多因素影响，封闭式治疗并不能帮助精神康复群体回归社会。本研究通过专业的社会工作干预手段，提升精神康复群体的自我效能感。在理论上，有助于推动探索适合社区康复的小组工作模式；其次，研究结果也有助于推动政府对精神障碍症群体的重视，推动相关政策的提出。

第二章　文献综述

在精神康复的研究领域中，多数研究都集中于医学方面，即通过药物主导加康复训练来提升精神障碍症患者的康复水平。故本研究在前期阅读文献时首先通过阅读精神康复的相关研究，参考国内外学者的研究结果，对精神康复的种类及手段有总体的认识；其次，通过对社会工作介入精神障碍症群体相关文献的研究，总结出社会工作在精神康复领域具有不可替代的作用，其是对传统院舍治疗的补充和对社区康复的发展，各界学者对于自我效能概念的运用证明了自我效能对于精神康复的作用；最后，文献研究回归到了本研究的中心，即社会工作如何通过介入精神障碍症患者，提升其自我效能感，以期达到更好的康复。

一、精神康复的相关研究

在医学领域中，康复指躯体、心理和职业能力的综合恢复。躯体康复，指的是患者恢复身体器官的正常功能，比如车祸后的复健、失明失聪的治疗等；而精神康复则是通过专业的干预手段，提升患者由于疾病导致的社会功能的下降[1]。精神康复中包含三项主要内容：社会功能的训练、全面的康复和最终回归社会。社会功能的训练包括心理干预、躯体康复、交流沟通、生活技能、职业培训和社会适应活动等方面的训练；全面的康复则是使患者在心理、生理和社会适应上实现全面康复；最终让患者能够回归社会，过上正常的生活[2]。

目前媒体对于康复期精神障碍症患者的报道较少，社会大众也对其缺乏了解。精神障碍症患者常年往返于家和医院，长期的封闭式治疗导致其缺乏外部沟通。故而进入康复期之后，患者往往会出现无法融入和适应社会的现象。同时，经济压力、家庭成员之间的不良沟通和社会歧视都会导致抑郁和焦虑等不良情绪的恶性循环。因此，许多康复期精神障碍症患者往往就被挡在了重返社会的最后一公里，产生强烈自卑、抑郁和焦虑等情绪，不利于患者康复。[3]精神疾病的发病是由于受到社会生活各方面压力和压迫造成的，在复杂的社会环境和交错的社会角色定位中，患者很容易进入思维的死胡同，患上强迫症、抑郁症等精神疾病。患者不仅深受疾病带来的身体和心理上的痛苦，同时也会产生难以适应和融入社会的问题，因此不仅要有药物治疗和心理疏导，也必须重视恢复患者正常工作和生活能力的服务。[4]

1. 香港精神康复的发展经验：香港在 1988 年对精神健康条例作

---

1 贺婷. 社区精神康复模式及其特征分析——以广州利康家属资源中心为例 [D]. 广州：中山大学，2009.

2 李从红，李素霞. 以实现"和谐共生社会"为目标的日本精神康复[J]. 国际精神病学杂志，2015（02）：25.

3 刘继同. 医务社会工作导论 [M]. 北京：高等教育出版社，2008：17-26.

4 赵宝龙，沈静静，施永斌等. 精神分裂症患者家庭干预的三年随访 [J]. 中华精神科杂志，2000（33）：233-236.

了修订，重点提及精神疾病患者的医疗、社会康复及教育与训练。在香港，除了精神障碍症患者在发病期需要进行院舍治疗外，大多数精神障碍症患者进行的是社区康复。患者在急性发病期入院治疗，进入康复期之后，便转为社区康复，形成了由医生、心理康复师、护士及社工综合介入的康复模式[1]。

2. 台湾精神疾病社会工作的发展：台湾早在20世纪50年代就进入了精神疾病社会工作的开创期，在70年代开始理论培训。从1993年到目前为止，都处于发展期。而社工参与的精神康复服务则到了80年代之后才有所发展，之后，随着管理主义在医疗体系的运用，导致了精神健康社会工作者在专业伦理和绩效方面面临着两难的尴尬境地。目前，台湾精神疾病康复重心向社区转移[2]。

二、社会工作介入精神康复群体的相关研究

精神康复的最终目的是为了让患者回归到社会，过上正常人的生活。对社会工作介入精神障碍者康复的研究非常多，涉及面也较广，并不仅仅局限于提升患者生活技能方面，在提升其社会支持方面也有颇多研究。有的研究者认为，社会工作介入精神康复的过程并不仅仅是促进患者生物康复的过程，更是帮助其解决在回归社会中所遇到的问题，例如人际交往与社会功能方面的恢复等。另一些研究者则是对其介入的阶段进行研究，包括入院前的心理适应、院舍治疗中的功能

1 杨颖. 香港精神康复服务 [J]. 中华护理杂志，2004（01）：05.

2 吴际，万心蕊. 台湾地区两类精神障碍康复机构服务理念和内容的介绍 [J]. 中国心理卫生杂志，2016（12）：10.

训练辅助、出院后的社区康复训练等。也有一些研究者认为社会工作介入精神障碍症患者的过程中，其工作的理念和原则很重要。因此，有的研究者认为，在精神康复领域，社会工作的介入重点就是增权和提升他们的能力[1]。而增权并不仅仅指对精神障碍症患者的增权，同时更是对于其所在社区的增权。在提升精神障碍症患者的能力过程中，很重要的一部分就是发掘他们的能力和个体优势。研究者们还关注社会工作在介入精神障碍症患者过程中的不足之处，并针对这些不足提出改进建议。

（一）国外相关研究

在国外，对于精神障碍症患者的康复采用的正是社会工作的理念，即增能和增权。这是因为许多社会工作实务研究的出发点也是提升服务对象的能力、帮助其恢复正常的生活。也有一些研究者认为公平和合理的社会环境对服务对象有很大的影响。一些研究认为，提升服务对象的能力，使其恢复正常的生活状态是社会工作最基本的理念。

国外关于社会工作在介入精神康复领域的研究在不同时期有不同的研究视角。首先是精神分析的视角。在这一视角下，精神障碍症所导致的"无意识过程"成了研究重点，精神分析视角兼顾了病症的治疗和病症导致的"无意识过程"。精神分析运用催眠、自由联想、梦的分析和移情四种技巧来发现这种"无意识过程"。其次是社会支持网络理论视角。这一视角认为精神障碍症患者的康复不能仅仅依靠药物治疗，应该同时加入心理和社会的干预；然后是优势视角，优势视角强调对服务对象的问题进行积极正面的看待，用优势而非问题的视

---

1 傅芳萍. 增权理念在社区精神康复服务中的运用 [J]. 法制与社会，2013(03)：05.

角看待案主。再次是社会功能视角。这一视角认为精神障碍症导致了某些社会功能无法充分实现，例如，患者无法很好地承担其应该承担的责任。最后是社会工作介入社区视角。美国的社区精神疾病防治康复工作中，强调重视社会工作者在介入精神障碍症患者的过程中发挥的重要作用，社会工作者在不同类型的精神健康服务工作中都是不可替代的一部分[1]。

（二）国内相关研究

社会和媒体对于精神障碍症患者贴上的不良"标签"，使得许多处于康复期的精神障碍症患者存在不同程度的自卑心理，这使得他们对社会交往产生恐惧和抗拒。而长期院舍化的固定生活能够给予康复者以安全感，导致了他们宁愿以医院为最终归宿，也不愿意回家——虽然他们偶尔也会对医院以外的世界产生向往[2]。在社会工作介入精神康复领域的研究中，普遍认为社会工作能够帮助精神障碍症患者实现更好更全面的康复。一些学者试图从患者及其家属以及康复治疗师的角度来实践社会工作的介入模式[3]。而另一些学者则是注重精神健康社会工作方面的政策缺失及其带来的问题[4]。还有一些学者提出以社区为本、以家庭为核心的社会工作介入模式，认为应该以能力视角作为介

1　丁振明.社会工作介入精神病院康复模式的探索[J].福建医科大学学报（社会科学版），2011(2)：26-31.

2　傅芳萍.增权理念在社区精神康复服务中的运用[J].法制与社会，2013(7)：79-80.

3　丁振明.社会工作介入精神病院康复模式的探索[J].福建医科大学学报（社会科学版），2011(2)：26-30.

4　刘继同，孔灵芝，严俊.中国特色医务社会工作实务模式建构的战略重点与发展策略[J].医学与社会，2010(6)：8-10.

入的指导[1]。

三、自我效能的相关研究

（一）有关自我效能概念的研究

1977 年班杜拉发表的《自我效能：关于行为变化的综合理论》一文中，首次出现了自我效能这一概念，但其对自我效能概念的界定前后有所变化。20 世纪 80 年代以前，班杜拉把自我效能感定义为"关于人们对完成某个特定行为或完成某种结果所需行为的能力信念"；在 80 年代后期，班杜拉又将其定义为"对影响自己的事件的自我控制能力的知觉以及作为一种对认知、社会和行为等技能的整合行动过程的自我生成能力"；90 年代，班杜拉又将自我效能定义为"人们对其组织和实施达成特定成就目标所需行动过程的能力的信念"[2]。综合不同时期对于自我效能的概念界定，所谓自我效能，指的是人们对自身是否能够成功地达到某个特定目标所做的预期、信念，以及所需的能力[3]。

（二）有关自我效能应用的研究

自我效能这一概念在被班杜拉提出后，许多学者在各个领域开展了广泛研究，目前，有关自我效能的研究大多集中在学校教育、临床心理学、职业指导、组织管理、体育运动等领域。随着研究范围的进

1 童敏. 从能力视角开展精神障碍者康复 [J]. 中国社会报，2007(06).

2 班杜拉. 自我效能：控制的实施 [M]. 上海：华东师范大学出版社，2013：247.

3 郭本禹，姜飞月. 自我效能理论及其应用 [M]. 上海：上海教育出版社，2008(03)：57.

一步拓宽，也说明自我效能在各个领域中发挥越来越重要的作用。

1. 自我效能与学校教育

班杜拉的自我效能概念在学校教育中的应用较为广泛，教育的最终目的，是希望将学生培养成能够积极寻找并加工知识和信息的人，教育最终是要培养其终身学习的能力，在这一过程中，学生主观能动性的发挥是核心[1]。自我效能高的学生，在遇到困难时会做出更大的努力，坚持的时间也更长，并且由于自我效能促进了旨在提高教育能力发展的学习活动的进行，所以对学生的学业成绩也同样有影响。一些研究也表明，高学业的学生自我效能成绩通常较好[2]。

2. 自我效能与临床心理学

在临床心理学中，自我效能理论通常与社会认知理论配合使用，笔者在综合阅读文献后发现，高自我效能感能够有效抑制焦虑水平、恐惧感、抑郁性想法等，同时也在成瘾行为矫治中发挥了重要作用。

3. 自我效能与职业指导

职业自我效能是指人们对自身是否能够承担相关职业而所需的能力的判断和评估，是一种具体的对自身能力的信心或预期，这也是自我效能概念在职业生涯领域的具体运用[3]。

4. 自我效能与自我管理

自我效能在组织管理方面的运用是指个体对其实现管理领域内的

1　姜飞月. 自我效能理论及其在学校教育中的应用 [J]. 宁波大学学报（教育科学版），2001(23)：21-23.

2　郑海燕. 初二学生知觉到的教师期望、自我价值感与自我效能的关系研究 [J]. 应用心理学，2004（3）：23-27.

3　金树人，许宏彬. 生涯咨商介入策略对中学生认知复杂程度与生涯自我效能的影响 [J]. 教育心理学报，2003(35)：99-120.

特定目标所需能力的信念。管理自我效能如何，将会影响到对个体行为和环境选择、目标设置和完成任务的动机水平、思维模式和情感反应模式，因此，它不仅仅是工作绩效的可靠指标，也是管理工作中相关活动的重要指标[1]。

5. 自我效能与体育领域

在整理文献后笔者发现，对于自我效能与体育锻炼的研究，主要集中在自我效能在运动技能获得和运用中的作用、自我效能对运动能力的调节以及自我效能对体育锻炼的采纳和坚持的影响。自我效能影响着个体运动技能的应用以及运动能力的发挥，还影响着个体是否积极从事运动行为[2]。

（三）有关提升精神障碍症患者自我效能的研究

研究发现，精神障碍症患者在康复的过程中，由于自身疾病、长期社会退缩及社会污名化等影响，往往刻意躲避外部社交。患者的自我效能越低，其对自身改变能力的信心越小，随着病程的持续，患者的病耻感就越强[3]。

小组心理治疗能够帮助小组成员拥有相互信任和支持的状态并改善患者不合理的认知，提升自尊水平。通过针对性的训练，使患者重塑对自己的认知，肯定自己存在的价值，改善病耻感，更好地接纳自

---

1 陆昌勤等 . 管理者的管理自我效能感 [J]. 心理学动态，2001（1）：179-185.

2 李林 . 目标定向理论在体育教学中的应用 [J]. 湖北体育科技，2003（2）：192-194.

3 张倬秋，赖华，周茜，邓红 . 康复期精神分裂症患者病耻感与自我效能和应对方式的相关分析 [J]. 精神医学杂志，2012(24)：87-88.

己，最终重新回到社会[1]。

在精神康复的过程中，"改变"首当其冲。在社会认知理论中，结果预期和价值观调节以及自我效能对患者的行为改变有着重要影响，三者共同作用，通过提升其对生理活动的积极性，从而达到更好的康复，具体如图1所示：

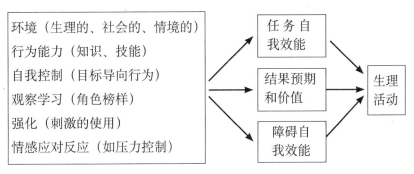

图1　结果预期、自我效能和价值观调节的相互作用

四、评述

综上，提升康复期精神障碍症患者自我效能的康复训练是极为重要的。由于长期的住院治疗和家庭康复带来的负面影响导致的种种压力，患者通常会出现自卑、社会退缩等低自我效能的表现，这不利于患者的康复。较之国外已经基本完善的精神疾病康复模式，目前国内的精神疾病康复大多仅仅局限于功能训练，较少涉及患者的就业、教育和社会服务等方面，所以在这一领域，还需探索和提升。社工在精

1 刘国霞，韩国玲.团体心理干预对康复期精神分裂症患者自尊水平的影响[J].青海医药杂志，2014(44)：5-6.

神康复领域的介入则是丰富了现有的精神康复模式，能够实现从医院到社区的连接，对于患者的康复是十分必要的。同时，社会工作的专业性也决定了其在精神康复领域的重要性，但是在目前的研究中，大多都是集中在单纯的技能训练上，对于提升精神障碍症患者自我效能的研究并不多，并且相关介入也还是从康复机构开始，从康复机构结束，较少在康复中加入"走出去"的活动或训练。

本研究是通过前期个人层面的心理调适，到中期技能训练的能力提升，通过提升患者自我效能的康复训练，提升其改变的信心及能力，最终到后期的"实景训练"。设计大量"走出去"的小组活动，在通过认知改善和能力提升后，在真实情境下进行康复，给予其重新走入社会前的过渡训练，帮助患者更好地提升自我效能感，重新适应社会，这也是本文创新性的体现。

第三章　概念界定、理论依据与研究方法

一、概念界定

（一）精神残疾

基于《中华人民共和国残疾人证管理办法》及中国残疾人实用评定标准："精神残疾是指精神障碍者患病持续一年以上未痊愈，同时导致其对家庭、社会应尽职责出现一定程度的障碍的群体。"

根据"精神残疾分级的操作性评估标准"，将精神残疾的分级标准定为：

①重度（一级）：五项评分中有三项或多于三项评为2分。

②中度（二级）：五项评分中有一项或两项评为2分。

③轻度（三级）：五项评分中有两项或多于两项评为1分。[1]

（二）精神康复

精神康复，指的是运用专业的康复手段，使得精神障碍患者病情

---

[1] 张维熙，张培琰．精神残疾评定标准（稿）的探究 [J]．中国康复医学杂志，1996（3）．

有所改善，并在综合康复服务中有效恢复其社会功能[1]。精神康复包括医院康复和社区康复两部分，对于大多数精神障碍病人而言，社区是最好的康复场所。患者在康复期中出现的社会功能的受损，在社区中也能够更好地得到康复。

精神障碍社区康复的目的有以下四类：第一，预防残疾：精神疾病早发现，及时治疗。治疗后进行心理社会的综合康复，尽量使病人达到治愈或缓解。缓解期加强巩固治疗，防止精神残疾的发生。第二，减轻精神残疾程度：对已经出现精神残疾的病人，应加强康复训练，以减轻其残疾程度，通过提高其自理能力来减轻家庭和社会的负担。第三，提升对社会的适应：提高精神障碍症患者的社会适应力，能够减少社会偏见，提升其生活质量，是精神康复工作过程中的重点，也是终极目标。第四，恢复劳动能力：通过各种康复训练，使病人生活和工作能力逐渐恢复，以使病人重新融入社会生活。[2]

在本文中，精神康复者指的是符合医学诊断标准的康复期精神障碍症患者，经过院舍治疗后临床症状缓解，无严重的躯体疾病和药物不良反应，并能够参与社区康复的这部分群体。

（三）自我效能

班杜拉在建立社会认知理论框架时，在其逻辑延伸和拓展中发展出了自我效能理论。社会认知理论中著名的三元交互决定论认为，环境、人的内部因素和行为是相互独立、相互作用、交互决定的关系[3]。

---

1 李学信主编 . 社区卫生服务实用手册 [M]. 南京：东南大学出版社，2008：20-21.

2 文哲民 . 精神康复干预的新尝试：基于解决导向模式的反压迫性社会工作 [J]. 社会工作，2016(08)：20.

3 班杜拉 . 思想和行动的社会基础：社会认知论 [M]. 上海：华东师范大学出版社，2001：17.

三者的交互决定模式如图 2 所示。

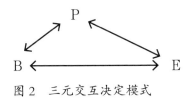

图 2　三元交互决定模式

　　注：P 代表人的内部因素，B 代表行为，E 代表环境，箭头代表因果作用的方向

　　自我效能理论实际上是对社会认知理论的进一步拓展，它的主要关注点是其构成的主体因素，尤其关注认知因素。该理论认为，认知会影响情感与行为，反之情感、行为与环境也影响认知，因此个体的改变往往需要通过自我把握感与控制感（自我效能感）来加以实现。

　　班杜拉对自我效能的概念界定是：人们对自身是否能够成功达到某个特定目标所作的预期、信念，以及所需的能力[1]。自我效能有四个含义：（1）自我效能是个体对其能否成功做成某件事的能力的主观预期和判断；（2）自我效能是个体对其是否拥有能够达成目标能力的信息自我感知力；（3）任务和目标会改变个体对于其自我效能的判断；（4）自我效能在形成后，最终会内化成为个体的自我信念。

　　在本研究中，患者由于自身疾病带来的身体和心理影响、外界的标签化和污名化等，常常会出现社会退缩、抑郁和焦虑情绪等，并且患者通常在负性经验下，认为自己无力达到会给自己带来满足的成就。

1 班杜拉 . 自我效能：控制的实施 [M]. 上海：华东师范大学出版社，2003：53.

换言之，患者只有在确认自己能够做到时，才能坚持不懈地去进行改变和努力。同样，强的自我效能感也能够帮助其摆脱恐惧，消除紧张情绪。所以笔者试图通过对患者进行认知、情感、动机和生理唤醒从而提升其自我效能感，从"我什么都做不好"到"相信自己能够做到"，从而增加成功经验的感受，增强患者的自信，从而更好地康复。

二、理论依据

（一）增能理论

在增能理论中，"增能"一词是指个人在与他人及环境的积极互动中，获取对其的自信心以及对生活空间掌控的能力，促进机会和环境资源的运用，从而进一步帮助个人获取更多的能力。其理论假设为：第一，个人无力感是迫于环境的压力；第二，环境的压力可以通过提升能力改变；第三，可以通过增加成功的经验而提升个人的能力；第四，增能时要注重服务对象的价值和能力；第五，社会工作者与服务对象是基于平等的合作关系展开服务的。增能理论认为，出现个人问题是环境的压迫造成的，因此，社会工作者在为服务对象提供帮助时，重点应放在提升他们的能力方面，促使他们的能力可以对抗环境的压迫。[1]

笔者在调查中发现，会员中不乏很有能力的人，比如会烘焙、手工、英语、速记、园艺、记账、写作、厨艺等，只是由于生病的原因导致他们忽视或不能展示出自己的能力。笔者在小组的设计中就将提升自信、发现自己的能力和技能训练作为重点，引导他们在小组活动

---

1 张银，唐斌尧. 浅析社区康复中的残疾人增能 [J]. 中国康复理论与实践，2003(08)：25.

中发现和增进自己的能力，并将这种能力扩大化，使之成为面对挑战的一种动力，最终能够更加自如地面对生活。

（二）社会支持理论

社会支持最初来源于鲍尔拜的依附理论，1960 年，社会支持理论开始用于精神病学的临床治疗。[1] 社会支持理论强调"人在情境中"，重视个人对周围环境中的资源的利用。[2] 克里斯托夫在《恰如其分的自尊》中提到，"与他人的关系是自尊的一个基本要素"。这也就意味着，一个人拥有的社会支持越多就越强大，越能够应对生活中的困难。在社会支持理论视角中，社会工作关注的是个体能力、个体与环境的关系和改变环境，其关注重点是它们之间的相互联系[3]。

笔者的小组设计是从自我—技能—社会的顺序出发，改善会员自身认知；通过和家属的互动提升家庭支持；通过社区志愿服务来增加和社区居民的互动，从而减轻其偏见，属于提升社区支持。可以说社会支持理论穿插了整个小组，从个人到社会都在致力于增加支持。

（三）心理社会理论

心理社会理论是对精神分析理论的进一步拓展。埃里克·埃里克森发展了弗洛伊德的精神分析理论[4]。他认为，个体先天基因和环境共

1　童敏. 社会工作的机遇与挑战：精神障碍者社区康复过程中的社会服务介入 [J]. 北京科技大学学报（社会科学版），2009(30)：1–5.

2　张目明，丰行. 增权视角下精神康复者的社会融入探索——以广州 M 精神康复服务中心为例 [J]. 产业与科技论坛，2017（08）：01.

3　周湘斌，常英. 社会支持网络理论在社会工作实践中的应用性探讨 [J]. 中国农业大学学报（社会科学版），2005（06）：30.

4　何雪松. 社会工作理论 [M]. 上海：上海人民出版社，2014(10)：84–97.

同决定了个体的发展，发展既决定于个人能力，也取决于外部环境。不良的社会环境不利于个体正常地完成发展任务，如果无法完成各个阶段的发展任务，就会陷入心理危机之中，从而出现病态行为。

针对精神障碍症患者的心理社会康复干预有两种不同的类型，一种是病症视角，一种是能力与发展视角，具体对比如表 1：

表 1　精神障碍症患者的心理社会康复干预两种不同的类型对比[1]

介入视角	对患者和家人看法	对社会支持的看法	服务活动核心	服务活动的任务	服务活动要求	社工的态度	社工的位置
病症视角	患者存在缺陷，家人照顾存在不足	患者需要家人照顾，但社会支持重建在出院之后	以患者和家人的问题为核心提供专业服务	发现患者和家人的不足，设计专业活动进行修补	根据患者和家人要求规范活动程序和内容	管理指导	以医生为主，延伸管理和指导的角色
能力与发展视角	患者和家人拥有能力，能够改变	从现有受损害的社会关系开始，提升患者的社会支持，社会支持的重建从入院就开始	以患者和家人的能力为核心，提供自我决定和选择的机会	寻找和调动患者和家人的能力，克服面临的困难	通过跟踪患者及家人发展状况，变化活动程序和内容，尽可能实现个性化	尊重合作	以患者的发展为主，整合生理、心理和社会各方面的服务

---

1 童敏 . 生理—心理—社会的结合还是整合——精神病医院社会工作服务模式探索 [J]. 社会学与社会工作，2012（02）：1–8.

精神健康领域中的心理社会康复方法有：(1) 家庭干预：通过对患者家属的干预和帮助，加强患者与家属的沟通和交流，进一步提升患者对问题的应对能力[1]。(2) 社会技能训练：社会技能训练主要通过对日常生活、就业、娱乐、社会交往等方面的训练，提升患者应对适应社会障碍的能力。(3) 职业康复训练：由于病理性变化和社会大众对于疾病的"污名化"等原因，精神障碍症患者往往难以找到心仪的工作。开展职业康复训练，目的是增加他们竞争性就业的机会。(4) 认知康复：认知功能障碍是精神障碍症患者的核心症状，改善认知能够有效提升生活质量，同时也会增强其他因素的干预效果。(5) 社区康复治疗：在社区中，患者的康复治疗综合了医院资源、社会工作资源以及职业康复治疗师资源，为其提供治疗、康复和支持性活动。(6) 多元化干预：通过为精神障碍症患者提供综合性干预服务来控制疾病症状并促进其社会功能的恢复。[2]

三、研究方法

（一）文献梳理

通过查阅国内外相关专业文献以及与研究相关的政策法规，综合整理国内外社会工作介入精神障碍症患者康复服务过程中的研究进程。

---

1 张明园. 精神分裂症现代研究 [M]. 南京：江苏科学技术出版社，2000：11-16.
2 郭效峰，赵靖平. 心理社会干预对精神分裂症结局的作用 [J]. 国际精神病学杂志，2006(33)：205.

（二）问卷、访谈及专业量表

针对本选题，在调查研究法方面采取问卷调查和访谈的形式综合进行。在研究中，共计发放 25 份需求调查问卷，实际回收 25 份，通过筛选后，最终有效问卷为 14 份。访谈采用无结构式访谈来对会员的需求和问题进行评估。

量表方面则是通过运用社会功能缺失筛选量表（SDSS）、一般自我效能感量表（GSES）、汉密尔顿抑郁量表（HAMD）对会员进行前测，以便于了解会员当下心理和身体状况以及与后测结果进行对比，再对收集到的数据材料进行深入分析，最终得出研究的有效数据并用于效果评估中。

（三）参与式观察法

参与式观察法指的是一种深入研究背景中，以参与观察和无结构访谈的方式收集资料并对其进行定性分析的一种研究方法。而在本文的研究中，笔者深入研究环境观察工作人员与会员的相处模式，参与到会员的日常学习生活中，根据观察到的问题与需求制定服务计划，并在服务实施的过程中与服务结束后就研究得到的结果与存在的问题向工作人员、会员及家属进行了解，从而更好地评估实践的影响。

（四）行动研究法

行动研究指通过在现实需要中去寻找研究的课题，同时，在现实工作中展开研究，在研究进程中，研究人员与研究对象一起参与到研究工作中，从而达到解决实际问题，为现实工作者服务的研究方法[1]。

---

1 张和清.知行合一：社会工作行动研究的历程[J].浙江工商大学学报，2015(07)：15.

在本研究中，笔者通过了解组员的需求来有针对性地进行小组设计，运用小组社会工作的方法来对组员进行干预，以达到提升组员自我效能感的目的。

第四章 研究对象的选定及其需求评估

  昆明市 X 精神康复会所是一个专门为社区内病情稳定的慢性精神疾病患者提供日间照料的机构，其采用精神康复国际会所模式，鼓励精神障碍者回归社会管理，避免了传统精神障碍患者从医院到家庭再到医院的不良循环。会所均采用会员制管理，提倡专业康复、全人康复以及职业康复等方式，为康复期精神障碍患者搭建出一个社交、职训、娱乐、互助的平台。会所设有保洁、餐饮、文书、前台接待等岗位，让会员在模拟职业体验中进行康复治疗，保证了精神康复者从医院到社会有一个缓冲期，同时又区别于医院的传统药物治疗，其最终目的是促进患者生理和心理的共同康复，顺利适应社会，过上正常的生活。

  在会所中实施的"阳光家园计划"项目是市残联下属的一个政府购买服务项目，由政府来提供经费，聘请专业人员为社区内精神残疾者提供"居家托养服务"，目的是促进托养服务队伍建设，改善托养服务条件，提高托养服务能力水平，使更多智力、精神和重度肢体残疾人得到托养服务，帮助其增强生活信心，提升生活参与能力，提高生活质量，促进社会和谐稳定发展[1]。X会所承接了所在社区的"阳光家园计划"项目，笔者本文的研究就是基于此项目进行，项目内容涉及志愿者及机构工作人员专业培训、精神障碍患者的个案辅导及能力提升小组等、患者家属心理辅导及增能等，笔者在机构实习中的服务实习也是该项目提供的系列服务中的一个组成部分[2]。

笔者在会所进行实习时发现，虽然会员都处于康复期，从外表看与正常人无异，但是常年的患病经历使得会员们极其缺乏自信，长时间的会所—家庭两点一线的生活使得会员很少有外部社交，在正常的社会交往中显得很自卑与不自然。在家庭生活中，家属的过度保护使得会员们对简单的生活技能也不熟悉。在来会所之前，大多数会员都不会简单的厨艺和清洁，由于患病等原因会员们的受教育程度也普遍较低，一部分会员在找工作的过程中屡屡被拒，还有一部分会员干脆就不考虑找工作的事情，抱着"反正也不会有人要我们的"思想继续进行两点一线的生活。同时，社会大众对于精神疾病患者的标签化和污名化使得大部分会员产生出不同程度的"病耻感"，使得会员们常常背负巨大的心理压力，从而出现自尊和自我效能感下降，不仅不利于会员的康复，而且逐渐成了会员提升社会功能并重返社会的阻碍。但是大部分会员在笔者进行访谈和需求问卷调查的时候都表现出了强烈的想要和别人正常社交、找到工作、重新走向社会的愿望。

1　西残[2017]号，昆明市西山区残疾人联合会文件，西山区关于开展2017年政府购买残疾人托养服务工作的通知。

2　昆明市新天地康复托养服务中心，2017年度昆明市残疾人机构托养服务项目申报指南。

一、研究对象

入组对象：选择病程五年以上且自愿参与的会员（主要是精神分裂症患者、双向情感障碍症患者、抑郁症患者和强迫症患者）

入组标准：

（1）在医院诊断的符合 CCMD-3 诊断标准的精神障碍症康复患者。

（2）性别不限，年龄 18—60 岁。

（3）无严重慢性躯体疾病。

（4）排除脑瘫患者和智力障碍症患者。

（一）组员基本情况

表 2　组员基本情况表

姓名	年龄	性别	病史	基本情况
A	32	女	精神分裂症	单亲，母亲控制欲强，爱好广泛，擅长手工，学历大专
B	34	女	精神分裂症	单亲，已婚，由于药物作用嗜睡
C	48	男	精神分裂症	爱好园艺，信佛，未婚，和父母同住
D	47	男	精神分裂症	得病前为公务员，有时会出现抑郁情绪，未婚，和母亲同住，爱好抽烟
E	24	女	精神分裂症	丧偶，爱好追星，和母亲关系紧张，家庭条件较差，拒绝服药
F	24	男	精神分裂症	得病前为保安，未婚，和父母同住
G	40	男	精神分裂症	父母均去世多年，现自己住，有个姐姐，已婚，姐弟关系一般

续表

姓名	年龄	性别	病史	基本情况
H	41	男	精神分裂症	表达能力不强，对人际交往较抗拒，单身，和父母同住
I	52	女	精神分裂症	离异，女儿已出嫁，自己住，由于服药，嗜睡且思维明显迟缓
J	30	女	抑郁症	离异，有一个上小学的儿子，家在外地，独自一人来昆明加入会所，常常出现情绪低落的情况
K	22	男	精神分裂症	单身，独自租住在郊区，有严重痛风，渴望恋爱，婚恋需求旺盛，有两性关系妄想
L	31	男	精神分裂症	和父母同住，与母亲关系紧张，想要工作，平时自学英语
M	52	男	双向情感障碍	离异，和儿子同住，平时情绪起伏较大，常常会出现抑郁情绪
N	50	女	精神分裂症	未婚，现与父亲同住，病情稳定，平时负责会所日常清洁及在会所小超市兼职

　　由表 2 可见，组员共计 14 人，大部分为年龄超过 30 岁的，其病程也大多较长，超过了 15 年，大多为单身或丧偶，与家人同住的较多，但均和家人关系较为紧张，经济情况都不容乐观，但是足够维持日常生活，生活质量普遍较差，缺乏外部社交。

（二）组员现状分析

1. 健康状况

本研究中，多数成员为精神分裂症，少数为抑郁症、双向情感障碍，组员年纪普遍偏大，病程大多都超过15年。由于长期服药且缺乏锻炼，许多组员出现痛风、尿酸高、疝气等躯体疾病，许多男会员也有较大的烟瘾。药物作用和躯体疾病二者综合起来就造成了组员平时很少主动运动的情况。但会所每天都会有固定的早操时间，大学生志愿者也常常会组织会员进行社工小游戏，来锻炼会员的反应能力和身体素质。

2. 职业状况

在前期的访谈和需求评估时，许多会员都对职业技能培训有强烈渴求。由于疾病的影响，会员们只能停止原本的工作，大多数会员甚至一直都没有过工作经历。长期的经济负担也使得会员家庭不堪重负，在会所中，常常会有家属来询问工作人员能不能给会员找到一份工作，在家属和会员的眼中，"只要有一份工作，后面的事儿就都好办了"，有一份工作就意味着"和正常人一样了"，不仅可以减轻家庭负担，也可以有能力找到一个结婚伴侣。但是由于长期脱离社会和受教育程度较低，会员们基本都没有一技之长来支持他们找到合适的工作，并且大多数会员的随意性也较强，无法保证固定的工作时间。会所和爱心企业有合作，由爱心企业提供简单的岗位，会所安排会员轮流值班，但会员常常迟到早退或者干脆不去，会所工作人员经常需要顶替他们的工作，因此，会所和爱心企业的合作常常无疾而终。目前，会所的支持性就业只留下了小超市、上门家政服务和老年人棋牌室，其余领域仍然在探索中。

3. 家庭状况

在笔者的了解和调查中，发现多数会员与家属的关系紧张。长期的疾病不仅仅导致的是经济上的压力，更是家属精神上的压力。由于常年在照顾会员和挣钱糊口之间寻求平衡，家属大多身心俱疲，在家中往往会控制不住冲会员发脾气。而会员因为长期往返于医院和社区，康复之路上也溢满心酸，又因为自己的病情，总觉得自己是家庭的拖累。长此以往会员和家属的压力越来越大，关系也越来越紧张。会所开设了家属自助小组，国际助残也常常会邀请医院和高校的老师们为会员家属纾解压力，培训提升其照顾能力。

4. 生活质量状况

在前测调查分析中，发现会员大多居住在离会所较远的老旧小区中，且经济状况都较差，和父母亲属挤在狭小的房间中，少数独居的会员也表示不想回家，因为"家里什么都没有，我也不会做饭，冷冰冰的"。在前测中，对于生活质量的评分，出现了两极分化，年长的会员均填写了较高的分数，表示对目前生活较为满意，年轻一些的会员大多对目前的生活状况不满，对生活质量的评分也较低。

5. 社交娱乐状况

会员在会所的活动是按照"朝九晚四"的时间安排，中午则在会所用餐休息，周末和法定节假日则和家人度过。在需求调查问卷中，14名会员，有11名会员表示自己的朋友不超过3个，且大多都是会所的会员，平时的闲暇时间，会员也大多会选择听音乐、看电影和逛公园等，较年轻的会员则多数时间用来上网，社交和娱乐圈子都较狭窄。

（三）组员需求分析

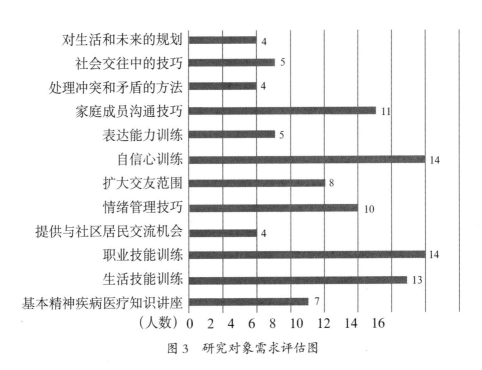

图3　研究对象需求评估图

由图3可见，会员对于"家庭成员沟通技巧""自信心训练""情绪管理技巧""扩大交友范围""职业技能训练"和"生活技能训练"的需求最为旺盛，这也间接说明了会员对自己的能力持怀疑和否定的态度，尤其是自信心训练这一栏，所有的会员都勾选了，无一例外，说明会员的自我效能感较低，在康复之路上，社工尤为需要关注这一点。

马斯洛将人的需求分为三个阶段五个部分，分别是生存阶段：生理需求和安全需求；归属阶段：归属与爱需求和尊重需求；成长阶段：自我实现需求。在X会所中，会员的经济状况大多不富裕但是能够满足基本的医疗和衣食住行，居住环境也满足了安全需求，所以他们的需求都集中在归属和成长阶段。简单的问题背后却是他们被隐藏的需求，会员对于"家庭成员沟通技巧"的需求，正是他们对于改变家庭相处模式的诉求，是他们对于家人的爱和尊重的需求；对于技能训练的需求则是他们对自我实现的需求，如果没有得病，他们本应在不同的岗位上发光发热，生活得充实快乐而不是现在的远离社会和人群的状态，无法实现自己的价值，导致了他们的能力逐渐下降，自信心丧失，自我效能感的低下。因此，笔者认为，会员的需求正是对提升自我效能感的需求，自我效能感的提升，带来的不仅仅是自信心的重塑，还有自我价值的肯定和对未来生活的向往。

二、小组计划与实施

海伦诺森关于小组社会工作的定义是："社会工作将小组既当作实施手段也当作工作过程，通过小组过程和小组动力去影响服务对象，在开展小组工作时，需要小组工作者按照既定的目标进行，小组成员之间通过相互学习和交流成功经验，提升其能力和信心。"本研究选取小组社会工作的方式开展实践，一方面是因为会员在长期的社会退缩状态下，与外界的交流少之又少，将其归为一个小组之后，无形间就会增加组员之间的交流和互动，使其不再处于自我封闭的状态；另一方面，在小组活动中，组员自身的成功经验能够加强其对自身改变的信心，同时也会分享给小组其他成员，在成功经验的带动下，组员能够更好地提升自我效能，实现更好的康复。

（一）小组介入计划

1．小组适用性与可行性分析

首先，以利他主义为指导是社会工作的专业性质，以科学知识为基础、运用科学的方法进行的助人服务活动是社会工作的专业技巧。在精神健康领域，社工也可以填补现代医疗的不足，实现从医院到社区的链接，为病人提供更好的康复手段，从而达到心理—社会的整合。

其次，小组社会工作在介入康复期精神疾病患者的过程中，所有的设计和活动均在老师和机构的指导下进行，且在专业的理论指导下不断完善。在小组中，社工秉持专业的伦理价值观，对康复期精神疾病患者进行评估与实践，通过改变自我认知、技能提升和走出社区三个阶段，力图能够重塑患者的自信，提升其能力，达到自我效能感的提升，最终实现更好的康复。

最后，在本次小组开展的所有活动中，小组成员均积极参与活动，彼此分享感受。且在小组设计中，组员也被邀请加入小组活动的设计，所以整个小组的活动也体现了组员的意愿和自主性。通过前后测以及社区居民和家属以及会所工作人员的反馈，在一定程度上提升了组员的自我效能感，为其更好的康复奠定了基础。

综上，本次小组具有适用性和可行性。

2．小组目标

精神障碍症患者通常会被定义为"高危人群"，而这一标签给他们带来的不仅仅是大众的歧视和躲避，还有根植在他们心底的自卑和退缩，他们一方面想要康复，想做出改变争取更好的生活，一方面又无从下手，对自己深深的自卑让他们不相信自己有改变的能力。结合他们的实际情况和需求，小组的目标定位如下：

（1）自我层面：增强自信。通过改变错误认知，增加组员的自我认同，学习以积极的态度欣赏自己和他人；通过情绪的管理和人际沟通技巧的学习，鼓励组员转变积极的人生态度和关注身边的支持；通过学会规划，鼓励组员建立希望，找到自己对于未来的定位和期许。

（2）技能层面：提升能力。通过各种技能的学习，在实际层面增加组员的成功经验，提升组员自信心，使其对自己的能力进行肯定，提升自我价值感。

（3）社区层面：加强沟通。通过一系列"走出去"的活动，增强组员对于社会交往的信心，促进社区融入，鼓励组员向外界展示自己，同时削减社区居民对精神障碍症患者群体的歧视和偏见，促进社区接纳。

3. 小组工作计划

节数	主题	目标
第一节	破冰	（1）融洽气氛 （2）契约的建立使小组成员明确小组目的、形式和内容，通过参与到设计契约中来获得小组认同感和使命感 （3）通过仪式感的内容使小组成员获得参与感和责任感 （4）建立小组关系
第二节	团队合作	（1）建立团队合作意识 （2）进一步增进小组成员的熟悉感 （3）缓解压力，感受团体支持的力量

续表

节数	主题	目标
第三节	自我认同（1）	（1）增加组员自信 （2）学习自我肯定，学习以积极的态度欣赏自己和他人
第四节	自我认同（2）	（1）了解自己在他人眼中是怎样的 （2）使组员关注到身边的支持
第五节	ABC 情绪管理	（1）学习调剂和控制情绪的技能 （2）肯定自己，增强信心 （3）学习采取积极的思想方法和人生态度
第六节	人际沟通的意识和能力的训练	（1）提升组员有效沟通、服务他人和社交礼仪的意识 （2）培养组员必要的角色适应和问题分析能力 （3）鼓励组员换位思考
第七节	命运掌握在自己手中——学会规划	（1）通过生命线来绘制总结过去与设计未来 （2）增强组员对未来生活的向往与信心 （3）通过对未来的规划，使组员找到自己未来的定位与期许 （4）建立希望及人生目标
第八节	职业技能展示	（1）通过模拟面试使组员实战演练之前学到的职业技能 （2）让组员清楚地知道自己的职业定位 （3）增强组员求职技巧，为日后就业打好基础
第九节	生活技能展示	（1）提升组员对于生活技能的兴趣和了解 （2）使组员能够主动地承担部分家务 （3）增进组员与家属的交流与沟通

续表

节数	主题	目标
第十节	技能展示：社区联欢会	（1）鼓励组员展示自己 （2）增强组员的自信心和对社区以及机构的归属感 （3）加强各资源之间的互动和整合，促进社区支持和家庭支持
第十一节	社区志愿服务：精神健康宣传	（1）促进组员社区与社区的交流 （2）削减社区居民对这一群体的歧视与偏见 （3）加强社区接纳 （4）增强组员自信 （5）宣传精神健康的相关知识，加强社区居民对精神健康的了解和重视
第十二节	圣诞晚会	（1）为退出做准备 （2）为小组活动进行一个有仪式感的结尾，再次加强组员对小组的认同感和归属感 （3）引导小组成员对本次小组的总结与思考 （4）邀请机构工作人员和组员家属，对小组的成效进行评估，对组员的改变进行肯定，增强组员继续改变的信心

（二）小组介入过程

1. 前期准备

（1）建立关系

在实习之初，笔者就作为会员的一分子而不是以工作人员的身份，和会员们一起参加所有的课程和活动。初进入时，笔者与会员都略显尴尬紧张，不过随着时间的推移，彼此的熟悉程度越来越高，在会员口中，笔者也由最初的"×老师"变为"小×""××"，这一初步熟悉和接纳的过程，笔者用了一个月时间。

（2）需求评估

笔者通过运用自己编写的需求调查问卷和无结构式访谈来评估组员的需求，在需求评估的过程中，往往需要不断地给组员解释其意思，并且还要关注个别不太识字的组员，不厌其烦地反复解释，这一过程，无形间也拉近了组员和笔者的关系，促进了信任关系的建立。

（3）知情同意书

由于笔者面对的群体属于特殊人群，根据社会工作专业伦理，笔者将本次研究的内容、主题、预计进程、注意事项、联系方式等详细地写在了知情同意书上，确保组员在本小组开始前对相关事项是清楚且认同的，并确保资料数据只用于研究，不会泄露。

（4）前测量表

笔者在小组开始前运用社会功能缺失筛选量表（SDSS）、一般自我效能感量表（GSES）、汉密尔顿抑郁量表（HAMD）[1]等对组员分别进行前测，前测数据将用以和后测数据进行对比，用数据来评估研究的效果。

（5）邀请小组成员一起制定小组活动

小组活动的成功与否，很大一部分取决于组员的兴趣和需要，在设计小组之初，笔者就邀请了组员一起参与设计，充分采纳和尊重组员的意见及需求。小组成员的参与设计，也使得组员对小组更有归属感，归属感则有利于提升组员对小组的认同度。

---

1 量表参见：马珊，范玲玲，杨永祥，闫忠军. 重症肌无力患者汉密尔顿抑郁量表评分分析[J]. 中国神经免疫学和神经病学杂志，2016（05）：15.

（6）制作邀请卡正式邀请小组成员

正式的邀请卡能够给组员带来足够的仪式感，而仪式感则能帮助组员对小组活动具有认同感和提升参与的积极性，笔者给每个组员手工制作了属于他们的邀请卡，每张邀请卡的内容不同，收到邀请卡的组员都表示很惊喜，也为后续活动做出提前预告。

2．小组初期

活动目的：通过契约初步确立小组关系，建立团队合作意识，增强小组成员彼此间的熟悉程度。

活动时间：2017 年 9 月 14 日—2017 年 9 月 21 日

活动地点：X 会所

第一节　破冰

本次小组的重点放在介绍小组和带领组员建立契约上，通过身体锻炼、呼吸法和热身游戏来缓解组员的紧张情绪，同时带领组员熟悉小组固定流程。契约的建立，是社工和组员的共同约定，其中包括了社工提前准备好的组员照片、组员的自我介绍和小组内部商议后制定的小组成员需遵守的规则等。

第二节　团队合作

本次的重点是建立团队合作意识，游戏"纸牌造塔"既锻炼了组员的反应能力，更能让组员在"造塔"的过程中体会到团队合作和团队沟通的重要性。

3．小组中期

活动目的：改善对自己的负面认知，增强自信，相信自己拥有可以改变的力量，学会管理情绪，更好地与他人进行沟通。

活动时间：2017 年 9 月 28 日—2017 年 11 月 17 日

活动地点：X 会所和某社区居家养老服务中心活动室

（1）改变自己

第一节　自我认同（一）

本次小组的热身游戏反响较好，组员每人交给笔者一件自己的私人物品，由其余组员来猜测这件物品的主人和拥有这件物品的组员的性格特征，游戏中讨论气氛一度非常热烈，游戏结束后，笔者顺势引出本次活动的主题，要求组员在白纸上写出 20 个自己，并且和大家分享。有个别组员表示想象不出 20 个那么多，周围的组员也会帮助其回想。在思考和分享结束后，笔者给组员布置了家庭作业，由组员邀请他们的家属写出他们眼中的组员是什么样的人。

第二节　自我认同（二）

在完成小组固定环节后，笔者和组员一起进行"戴高帽"游戏，每个组员轮流坐在中间，由其余组员依次想出该组员的优点，进行"优点轰炸"，结束游戏后进入"韩乔窗口"环节，分为四个部分，公开区（自己眼中的自己）、盲目区（他人眼中的自己）、隐蔽区（他人不知道但自己知道的自己）、未知区（自己和他人眼中都不知道的自己）。笔者为每个组员量身定做了属于自己的"韩乔窗口"，鼓励其提升自信，勇敢地追求"隐蔽区"的自己。

第三节　ABC 情绪管理

情绪控制是许多会员最薄弱的环节，这一部分笔者尝试运用艾利斯的 ABC 情绪管理理论作为指导，通过情景剧表演的方式演绎冲突和不良情绪，再通过小组头脑风暴的方式寻求解决方案，在此过程中引导组员思考如何合理地处理不良情绪，管理情绪，成为情绪的主人。从这一阶段开始，笔者慢慢被边缘化，小组的"领导者们"更加活跃，组员中不乏言听计从者。

第四节　人际沟通的意识和能力的训练

长期的两点一线式康复使得组员的交际圈非常狭窄，很多时候是由于组员缺乏人际沟通的能力，常常会被误解。在这节小组中，组员通过"你画我猜"和"旁若无人"的游戏方式，引导组员说出自己曾经被误解或不能理解别人的经历，由大家一起对问题进行评析，鼓励组员学会分析问题和换位思考。通过说话方式、社交礼仪等的培训，培养组员必要的角色适应能力和礼貌待人。

第五节　命运掌握在自己手中：学会规划

本节小组活动是笔者认为效果最好的一节，在热身游戏"进化论"中，通过"小鸡"到"凤凰"的进化，带领组员感受成长和岁月。"生命线"则是本节小组的重点，组员通过绘制自己的生命线，重温自己的生命历程，并展望自己的未来，鼓励组员对未来设置自己温暖美好的目标并朝其努力。

（2）能力建设

活动目的：通过技能的学习，提升能力，增加成功经验，提升组员自我效能感。

活动时间：2017 年 11 月 24 日—2017 年 12 月 8 日

活动地点：X 会所

第一节　职业技能展示

在本节活动之前，笔者对组员进行了职业技能培训，培训内容包括：面试技巧、面试礼仪、职业特点等。本节活动以模拟面试的方式进行，竞聘职位根据上一节"生命线"中组员自己写出的预想工作来安排，面试力图正式化，让组员感受到正式面试的紧张和压力感，使组员严肃地、正式地面对本次面试。面试的过程中笔者发现，年轻的组员普遍面试得较好，少数年长的组员有自己预期的职位，但是仍然在言辞中流露出对自己的不自信。活动结束后笔者为组员颁发了聘书。

第二节　生活技能展示

本节活动内容提前对组员进行预告，邀请组员准备好自己的"独门技巧"，活动由居家卫生技巧问答开始，再和组员共同观看准备好的 PPT 和剪辑好的小视频，由此引发组员的思考。在活动结束后，笔者布置了家庭作业：运用学到的技巧对自己的家庭环境进行改善，并将成果拍照发到会所的微信群中。在本节活动时，笔者开始有意地引导平时不怎么主动的组员进行分享，而不是由组员中的"领导者"完全掌控话语权。

4．小组末期

活动目的：通过"走出去"的方式，促进组员和外界的交流，削减社区居民的歧视与偏见，创造更有利于康复的社区环境。

活动时间：2017 年 12 月 15 日—2017 年 12 月 25 日

活动地点：X 会所所在的社区

第一节　社区联欢会

小组活动已经到了末期，在增加自我成功经验之后，组员们需要一个展示的舞台，所以笔者依托会所和社区的平台，举办了以组员自己为主导的联欢会，并以组员的名义邀请了家属和社区居民。活动总共一天，早晨会员家属和组员一起来会所活动，观看组员在会所学习到的技能（如烘焙、清洁等），下午联欢会开始，组员完全包办联欢会所有的环节，包括主持、节目、音乐、舞台装饰灯，可以说联欢会上所有的一切都是组员的智慧和努力，节目进行到高潮时，组员家属和社区居民也自告奋勇，上台表演了几个节目。在联欢会结束后，笔者随机和几位社区居民进行了谈话，社区居民告诉笔者："平时总看见他们在社区里面晃，知道他们可能不太正常，但是具体的就不知道了，这次看见这帮孩子还挺棒的，下次叫他们和我们一起跳广场舞。"主持人之一的一位组员，上台之前非常紧张，说自己从没有做过主持人，不断地躲在办公室里背词，拉着笔者一遍一遍地串词。联欢会上，他表现得很好，从刚开始的略带结巴到后来的游刃有余，甚至最后还献歌一首，联欢会结束之后他对笔者说："我觉得自己的潜力还是挺大的，说不定以后可以做一个婚庆主持人。"

第二节 社区志愿服务：精神健康宣传

在经过上次的社区联欢会之后，社区居民刚刚开始对组员和会所有所熟悉并开始接纳，在平时会的肢体锻炼中，也会有社区居民的主动加入，甚至还有的居民会从家中拿水果分给会员们吃，所以笔者趁热打铁，准备了第二次社区活动，这次活动依旧是组员作为主导，活动形式也由组员共同商讨制定。活动开始前，组员们做了手工的宣传卡片，每张内容都不同，主要用来宣传会所和精神健康知识。活动当天，组员在社区摆出了展台，上面摆放了手工义卖的作品，一部分组员进行手工义卖，另一部分则是分发自制宣传卡片。活动特地选在了周末，基本上所有路过的居民都很配合，耐心地听组员讲的内容，还会有小孩子停留，和我们的组员一起学习手语操表演。

第三节 圣诞晚会

很快就到了最后一次小组，同时也是退出的时刻。在平安夜当天，小组以茶话会的形式举行，彩灯、圣诞树、美食和音乐，在小组成员和家属的共同参与下，圣诞晚会顺利拉开帷幕。笔者首先带着大家做了几个小游戏来活跃气氛，暖场之后，组员开始自告奋勇地上台表演节目，台下的家属也跃跃欲试，平时羞涩的组员这时也显得很活跃。在节目告一段落之后，笔者开始带领组员回忆每一次的小组内容和令他们印象最深刻的记忆，再拿出第三次小组时布置的家庭作业：家属对组员的评价，邀请家属说出现在对组员的评价。一个经常私下找笔者抱怨她母亲强势和粗鲁的组员，在她母亲说"我们家××在这里开朗了不少，回家非要给我们做饭，结果把白菜炒成了黑色"时，面对大家善意的哄笑，悄悄扯住了母亲的衣角，也露出了笑容。在晚会临近结束时，笔者向大家宣布了小组正式结束的消息，并向每个组员颁发了准备好的奖品。活动结束后，仍然有很多组员询问笔者以后还会不会来。

（三）小组效果评估

1. 阶段评估

（1）第一阶段效果评估

组员反应：由于是初次的小组活动，加之活动室又拥挤，所以在笔者介绍小组的时候，有很多会员都在私下悄悄说话，并没有很认真地听规则和介绍。在热身游戏中，由于游戏也比较简单，会员们虽然很配合，但是明显的较敷衍。但是在之后笔者拿出给他们拍的照片之后，会员气氛瞬间上升，由于是趣味相机拍的，所以都在互相传阅彼此的照片，还有的会员让我们把照片发到会所的微信群里。在游戏"大风吹"的环节，由于是在室外进行的，空气比较好，大家也较放松，游戏玩了几轮都还要求继续。第二次的活动明显就比第一次参与度高，虽然还是有个别组员显得较为沉默，但是大多数组员的反应都比较好，在分组进行"纸牌造塔"游戏的时候，组内开始出现个别"领导者"。

"纸牌造塔"游戏要求组员分组进行，笔者特意安排了不熟的组员在同一个组，由于游戏需要沟通，组员必须尽快熟悉彼此并处理好对"搭建"方式的差异，所以这一过程促进了组员间的沟通与合作，也使得组员体会到了团体的力量。在活动结束后，笔者发现在同一个组原先不熟的组员开始互相打招呼。

目标达成：建立契约环节由组员主导，社工辅助，间或提醒一些被遗漏的细节。契约由组员制定就意味着组员内部是同意且对此契约持肯定和遵守态度，在之后的小组活动中，当个别小组成员不遵守小组规则时，其余组员也会对其进行提醒。

本阶段目标基本达成。

社工表现：虽然笔者在之前的实习中就与组员互相熟悉，但是由于是第一次活动，经验不足，控场没有做到很好，在小组中气氛有时也会比较尴尬，需要在以后的活动中注意改进。并且由于时间的掌控不到位，经常导致最后的问卷没时间填写。

改进建议：社工控场能力要加强；对于小组秩序的维持应重复强调；时间把握应做好。

（2）第二阶段效果评估

组员反应：本阶段中，小组活动进入正式的主题阶段，小组成员经过第一阶段的熟悉，已经初步培养了对小组的认可，在这一阶段中，组员开始变得活跃并且会主动提出自己的需求与喜好。在对自我的认知探索中，组员通过优点轰炸等方式发现自身的优势和独特性，开始对自己以前秉持的"自我无用论"产生怀疑，在情景剧的扮演中，经由别人的观察发现自己的问题，再彼此分享正面或负面的经历，这个过程不仅让组员发现自己的问题，也在讨论解决自己的问题中拉近彼此的距离。但是由于种种不可抗因素（如会所安排、小卖部排班或者病情的反复等），小组出席人员不够稳定。

目标达成：小组从自己的方面开始，通过"20个自己""韩乔窗口"等使组员学习自我肯定，以积极的态度欣赏自己和他人，增强自信，并且关注到身边的朋辈支持；再到他人的方面，通过情绪管理和人际沟通技巧的加强，提升组员与他人交往的能力，鼓励组员走出自己的世界，和别人交流；最后再到自己的方面，让组员在增强自信之后，对自己的未来更加有信心，找到自己的目标并为之努力。

本阶段目标基本达成。

社工表现：在本阶段中，社工刻意将自己边缘化，主动放权到组员手中，小组气氛明显比第一阶段更好。社工对于小组的掌控也开始成熟，但是由于专业心理学知识的缺乏，对个别组员偶尔的一些情绪还是处理得不当。同时，社工对于组员的放权尺度未把握准确，导致前几次活动时小组秩序较难维持。

改进建议：社工需要重视和重申契约的重要性；个别组员突发的情绪需要处理好，如果社工没办法处理，需交由工作人员处理。

（3）第三阶段效果评估

组员反应：在经过上一阶段的认知重塑和发现自身问题之后，这一阶段主要是发现自己的能力。在模拟面试之前，笔者给组员做了一段时间的职业技能培训，组员都很认真地对待这件事，较之认知主题的小组活动，组员明显对这些有针对性的技能训练更加上心，这也从侧面表现出组员对于重返职场生活的迫切。在面试中，让笔者印象最深刻的是平时不怎么配合的两位组员，在模拟面试中表现得非常好，笔者也不吝夸奖。在生活技能展示中，来会所的家属也向笔者反映了组员的积极性，不过仍然存在一个问题，即"三分钟热情"。

目标达成：技能的培训与分享，一方面是对组员的能力提升，另一方面也是对组员成功经验的增加，有助于组员增强自信，提升自我效能的水平。职业和生活，都是会员渴望做好但是恰恰最薄弱的部分，在这部分增加的成功经验对于会员来说是一种新鲜的体验，会使得会员更加有改变的决心。

本阶段目标基本达成。

社工表现：本阶段活动，社工尝试引导不活跃的组员参与到活动中，同时适当剥夺小组"领导者们"的"戏份"，但是由于社工没有循序渐进，导致"领导者们"较为受挫，没有之前积极。

改进建议：社工需要循序渐进地引导每个组员，将关注给予到每一个组员，不能让他们感受到冷落，从而对小组滋生出负面情绪。

（4）第四阶段效果评估

组员反应：最后一阶段的小组活动在社区的各种活动和重大节日中落幕，这一阶段中，由于是"实战"，可能会出现各种突发状况，对此笔者较为担心，但是出乎意料的是，组员的表现都可圈可点。在首次进行社区活动时，由于社区居民和组员的不熟悉，所以活动一开始的气氛是较为尴尬的，但社区居民在了解了活动目的之后都用行动表示了支持，给了组员信心。这一阶段的活动参与者不仅仅是组员，还有社区居民和组员家属，在这个过程中，彼此之间相互熟悉，在社区遇见也会打招呼，还有的社区居民会送自己做的小吃给会所的会员。

目标达成：学习到的知识和技能终归是要为他们"走出去"服务的，要想提升组员的自我效能感，就要给予他们和外界交往的机会，在真正的环境中，才能加深他们对于自己的信心，而这种"走出去"的活动，恰恰也是他们自己在为改变身边环境所做的努力，更有利于他们的康复。在社区活动中，笔者也很欣慰地看到社区居民的接纳和包容，虽然依旧停留在"善"的层次上，但是这种接纳和包容也就意味着改变的开始。

此阶段目标正在一步一步地达成，仍需很久，但未来可期。

社工表现：这一阶段的活动都较大型，接触的人员、场地和天气等都有很大不可控因素，笔者在活动中仍然缺乏经验，不能很好地预期可能会发生的情况，不可控因素容易让活动场面失控。

改进建议：大型活动需要综合考虑各种可能会出现的因素，做好"Plan B"。

2. 自我评估

小组活动时共有两个社工，笔者为社工1，一名志愿者为协助社工，即社工2，另有一名机构工作人员作为观察员。在小组结束后，社工1与社工2参与了自评。

表3　社工自我评估表

评估内容	社工1	社工2	均分
对小组气氛满意度	4	4	4
小组活动的设计灵活度	3	4	3.5
每次小组的先期准备完成度	4	5	4.5
社工控场能力	3	4	3.5
对组员问题的观察与回应	2	3	2.5
对小组游戏满意度	4	4	4
社工能够及时处理突发状况	1	3	2

续表

评估内容	社工 1	社工 2	均分
社工之间的配合度	4	4	4
与组员的沟通	3	4	3.5
社会工作专业方法的运用	3	3	3
总分（50分）	31	38	34.5

注：每一项总分都为 5 分，评估总分为 50 分。

由表 3 可见，社工对于小组气氛、先期准备的完成、小组游戏的满意度及社工间的配合度较为满意；在对组员问题的观察与回应方面、及时处理突发状况方面及社会工作专业方法的运用方面不太满意。这说明社工对于整体的把握和先期的设计与准备工作做得较好，对突发的状况处理及理论与实践的结合等方面做得不好。在小组进行的阶段，常常需要较长时间去解释小组内容与活动规则，时间有限所以常常会忽视部分组员的需求及问题，并且由于组员的特殊性，常常会发生组员情绪突然不稳定等问题，笔者在处理此类问题上没有太多经验，在小组初期常常会手足无措，但这种情况在工作人员的协助下逐渐好转，这些经验也会成为笔者在以后的实践中需要注意的问题。

3.组员评估

组员单节活动满意度

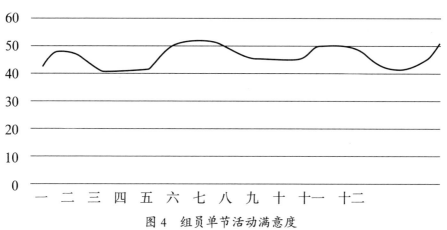

图 4　组员单节活动满意度

注：满意度总分为 56 分

在每次小组结束后，组员都会填写过程评估问卷（见附录），以评估本节小组的效果，同时也便于笔者每次小组结束后回收问卷从中观察组员的需求以及修改之后的计划。在小组满意度中可以看见组员总体对于小组较满意，其中满意度较低的两次小组活动是第三节和第十一节。第三节活动由于是第一次正式的小组主题活动（除去破冰与团队建设等常规活动），笔者缺乏经验，不能很好地控场，由于参加的会员过多也造成了活动室拥挤、秩序无法很好维持等现象；第十一节活动是由于笔者并未充分考虑到活动当天的天气以及场地因素，这两次的活动存在的欠缺笔者在今后的实践中会更加重视。另外，在每次小组过程评估问卷中，组员在"本次小组需要改进的方面"的填写上，多数组员都填写了"时间安排"，笔者在小组的前期进行中，常常需要花大量时间去向组员解释规则，经常导致小组延时。在小组后期，笔者总结问题后发现在活动规则的解释上，笔者首先做出详细的示范后更加便于组员理解，如在生命线活动中，笔者首先一步步画出自己的详细生命线作为示范，并对自己的生命线加以详细讲解，这个过程中组员会对活动规则更加清楚。

在活动收获上，多数组员都认为有收获。

组员 A 说："我觉得改变这种事情还是得靠自己，我现在对自己越来越自信了。"

组员 K 说："上次的联欢会我做了主持人之后大家都在夸我，我从没想到自己还能站在台上，我现在越来越享受舞台了。"

组员 L 在笔者的邀请下和笔者一起听了云南大学的讲座后对笔者说："我还是觉得大学很好，因为我一直很遗憾没上过大学，我想去准备成人高考。"

组员 N 说："这些活动都很好，和大家在一起很开心"，但是在笔者问及活动对其有改变吗，她回答说："我都这么过了几十年了，以后也不会有太大变化了，但是会想办法每天都开开心心的，尽量不会对爸爸不耐烦了。"

4. 社工同行评估

笔者的小组中，工作人员 S 社工作为观察员参与了笔者的每一次小组，S 社工说："小 ×（笔者）作为社工还是比较快地适应了整个会所，在小组活动中也很尽心，每一次小组都准备得很好，和会员的相处也很好，会员们都很快地接纳了她，并且都表现出了对小 × 的喜爱。不过可能是实践经验还欠缺的缘故，在和社区的对接中，考虑得不够全面，并且小组活动中对突发状况的处理还需要提升，希望她在以后的活动中做得更好。"

5. 量表评估

定量资料采用均数 ± 标准差（$\bar{X} \pm S$）进行描述，干预前后的对比采用配对样本 t 检验进行分析。检验水准均为 $\alpha = 0.05$，即 $P \leq 0.05$ 认为差异有统计学意义。数据的分析均采用 SPSS22.0 实现。

（1）社会功能缺失筛选量表干预前后对比

表 4　SDSS 各维度干预前后比较（$\bar{X} \pm S$）

维度	干预前—干预后	t	P
家庭层面	0.86±1.027	3.122	0.008
社会交往层面	1.14±1.167	3.663	0.003
个人层面	1.29±1.139	4.225	0.001

由表 4 可见，组员在家庭层面、社会交往层面、个人层面的社会功能在干预前后均有明显差异（$P \leq 0.05$），所以，在小组干预后，组员的社会功能具有提升。

（2）汉密尔顿抑郁量表干预前后对比

表 5　汉密尔顿抑郁量表各维度干预前后比较（$\bar{X} \pm S$）

维度	干预前—干预后	t	P
焦虑的躯体化	−0.14±2.033	−0.263	0.797
体重	0.07±0.267	1.000	0.336
认识障碍	1.71±3.197	2.006	0.066
日夜变化	0.14±0.535	1.000	0.336
阻滞	0.21±1.888	0.425	0.678
睡眠障碍	0.36±1.151	1.161	0.266
绝望感	1.36±2.134	2.379	0.033

由表5可见，组员的抑郁状况有所缓解，在绝望感一项中具有明显差异（P ≤ 0.05）。

（3）一般自我效能感量表干预前后对比

表6　自我效能量表各维度干预前后比较（$\overline{X} \pm S$）

维度	干预前—干预后	t	P
自我效能	−1.29±1, 899	−2.534	0.025

由表6可见，组员的自我效能感在干预前后具有明显差异（P ≤ 0.05）。

6. 总结

由干预前后数据可见，本研究中对于康复期精神障碍症患者的干预有效地提升了其自我效能水平、社会功能水平及对汉密尔顿抑郁量表中的绝望感有所改善，但是除了自我效能水平以外，其余的改善并不明显，笔者认为，导致这一结果的因素可能是以下几点：

（1）研究介入时间太短。研究从设计到结束总共花费四个月，由于不可抗因素，小组活动的间隔并不固定，导致成效并不连贯，不利于小组成员效果的维持。

（2）研究所涉及的对象广度不够。虽然小组中也针对家属及社区进行服务，但主要针对的对象依旧是患者，这就导致了对其外部环境改善并不明显，成效较单薄。

（3）研究对象同质性差。研究中涉及的患者具有不同的疾病、不同的年龄段、不同的受教育程度及不同的家庭条件，所有这些因素导致了研究对象的同质性较差，在小组的设计上也就无法面面俱到。

综上，笔者认为本研究通过评估有效证明了社会工作的介入能够提升精神障碍症患者的自我效能感，但是不能有效证明本研究预期的其他结果，主要原因包括但不限于研究介入时间太短、研究所涉及的对象广度不够及研究对象同质性差等。本次研究中未达到预期的部分，笔者在分析总结后也会对未来的小组研究设计起到警示作用，也期望对其余研究者有一定参考价值。

第五章　总结与讨论

精神疾病的康复不是一朝一夕就能够完成的，而社会工作小组的介入往往只有短短几个月时间，在介入并初步收到成效后，如何巩固现有成效并将其拓展，是笔者思考的一个重要问题。成效的巩固需要机构的"接棒"，犹如一场接力赛，笔者只是第一棒，让患者意识到自己是可以改变并有能力改变的，第一棒结束后患者开始跃跃欲试，这时就需要机构来接第二棒，通过在机构的日常课程潜移默化的影响中，加深这一感受。同时社区接手第三棒，呼吁社区居民减少偏见和歧视，对这一群体给予更多的关注和包容。政府接手的是最后一棒，通过政策的重视，加强其福利保障，增加精神残障者的就业机会，同时媒体的正面宣传也能够给予这部分群体一个宽松的社会环境，改善其康复的外部环境，至此，才算完整。

在整个小组的进行过程中，小组在实践中反复强调成功经验和替代性经验的重要性，组员在潜移默化中被影响，进而产生"我能行"的心理变化，自信心的提升是组员迈出改变步伐的第一步。小组活动中的认知改变，让组员开始思考自己人生的可能性，之后的能力提升又为组员打上一剂"强心针"，在"走出去"阶段，社区给予的善意和接纳能够将之前的所学转换成真实感，在这一过程中，组员的自信心得以提升，更有利于康复。而自我效能作为心理—社会康复的重要因素，自我认知—能力提升—走进社区的这一过程，也恰恰是其实现心理—社会康复的过程，这一过程有助于促进社会功能的恢复，最终达到更好地适应社会的目的。

在本文的研究中，笔者采用小组工作的方式，运用改善认知、情绪管理、社会交往技能训练、职业技能训练、生活技能训练、社区活动等，增强患者的自信，提升患者的能力，增强患者与社区的联系，最终达到自我效能的提升，从而更好地适应社会。

一、反思

（一）大力推广社区康复是提升患者自我效能感的重要途径

目前针对康复期精神疾病患者的研究大多集中在提升社会功能上，但是研究地点又以医院居多，社区康复并未大范围普及。医院的研究基本为"封闭式"研究，通过护士对患者的技能训练和鼓励教育，提升其服药依从性和自我管理的能力，而社区康复机构也大多以社会功能康复训练为主。这一现象是由于场地、患者特殊性和人员缺乏所限，并不能为患者提供一个真正的康复环境。康复训练让患者掌握到了许多技能和知识，但是不让其有"实战"的机会，则康复水平永远只能停留在不断反复中，无法巩固原有的成效，也不能发展更大的潜力，即"用进废退"。心理社会理论为康复期精神疾病患者的康复提供了一个从身体到心理再到社会的康复模式，这一理论与系统理论都重视"人在情境中"，即康复需要在一定的情境条件下进行。在笔者的研究中，"走出去"的活动较之在会所的活动更加难以掌控，不可控因素也更多，但效果却是最好的，一方面增强了患者在真实情境压力下的经验积累，一方面也在潜移默化地改变社区居民对这一群体的偏见，而这一改变是患者自己的努力结果，就会再次作用于患者本身，提升其康复水平。

（二）患者的康复过程不仅是单方面努力的过程，更是资源链接的过程

Charles H. Zastrow 将社会工作实践概念化为四个主要的目标，其中之一便是"把人与能向他们提供资源、服务和机会的系统联系起来"[1]。在精神障碍症患者的康复过程中，有几个角色是必不可少的：医院（医生）、家庭（家属）、社区（机构），而社工在其中扮演的角色，是综合各方资源的资源链接者。康复的任何一个环节都需要各方资源的共同努力，在笔者的小组中，笔者不过是一个"链条"，连接患者与自身进行对话，连接患者与家庭的沟通，连接患者与社区居民的交往，最终研究期望达到的是患者与社会的连接。

（三）提升家庭支持有利于增加患者对自身能力的信心

无论社会工作介入的是哪一个领域，家庭支持永远都会被放在重要的层面上，而在康复期精神障碍症患者的介入中，这一点尤为重要。精神疾病患者由于病程较长、药物副作用和社会的污名化往往都不能

1　Charles H. Zastrow. 社会工作实务应用与提高 [M]. 第 7 版. 北京：中国人民大学出版社，2005：26.

让其正常地学习和工作，即使处于看起来与常人无异的康复期，长期的负面标签也会让别人对其产生恐惧的心理。社会支持极度缺乏，在这一过程中，家庭的重要性不言而喻。笔者在研究中发现，大部分的精神障碍症患者的家庭支持都很薄弱，家属长期处于各方压力中，很难控制自己的情绪和语言，同时也造成了不良的家庭沟通，这让患者更加自卑，同时社会退缩更加严重，家属照顾压力更大，循环往复。笔者也发现，家庭支持较好的患者，其自我效能感更强，康复水平更高，这足以说明家庭支持的重要性。

（四）淡化标签和污名能够提升自我效能感

让笔者印象较深刻的是带着会员参加社区老年合唱团的过程，社区的老年人都很热情和有耐心，但是在介绍会员的时候仍然说："这是我们社区残疾的娃儿们，今天来和我们一起唱歌，大家要耐心对待。"会员似乎也对这一称呼习以为常。有一个会员曾经对笔者说："我妈和我出门买东西的时候总是喜欢砍价，人家不便宜的话就让我把残疾证拿出来给人家看，说我的孩子是残疾人，能不能给我便宜一点这样的话，可是我觉得很丢人，但是我不敢反抗我妈。"由此可见，社会大众对于这一群体的污名化和标签化仍然很普遍，消除歧视和偏见的路也很长。

二、社工实务介入过程中的经验与体会

（一）特殊群体的小组设计上应遵循简单、有趣和直观的理念

精神障碍症患者由于长期服用药物，加之社会退缩，与社会脱节，

导致其理解能力和反应能力都有所降低，社工在设计实务方案之前应当充分考虑这一点，小组活动尽量简单；而精神障碍症患者群体的随意性也是小组开展的阻碍之一，故而活动也要有趣，保证能够吸引到患者的参与；社工在引入主题时，若太过于复杂，深度太广，患者往往无法理解，所以社工在引导患者思考时要直观和口语化，活动最好逐渐增加难度，随着成功经验的增加，患者的自我效能也就会随之增加，在小组结束时，社工和患者共同回顾小组历程，也能够使患者加深成功经验。

在小组中，笔者刚开始总是急于让组员说出笔者想要的，但是效果并不好，每个小组成员都是独特的，社工应该尽量照顾每个组员的感受和情绪。在活动时，社工的引导不应该只是以引出主题为目的，而是需要观察每个组员，力图通过社工的引导，触发到属于每个组员的改变动机，再加以巩固加深。

（二）社工需要综合学习各个专业的知识

由于精神障碍症患者群体是一个特殊的群体，在研究这一群体的过程中，笔者很多次感到力不从心，原因无他，而是笔者自身的知识储备不够。在帮助精神障碍症患者康复的过程中，社工需要掌握的不仅仅是社会工作专业知识，还应掌握一定的心理学知识、医学知识、基本药物知识、相关政策知识等，缺一不可。在设计小组的过程中，也应该综合考虑到各方因素。

（三）仪式感能够给予组员安全感和归属感

固定和程序化的环节能够给予患者安全感。在笔者的小组中，活动的开始和结束都有固定的程序，比如唱歌、身体锻炼、热身游戏等，这些程序化的行为能够增加组员对小组的归属感；而在小组开始前，笔者采用正式邀请的形式，给每位组员发放邀请卡，这种具有仪式感的行为也能够帮助组员对小组快速认可并以同样严肃正式的态度对待小组活动，有利于小组的顺利开展。

（四）社工需要处理好"移情"

精神障碍症患者的生活和社交圈较狭窄，社工在介入的过程中，患者很容易将这种专业的助人行为理解成感情。随着小组的进行，患者对社工的依赖也会越来越严重，在社工退出后会接受不了这一现实，从而小组成效功亏一篑。但是在中国社会中，这个"度"本来就很难把握，进退全在于社工的主观考量。并且，在小组中，社工往往会处于中心位置，掌握绝对的话语权，这样使得组员不够活跃，小组气氛较沉闷。在本研究中，小组初期过后，笔者就有意识地逐渐放权给组员，充分尊重组员的思想和意愿，许多活动也交由组员设计完成。在小组后期的社区活动中，组员渐渐熟悉且游刃有余，这种"自己有改变的能力"的心态，正是小组想要达到的状态。

（五）同理心、尊重和平等的理念要根植在社工的思想中

在笔者的实习过程中，是和会员一起活动的，所以社区居民常常无法区分出谁是工作人员，谁是会员。曾经笔者在和会员做社区志愿服务时，有个老人指着笔者对他身边的老伴说道："你看看，白瞎了一个白白净净的小姑娘，得了这种病。"在笔者的解释脱口而出的一刹那，笔者才认识到原来自己仍然还没有做到真正的尊重和平等对待

这一群体，也没有做到同理心。社工作为专业的工作人员，在介入之前，我们就应该将自己放在和服务对象同样的境遇下，尝试尊重、理解和同理服务对象，这样才能够让服务对象真正地接纳我们。

（六）精神疾病患者的肢体康复和心理康复同样重要

精神障碍症患者由于疾病的原因，往往缺乏锻炼，身体素质较差。笔者的小组中，大多数组员都被身体疾病所困扰，如痛风、疝气等。所以在小组的设计中，身体锻炼被标成重点。身体的病痛可能会导致患者的心理出现抑郁和焦躁，不利于康复。在前测量表中可以看出，有身体病症的患者往往生活质量不高，而在持续地坚持一段时间的身体锻炼之后，患者的生活质量也随之提升。

三、建议与对策

（一）社工应提升专业水平，发挥出在精神康复领域的不可替代性

在目前的社区康复中，社工往往处于尴尬的境地，不仅仅是因为身份认同度低，也是由于社区社会工作者的水平良莠不齐，在社区中所做的工作往往不能够体现其专业性。所以，社工应该努力充实自己，提升专业水平，发挥其独特性和不可替代性，运用专业的方法帮助患者，同时整合多方资源，如社区、机构、医院等，更好地为患者的康复服务。

（二）促进康复机构服务专业化发展

笔者所在的 X 会所，虽然是云南省第一家引入国际会所模式的社区康复机构，但是会所的专业社工只有一人，远远满足不了需求，而这也从侧面反映出许多机构不够重视专业社工的现实。专业社工在社区康复中的理念和所发挥的作用远远区别于普通社区工作者和志愿者，所以社区康复的机构需要更加重视和引进专业社工。而在患者的康复方面，康复机构需要一个完善且科学的康复日程表以及完善的个案跟进服务，将机构康复训练和家访综合运用，以期达到更好更完善的康复模块。

（三）提升高校在精神健康社会工作方面的教育水平

由于社会工作引入中国的时间并不长，所以高校在精神健康社会工作的教育上仍然不够完善，在实践中遇到的许多问题，社工仍然需要求助医学和心理学。随着中国本土的精神健康社会工作实践的成熟，笔者希望高校能够越来越重视这一方面的需求，在研究和实践中积累出社工专业的学生能够作为指导的实践模式，同时开辟出社工专业学生在精神健康实践中的更多可能。

（四）政府应加强政策上的重视及维护精神障碍症患者的合法权利

随着精神障碍症患者人数的增多，完善社区康复的政策法规也迫在眉睫。2013 年 5 月 1 日起实施的《中华人民共和国精神卫生法》提出"鼓励和支持组织、个人提供精神卫生志愿服务，捐助精神卫生事业，兴建精神卫生公益设施"，而其中提到的精神疾病患者的康复训练等相关事宜，说明政府越来越重视精神卫生和精神障碍症患者的康复。目前我国仍然有大量的重性精神疾病患者无法进入社区进行康复，说明了精神障碍症患者作为弱势群体，社区康复机构仍然需要政府的扶持和重视。综上，笔者认为政府需要加强的不仅仅是政策上的重视，更应该加强对精神障碍症患者群体的财政支持和重视其社会参与的权利，扶持相关爱心企业，为这一群体提供更多的工作机会。

（五）社会大众及媒体应该"去标签化"看待精神障碍症患者群体

媒体往往会将精神障碍症患者群体塑造成为"危险的群体"，而这种标签化和污名化所带来的是这一群体被过分"妖魔化"。在社会大众的眼中，精神障碍症患者群体就是"疯子"，是危险的，唯恐避之不及。长此以往，精神障碍症患者的生存空间就会被压缩得更小，其社会退缩和社会功能水平也就下降得更明显，不仅仅不利于患者的康复，也会让一个家庭都陷入难堪和尴尬的境地。所以，媒体应该多宣传精神健康的知识，为精神障碍症患者群体正名，同时社会大众也应对这一群体持宽容和接纳的态度，营造宽松积极的社会环境，更有利于患者的康复和社会和谐。

精神疾病和其他的病症并无区别，精神障碍症患者群体只是"患了病的普通人"，但是由于长久的社会舆论压力，使得社会各界对于这一群体往往是"谈虎色变"，甚至于其本人也会认为自己是有罪的，自己是低人一等的。目前的研究大多集中在医学领域，在医院，冰冷的医疗器具和每日固定的院舍生活本身就不利于病人的康复，精神康复需要的不仅仅是药物，也不仅仅是控制病情甚至"治好病"，更是回归社会，回归正常的学习和生活。本研究是通过对精神障碍症患者群体的社会工作专业介入，以期达到提升其自我效能的实务研究，实务结果证明了社会工作在提升精神障碍症患者自我效能的有效作用，但是仍然存在许多不足，笔者期望本研究可以为后来的研究者提供一些可供参考的经验和教训。

通过专业的社会工作方法能够有效地提升精神障碍症患者的自我效能，而自我效能的提升有利于患者的康复，能够促使患者在自我退缩的状态下走出来，是患者重新适应社会的先决条件。在这一过程中，社会工作的专业方法尤其重要，但是目前在中国，精神健康社会工作并未普及，高校开设的相关课程也停留在皮毛阶段，与医学和心理学等学科并未能区分开，仍然没有自己的独特性，并且目前的精神健康社会工作的干预手段依旧停留在"舶来品"阶段。在这种情况下，就要求社会工作要整合各学科，在实践和理论的基础上，结合西方精神健康社会工作的精华，将其融入中国本土的社会现状和伦理道德中，创造出本土化的精神健康社会工作。并且社工的职业认同度也急需提升，笔者在整个实习期间都在不断地向会员、会员家属、社区居民试图解释社工是做什么的，不过收效甚微，会员仍然倾向于笔者是机构工作人员，会员家属依旧觉得笔者是教会员康复课程的老师，而社区居民依旧会拉着笔者的手夸笔者是个"有善心的人，愿意帮助这些可怜人"，在这种境况下，社工的角色愈加尴尬。在大众眼中，他们无法区分社工和志愿者的区别，社工所做的工作，无法在短时间内收到成效，故而在社会大众眼中，社工仍然是一个无足轻重的角色。即使是在康复机构中，工作人员也大多不是专业的社工，机构也对社工的重要性和专业性认识不足，不够重视。社会工作本来就是舶来品，在中国还未发展成熟，和中国传统伦理道德观以及社会工作的本土化都正在磨合探索，被社会大众完全接受必然是一条艰难且持久的道路。依照现在的起步阶段来看，这条路将会很长，但是我们很欣慰地看到，越来越多的人投身于一线社工的事业中，精神健康社会工作的机构也如雨后春笋一般，这就意味着这一领域的实践经验会愈加丰富，未来已可期。

会所模式在精神障碍者社区康复中的应用研究

应用研究

——以昆明市盘龙区 X 会所为例

作　　者：穆　静

指导教师：高万红

写作时间：2014 年

第一章　导论

一、研究背景

（一）精神病康复服务亟待加强

1. 现有康复服务不能满足需求

目前我国精神障碍者数量已达 1600 多万，但实际能接受治疗的患者仅为 30 万人次左右，能够得到康复服务的患者更是少之又少。需要康复服务的人群与实际能够获得康复服务的人群数量间的巨大落差，使得大量需要康复的精神障碍者只能滞留家中，或者在精神病专科医院继续治疗，无法出院，难以回归社会。

2. 提供康复服务的多为医疗机构，社区康复不足

大多数能够为患者提供康复服务的机构为精神病专科医院或者综合医院的精神科，此类医疗机构整体而言重治疗、轻康复，且其提供的康复服务在与社会的连接方面有所脱节。能够提供康复服务的民间机构本就处于社区之中，在患者的社会融入方面更有优势，但此类机构的社会力量投入有限，就昆明而言，仅有一家提供精神病康复托养服务的会所。

3．康复服务对于患者个别化需要的回应度不够

当前的康复服务提供还只能做到让患者吃"大锅饭"，即针对一定数量的患者提供相对统一的康复服务。患者是具有不同需要的个人，个人的需求存在差异，统一化的康复服务难免会忽视部分患者的需求，导致患者失去康复积极性。

4．康复者难以回归社会

机构提供康复服务，着眼于患者的认知功能与社会功能的恢复。提供的康复服务多为娱乐性活动，穿插一定的增强患者社会功能的社会融入性活动。但无论是在专业医疗机构，还是提供服务的民间机构，由于缺乏支持性的环境，康复服务之后，患者仍然很难回归社会，机构本身也没有力量为患者营造接纳的社会氛围，导致康复服务后的患者仍然要滞留医院或者机构，难以真正融入社会。

（二）会所模式的兴起

会所模式起源于美国，最初由一群精神障碍者提出，他们认为频繁回到医院、阻碍他们康复的一个原因就是：他们没有一个生活、工作以及出院后可以归属的地方，而重新回到一个不支持的社区环境中对他们疾病的康复是不利的。于是这些患者决定自己在一起成立一个社区，起初只是一个名字叫作"我们并不孤单"的小组，这个小组为纽约各地的人们提供晚间支持小组的服务，活动欢迎任何人的加入，并聚焦于帮助成员解决社区生活的日常挑战。早期这个小组的运行是没有工作人员的加入的，之后小组成员们意识到需要一位专业工作人员来帮助他们应对越来越多的发展困难，于是他们就聘用了一位社会工作者约翰·比尔德（John Beard）来进行项目指导。比尔德开始带

领一名会员一起进行相关的工作，他也说服其他工作人员聘用患者作为兼职工作人员。这种职员与工作人员在会所共同工作的模式的效果逐渐显现出来，他发现会员的疾病症状和行为都有所减少，健康和正常的表达增强。后来这个小组发展扩大为"温泉之家"，比尔德任理事长，他白天开张会所，邀请会员和他一起进行会所的清洁、装修装饰工作，也聘用工作人员和会员一起负责会所的午餐工作，其他的工作内容也不断被发展出来，会员和职员一起承担会所工作的模式逐渐固定下来，这就是最初的"会所模式"。随着会所模式对精神障碍者康复的积极效果得到肯定，更多的国家和地区也开始采用此类形式开展精神障碍者的康复活动。

在会所模式之下，精神病康复者能够自愿地以终身会员的身份参与会所工作，与会所职员并肩管理会所日常工作。会员可自由选择自己喜欢的工作，会所亦尊重他们的选择。会员在会所工作不但可发展其工作技能，而且可以从事会所的职员和会员所重视的实质工作。当会员可以发挥他们的才华和能力时，会所将成为一个令会员觉得自己被需要、被想要和被期待的地方。会所模式以职员与会员平等、接纳并重视会员的自我价值感为宗旨。

会所模式服务准则说明了康复会所服务的运作模式。现在会所使用的为 2012 年 10 月经过修订的会所服务准则，中文版由香港卓越之友会所进行翻译。准则具体分为"会籍、关系、空间、工作日、就业、教育、会所的运作、经费、管理及行政"8 方面，共有 36 条。（详见附件 1）

二、研究的目的、意义

（一）研究目的

了解 X 会所在运用国际会所模式开展精神障碍者社区康复服务的过程中存在的优点与不足，探讨国际会所模式对于本土机构的适用性和需要改进完善的地方，分析国际会所模式在昆明的应用过程，指出模式运用过程中的优点与不足，针对其存在的一些主要问题，尝试应用社会工作的方法加以改进并评估其成效，提出推进会所模式本土化发展的建议。

（二）理论意义

会所模式发源于美国，已有六十多年的成功历史。现今各应用会所模式开展精神病康复服务的机构中，大多沿用国际会所发展中心所提出的准则。

会所模式的核心主旨在于让精神病康复者能够自愿以终身会员的身份参与会所工作，会员与职员平等，会员与会所工作人员共同管理会所。昆明市 X 会所是一家依据国际会所模式准则来提供康复服务的民间机构，在对国际会所模式的应用中，如何吸取已有成功经验，并结合中国的实际情况，修改、拓展与完善适用于本土机构的"会所模式"，是本文研究的理论意义。

（三）现实意义

X 会所成立至今已有三年时间，面临机构发展上的"瓶颈期"，会员数量有减无增；工作人员流失及人力缺乏；机构服务拓展开局困难；老会员对现有服务内容的不满等问题逐渐显露。本研究通过分析机构在应用会所模式中的适应性及需要改进之处，针对其中的主要问题，开展有针对性的社会工作专业服务，在此基础上提出可行的解决问题的措施，为机构发展及会员康复提供参考建议。

第二章　文献回顾

一、国内关于精神病康复的研究

（一）医学角度

医学角度关于精神病治疗用药的研究较多，在精神病康复方面，医学角度的研究主要集中于关注精神障碍者的护理、精神病防治康复中的流行病学分析及干预研究、患者社区管理等方面。其中，医学角度的研究侧重于关注疾病，如精神疾病院内的医治、护理措施。院外延伸方面，中心思想为"管理"，降低患者对于社区的"危险性"，防止疾病复发等。

研究发现，在成都市各类精神疾病患病率及城乡分布特征方面，最常见的精神疾病包括精神分裂症、抑郁障碍和酒精依赖，已成为危害公共卫生的重大问题；农村的精神疾病患病率较高[1]。提出的解决建议为增加目前精神卫生工作人员数量，同时政府部门应加大对地方精神卫生工作相应的经费投入；将精神卫生防治及管理工作纳入社区卫生单位服务的考核标准，精神卫生工作部门应采取多形式、多渠道进行精神卫生

---

1 王敏．精神病防治康复中的流行病学分析及干预研究 [J]．中国医药指南，2012：79-81.

知识的普及宣传；建立社区心理咨询台与心理健康服务中心。在患者的社区管理策略方面，提出沟通技巧、精神检查的步骤、社区随访内容、转诊、防止精神病复发、降低自杀风险等方面的策略及技巧建议。

关于康复期精神障碍者、照料者和健康者的精神卫生知识需求与态度分析研究发现，患者精神卫生需求与态度的主要影响因素是文化教育、地区经济、患者的住院频率和照料者对疾病的焦虑情绪，患者、照料者、健康对照者对精神卫生知识的认识需求仍不足，文化教育和经济发展是提高精神卫生知识的有效措施[1]。

在康复期精神障碍者的护理方面，主要护理方法为进行日常病情、心理、技能训练护理。接受康复护理的患者的紧张、烦恼等焦虑情绪的改善状况明显优于未接受护理的患者，表明康复护理措施有效地改善了康复期精神障碍者的焦虑情绪[2]。

在院外延续护理对精神分裂症患者康复和生活质量的影响方面，成立院外延续护理小组，建立出院患者档案，采用电话随访、邮递信函、上门随访及开展主题活动等形式进行院外延续护理，出院 12 个月后干预组简明精神病量表评分康复状态量表评分均低于对照组；生活质量评分及服药依从性高于对照组，说明院外延续护理可以提高精神分裂症患者的服药依从性，有助于进一步改善患者的精神症状，提高其生活质量[3]。

关于精神病康复的医学研究虽然重点在关注护理方法对患者病情

1　林海勇 . 康复期精神障碍者、照料者和健康者的精神卫生知识需求与态度 [J]. 中国康复理论与实践，2010.

2　余智英，杨可 . 康复期精神障碍者的护理 [J]. 护理论著，2012.

3　王彩虹 . 院外延续护理对精神分裂症患者康复和生活质量的影响 [J]. 护理管理杂志，2012.

的改善作用，但同时也可以发现医院或专科精神病医院作为临床治疗精神病的专门机构，也开始关注药物以外的康复活动对患者的积极作用，并开始进行诸如人性化护理、院外延续护理、技能训练等方面的康复服务。

除医疗机构外，中国残疾人联合会作为国家法律确认、国务院批准的由残疾人及其亲友和残疾人工作者组成的民间团体，是全国各类残疾人的统一组织，在精神病防治康复方面主要推行的是"社会化、综合性、开放式"的工作模式，其宗旨在于推动社会各界力量进行投入，开展医疗治疗、其他手段辅助康复的综合办法。目标为使精神障碍者得到有效的治疗和康复。具体为：建立政府为主导、有关部门各尽其责、社会各界广泛参与的组织管理体系，完善医疗机构为骨干、社区为基础、家庭为依托的精神病防治康复工作系统，宣传普及精神卫生知识，采取药物治疗、心理疏导、康复训练和社会服务等综合防治措施，推行体现人道、有利于患者参与社会生活的开放式管理，促进精神障碍者康复，预防精神疾患发生。由此可以看出，残联也注重于社区、家属的多方参与，提倡进行康复服务和社会服务[1]。

（二）社会工作角度

国内关于精神病康复的社会科学角度的研究集中于关注团体心理治疗、认知心理治疗、个案管理、小组社会工作、艺术治疗及社会技能训练等干预对于患者康复的影响。

其中，个案管理通过对患者进行精神分裂症基础知识的宣教、生活技能培训和认知心理治疗，使患者对疾病的性质、表现、坚持药物

---

1 中国残疾人联合会网站：www.cdpf.org.cn.

治疗等方面有了科学的认识和了解，逐渐学会了批判性地看待自身疾病，提高了自知力，从而提高了患者遵医治疗的主动性和自觉性，大大降低了病情的波动和复发[1]。

另外，关于精神病康复的综合干预也有一定效果。综合干预包括精神卫生知识宣教，建立家庭社会支持系统，技能训练，咨询和随访，辅以认知心理治疗，经过干预，患者的复发率和再住院率降低，再就业率增高[2]。

上海市精神卫生中心开展了"同舟共'技'"病友小组为例，探析社会技能训练对住院精神障碍者生活质量的影响。结果发现实验组成员接受社会技能训练后，个体人际能力和生活质量有大幅提升[3]。

经过小组社会工作的干预，使患者在活动中重塑自信，锻炼其缺损的社会功能，为其更好地适应出院后的正常生活做准备。采用心理治疗，有助于提高患者对疾病的认识，增加患者社会适应能力和对生活的信心，提高症状缓解率，降低复发率，增强患者服药的依从性，具有较高的显效率，促进快速全面康复。

另有文献从家庭康复的角度来进行研究，发现在教育、手工作业文娱治疗的基础上，增加健康教育和认知训练等，家庭康复训练提高了患者的治疗和康复的效果，有效地防止了患者的衰退。患者通过始动性功能训练可有效缓解精神症状，活跃患者情绪，恢复学习和工作能力，延缓精神衰退。

上述研究主要是通过干预组及对照组或者干预前后对比的方式衡

---

1 熊焰，张银波，代光智 . 个案管理对社区精神分裂症患者康复的影响 [J]. 西部医学，2013.

2 郭献峰等 . 精神分裂症患者康复综合干预分析 [J]. 中国卫生产业，2012.

3 沈黎等 . 社会技能训练与精神健康工作的实践研究——以"同舟共'技'"病友小组为例 [J]. 广东工业大学学报，2012.

量康复效果，衡量指标多为病情复发率、社会功能恢复情况、患者生活质量等。开展相应康复活动对于患者的积极影响是笃定的。除关注康复活动的具体效果外，还有一方面的文献重点关注精神障碍者本身及其家属的需求。

经研究发现，家属对于患病家人康复方面的需求主要为健康教育，所占比例最大的为病情（疾病名称、临床表现）及预后，其次为疾病复发的征兆及预防、用药及疗效等。患者自身的需求为关于药品（用药及药品外在性状、价格、购药途径等）的需求，自理能力行为训练需求，以及心理上被理解感、归属感、安全感的需求[1]。

二、国外关于会所模式的研究

国外会所模式最初应用于脑损伤人群，之后才应用于精神疾病社区康复的领域。会所模式强调精神病康复人群在会所的会员角色，核心在于关注会员的"自我价值感"，会员在会所的所有工作基于"会员认为自己是一个能够有所贡献的人"的前提，核心原则在于遵循会员的意愿，不强制会员承担会所工作及坚持工作人员与会员相互平等，共同承担会所工作，诸如厨房工作、场地维护、文书工作等[2]。

美国一项关于会所中会员的出席率对会员就业成就及现状和再住院率的影响的成效研究表明：出席率越高的会员，其就业成就越高，

---

1 张丽. 精神病病人家属健康教育需求的调查分析 [J]. 全科护理，2010.
2 Toby Raeburn.An overview of the clubhouse model of psychiatric rehabilitation, Psychiatric Services，2013.

现状越好，再住院率也越低 [1]。

在美国一项"学术与精神健康实践合作评估：聚焦会所模式"的研究中，研究者致力于发现本土精神健康机构和本地一所大学研究者之间关于评估方面的合作。研究说明出于捐赠者的期望及精神病康复系统性评估的文化发展，对于现下的会所而言，建立并实施成果指标体系显得尤为重要。研究证明了机构与大学研究团队合作进行评估的有效性，这样的评估对于会所的发展而言是尤为重要的，也强调在会所成果的评估中，应当首先关注会所中的特别事件 [2]。

另外，芬兰一项以社区为基础的精神健康服务为例的关于会所模式及支持性就业的研究发现，研究中的两项服务分别为为残疾人群提供的支持性就业服务以及为精神疾病人士提供的综合性社区服务。两个服务模式建立在相似准则的基础上，但其目标存在一定差异。研究发现，支持性就业在研究与实践方面都具备以强有力的证明作为支撑，但在引导此类服务回归主流方面存在一定的问题。同时研究表明会所模式在美国和欧洲的快速发展，尤其是在芬兰，其方法的有效性得以证明，但在其长远影响方面仍需要慎重研究 [3]。

综上所述，会所模式源起于美国，也在美国得到迅速拓展，对于精神障碍者社区康复的有效性不可否认。国外的研究说明了会所模式的源起及其演变的过程，这对于国内应用会所模式进行精神病康复起

1 Josephine Di Masso.The clubhouse model：An outcome study on attendance, work attainment and status, and hospitalization recidivism, Work, 17, (2001)：23-30.

2 Melissa Floyd-Pickard.Academia and Mental Health Practice Evaluation Partnerships：Focus on the Clubhouse Model, *Social work and mental health*, 2010.

3 Kristiina Harkapaa.Clubhouse model and supported employment——examples of community based services, Vol.10, 2010.

到了一定的启发作用。国外的研究说明的是国际会所模式"已经走过的路"，可能是国内会所现在"正在走的路"。了解国际会所模式发展的历程，能使国内研究人员更为了解为何国内也选择应用国际会所模式进行康复，相关的从业人员也能在充分了解国际会所模式的基础上，更好地将国际会所模式的准则进行操作化，落实到日常的康复活动设计之中。其中的一些热点问题值得关注，例如会员的出席率对于康复效果的影响等。虽在国内的研究中还没有能细化到研究某项因素与会员康复效果的关系，但在实际应用中会员康复效果及其影响因素也是研究关注的问题。同时，国外的研究还有一条重要的启示就是，在不断进行康复活动的过程中，如何评估其对于会员康复的有效性，国外研究强调对于康复活动有效性的客观评估同样需要得到重视，应建立相应的评估指标体系。同时，在其长远影响方面，还需要更多的研究来进行论证。国内应用国际会所模式的时间普遍不长，对于该模式的长远影响还未能关注，但随着时间的推移，其长效影响将会显现，而为了到时能够进行客观、科学的评估，受国外研究的影响，我们应从模式应用初期做好各项会所活动的痕迹管理，为将来的评估奠定基础。

三、国内关于会所模式运用的研究

会所模式在中国的应用，香港要早于内地。香港恒健日间训练与服务中心以会所模式运作，为精神病康复者提供"工作日"的训练、交谊康乐活动和社区外展及网络服务，通过这些活动帮助精神病康复者重建他们的能力和自信心，建立互助网络及提升生活质量。

内地方面，长沙心翼会所向会员提供职业训练、心理疏导、行为矫正、教育支持和社交就业等服务。中国本土除 X 会所之外，以国际会所模式来开展精神病康复服务的机构有长沙心翼会所，于 2007 年成立，长沙市精神病医院引进国际领先精神康复理念，创办了长沙心翼会所。这是中国大陆第一家社会公益性精神康复会所，也是第一家通过国际认证的会所。它为康复期精神障碍者提供职业训练、心理辅导、社交和行为引导，并协助会员重获有薪工作。会所获得社会福利院、殡葬事业管理处、园林绿化公司、按摩学校等机构提供的过渡就业岗位。

2008—2012 年，会所对 83 例进入会所康复的会员及 72 例未接受康复服务的精神障碍者进行对照研究，发现精神分裂症患者在会所中可以学习和巩固多种生活自理能力，并且获得各种社会功能。该会所服务目标协助会员重拾个人价值、目标和信心，会员既无报酬，也无设定的报酬制度。会所没有任何医疗性或以治疗为根本的计划。会所设计类似一般的工作和商业环境，例如，行政部、图书阅览室、教育部及餐饮部，并提供丰富的社交娱乐活动[1]。

另一家机构为深圳蒲公英会所，也已通过国际认证。该会所的会员们通过以"工作日"的形式模拟公司的工作环境实现自我的管理。会所分为两个部门：厨艺部和文书部，厨艺部又分厨艺组、超市组、农艺组；文书部又分文书组、教育组、行政组。每一个会员都可以在早上的家事会上，报名参加自己喜爱的工作。蒲公英会所模拟外面超市的运作，帮助会员学会收银、进货、点货、结账等工作，积累工作

---

[1] 何杰，罗月红. 会所模式综合干预对精神分裂症患者社会功能康复的对照研究[J]. 四川精神卫生，2012.

经验，会所店铺是对外营业的，会员派发传单给整座医院的医生和护士。会所的"我来当老师"环节都是由会员来担任老师的。该会所设有过渡就业，会员免去雇主面试的环节，可以直接上岗，有几名会员也都积极参加，这能让会员在独立就业之前有一个缓冲期。会员的会籍是永久性的，会员在外面累了随时都可以回来。蒲公英会所也为会员安排影视娱乐活动，卡拉OK活动则安排在晚间。同时，该会所有鱼池、菜地，会员可以在这里养鱼、种菜；也安排了会员学习国际会所模式准则的活动。从蒲公英会所介绍的活动可以看出，该会所比X会所更为严格依照国际会所模式的做法，但也有改进，穿插了部分文娱活动。

2012年12月，杭州下城区潮鸣街道艮园社区内的"潮鸣街道康复会所"在通过了国际会所发展中心(ICCD)的严格审查后，被该中心正式授予"国际精神康复会所"资格。它是致力于为精神患者离开医院回到社区后，免费为其提供精神康复服务的场所。精神康复者自愿并以会员的身份参与会所的活动，与会所的职员共同管理会所的一切事务。会所内建有多功能厅、电子阅览室、休闲书吧、心翼聊天室、培训室、书画室、棋类室、音乐室等活动场所，全天候向会员开放。会所设有文书部、后勤部，为会员提供康复锻炼、社交锻炼、职前培训、文书培训、烹饪培训、健康生活培训、行政事务培训、个案辅导、过渡就业等服务。在会所里会员与职员平等参与会所工作，会所尊重会员自己选择的岗位，充分发挥会员的不同优势、才华与能力，使会员在会所活动中能发挥自己的特长，建立一个互相帮助、支持、鼓励的环境，促使会员重新建立起自我价值、目标和信心，协助他们尽快融入社会，并能达到社会、经济、教育及就业的目标。作为已经通过认证的三家精神病康复会所之一的机构，潮鸣会所也更为遵守国际会所模式的准则，其硬件配置更为优越。

综合这些精神病康复会所的主要服务内容及服务方式可以发现，会所服务有一定共同性，在理念上，香港和台湾地区更为关注会员的自我价值感的构建，内地更为关注协助会员回归社会，过上有意义的生活。在服务内容上，工作体验和小组活动的开展是共同的，例如会员参加会所日常工作，参与会所决策，并在会所中得到工作体验，培养一定的工作技能。而香港和台湾地区的会所开展的文娱活动较少，并且一般不会安排在工作日进行，内地（大陆）会所多有开设"影院""卡拉 OK"等的娱乐活动，这也是出于会员要求的反应。香港和台湾地区有更好的社会支持网络，会所能够和医院、工厂建立较为固定的合作关系。而在内地会所方面，除了本身就有社区和医院背景的会所，独立的会所在此方面的社会支持是较为薄弱的，能够获得的医疗资源和就业资源也较为有限。另外，香港会所有建立互助网络的服务内容，而内地会所并未涉及。

第三章 研究对象、内容、方法及田野点介绍

一、研究对象

本研究以会所注册会员、会所工作人员及管理人员为研究对象。其中，会员为三种类型：

第一类：长期在会所接受康复服务，目前仍然在会所的会员。

第二类：曾接受会所康复服务，但已离开会所的会员，滞留家中的会员。

第三类：曾接受会所康复服务，离开会所走上工作岗位的会员。

除会员外，研究对象还涵盖会所工作人员（近期离职、在职工作人员）及会所主要管理者，包括会所行政主管人员和会所负责人（即会所的创办人）。研究对象的基本情况见表1。

表 1　研究对象基本情况

序号	研究对象姓名代号	职位	性别	年龄	文化水平	在 X 会所的时间	主要研究方法
1	ZJ	会员	男	45	高中	3 年	访谈
2	SHF		女	46	初中	3 年	访谈
3	LYY		男	44	高中	3 年	访谈
4	TS		男	36	职高	3 年	访谈
5	GW		男	38	小学	3 年	访谈
6	HS		女	29	大专	3 年	访谈
7	SFX		女	25	高中	半年	观察
8	PYZ		男	24	高中	1 年	观察
9	LG		男	33	小学	3 年	观察
10	ZHF		女	51	小学	3 年	观察
11	ZXY		男	63	小学	3 年	观察
12	RP		男	22	初中	2 年	观察
13	X	工作人员	女	21	专科	半年	观察
14	C	行政主管	女	42	专科	2 年	访谈
15	B	负责人	女	53	专科	3 年	访谈
16	L	工作人员	男	62	高中	1 年	观察

二、研究内容

1.X 会所提供的主要服务以及会员对于康复服务效果的反馈

根据 X 会所既往活动的文字记录，并对实习期间 X 会所开展的康复活动进行观察，研究 X 会所提供的主要服务的对象、理念、内容、方法，了解会员对于会所康复活动方式、效果的看法。

2. 分析 X 会所利用国际会所模式过程中的优点与存在的主要问题

根据收集信息，分析 X 会所在利用国际会所模式过程中存在哪些优势，并了解 X 会所在模式利用上存在的不足，分析其面临的主要问题和导致问题的成因。

3. 社会工作介入的实践探索

结合会员需求及 X 会所利用国际会所模式存在的主要问题，以"促进会员表达自身愿望，提升会员参与意识"为目的开展社会工作服务介入活动。

研究社工介入活动的效果及存在的不足、可能的改进措施。

4. 提出完善会所模式的本土性建议

三、研究方法

本研究采用质性研究的方法，采用半结构访谈、观察法收集研究信息，整理相关资料，并依据访谈记录、观察记录、活动记录，分析会员、工作人员及会所管理人员反馈的各项信息，结合观察发现，探讨研究结论。

1. 半结构访谈

按照一个粗线条式的访谈提纲（详见附件 2）而进行的非正式的访谈。该方法对访谈对象的条件、所要询问的问题等只有一个粗略的基本要求，访谈者可以根据访谈时的实际情况灵活地做出必要的调整，至于提问的方式和顺序、访谈对象回答的方式、访谈记录的方式和访谈的时间、地点等没有具体的要求，由访谈者根据情况灵活处理。

对于在会所中进行康复的会员主要采用半结构访谈收集其对于康

复方面的需求和对会所服务方面的需求状况、会员对于康复效果的看法和对于会所发展的想法方面的信息。在对会员的访谈中设计"你参加过会所的哪些康复活动""你最喜欢会所的什么活动""你希望会所开展什么康复活动"等问题了解会员来到会所之后对于各项康复活动的喜好及期望以及认为何种活动对自身的康复有利等。

根据既定的访谈提纲开展访谈，但在实际访谈中，根据访谈对象回答问题的实际情况添加或者删减相应问题，添加问题的主要情况为访谈对象的话语中出现了需要了解的新情况或新问题。在会员表示对某个问题没有想法时，则会删减与此问题所联系的相应问题。除正式进行的访谈外，在平时的康复活动中，也会通过聊天的形式了解会员想法，收集研究相关信息。本研究资料主要是通过访谈获得。

本文中访谈对象为机构工作人员、现有接受服务的会员、已就业会员、出所但滞留家中的会员和机构管理人员。对会员的访谈视会员自身情况而定，如会员愿意参与访谈，访谈为两次，每次时间40分钟左右。其余会员访谈1次，时间为30分钟左右。对于会所管理人员和工作人员的访谈为1次，时间为1小时左右。

访谈中，如访谈对象比较敏感、不愿录音，笔者采用现场书面记录的形式记下访谈对象的主要言语，访谈结束后根据记忆进行补充，形成访谈记录。对于愿意录音的会员及工作人员，在访谈中不做专门记录，访谈结束后根据录音整理完整的访谈记录。在记录过程中，全部采用访谈对象的原话，笔者未对语言进行任何加工，以保证访谈记录的真实性和客观性。

2. 观察法

在 X 会所实习期间，笔者采用非参与式观察的方法，参与了4个月中会所的全部康复活动，并在其中进行观察，对每一天每一项康复活动中会员的参与度、会员反应进行观察，何种活动会员欢迎、何种活动会员反应冷淡、活动结束之后会员的表现等，观察指标包括会员在活动前、中、后的面部表情、肢体动作以及活动中的投入程度、活动后的行动改变等，了解会员对于会所各项康复活动的意见和想法。将会员自身的想法与笔者的观察发现相结合，评估会所康复活动的效果。在整理观察信息时，将观察时所做的书面记录及活动影像资料相结合，整理所得信息，并将部分不确定的信息与其他工作人员进行沟通讨论，保证观察结果的客观性和观察资料的有效性。

3. 行动研究

行动研究这一概念最早由美国的社会工作者约翰·考利尔在20世纪30年代提出，之后德国完形心理学创始人之一勒温率先在社会心理学的研究中加以应用。行动研究的焦点在于即时的应用，不在于理论的发展，也不在于普遍的应用，它只强调切近情境中的问题。它的目的就是解决当前的实际问题以收即时应用之效。行动研究的主要贡献在于实际问题的解决。本研究中，行动研究的方法主要应用于社会工作专业方法开展介入活动，促进会员表达对于会所发展的愿望，提升会员参与意识。

在具体的研究过程中，经过前期开展非正式的小组活动及会员需求访谈收集的信息，并将相关信息与会所工作人员不断进行讨论，确定当前会所需要解决的问题之一便是会员参与度的提高。并由此设计行动方案，开展逐步深入的小组工作，进行相关问题的介入，从会员的微小参与活动开始，不断提高会员参与会所工作和活动的难度和宽度，并与工作人员不断进行沟通，肯定会员参与的积极影响，再通过会员对于"参与会所工作"的意识的改变，促使其行为的改变，使会员强化其参与行为。

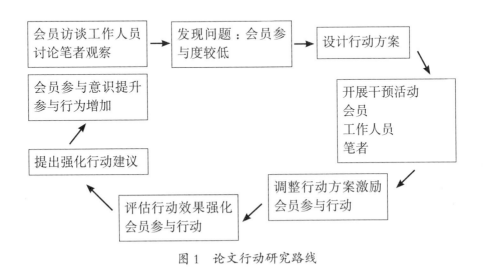

图 1　论文行动研究路线

四、田野点介绍

X 会所原址位于昆明市盘龙区，后搬迁至昆明市西山区永兴社区。创办者为原盘龙区残联的康复员。康复员在对精神障碍者的家访活动中，萌生了创办会所的想法。经过家访，认为只是询问患者病情的活动形式过于单调枯燥，开始聚集几个患者家庭在一起开展活动，取得突出的活动效果，但活动场地为患者住所，并不方便。之后得到昆明市盘龙区领导支持，在残联办公楼内开始运营"和谐会所"，会员最多时达到 100 多人。当时和谐会所只是下午开展活动，主要为歌舞、听音乐等娱乐活动，辅以一定的手工制作工作及精神病康复相关讲座。由于残联领导更替，新任领导暂停和谐会所，X 会所创办人与会员家属联合，创办现在的 X 会所。之后经新加坡专家介绍，会所采用国际会所模式运营。会所宗旨：尊重、参与、工作、分享、学习、平等；致力于让会员自由选择参与会所模式康复训练和职业训练、心理辅导和行为修正；让会员在互相帮助、互相支持的氛围中，重建个人信心，重新投入社会过上有意义的生活。X 会所现开设了接待小组、行政小组、文书小组、餐饮小组、清洁小组，为了让会员通过会所"一起参与、一起学习、一起工作、一起分享、一起娱乐"的康复方式，更好地促进他们社会功能的康复。

第四章 研究发现

一、会所的主要服务内容

目前，开展的活动主要分为工作体验和社会功能恢复、文娱活动三大类。X会所在每周一至周五9：00—17：00运营。活动的设计考虑到了会员的工作技能、娱乐体验、放松心态、自我价值、服务他人等多方面的需求，使会员能够重获信心、提升能力，做好工作和重返社会的准备，取得了突出的效果。

（一）工作体验类活动

该活动已进行较长时间，会员最初感到自己来到会所中有工作可做，不再认为自己是来到会所接受治疗或者矫治，而是来"上班"，会员的自我价值感确实有一定提升。工作体验类活动的设置起源于国际会所模式的做法，将会所工作按照会员意愿及工作性质，划分为"文书部""行政部""清洁部""餐饮部"等，会员参加各个部门的工作，一段时间之后可根据会员意愿进行工作岗位的轮换。同时，会所在社区内设立小卖部，会员依照每人轮值一天的形式参与小卖部售货、记账、盘点等工作。

（二）社会功能恢复类活动

社会功能恢复的活动一般为小组工作，小组工作以会员实际需求为前提，设计相关小组活动，主要包括技能性小组、发展小组、兴趣小组、互助小组等类型。会员被其丰富多彩的活动形式吸引，活动参与度较高，活动结束后的跟进随访发现，会员仍然能够记得活动中自己的收获。会员也认为会所建立的"与会员、职员及他人接触"的渠道对自己重新走进社会有所帮助，礼仪、尊重等主题的活动后，会员在日常生活中也能注意自己的言行。同时，社会功能恢复类的活动也注重让会员接触社区、接触他人，开展义工及社区服务活动。

（三）文娱活动

文娱活动主要包含每月一次的外出活动、观赏影片、音乐欣赏、舞蹈、棋牌、户外运动等形式。文娱活动约占会所每周开放的 5 个工作日中的 1 个工作日的时间。相比起工作体验和小组活动，文娱活动不会给会员造成心理压力，而且也是对部分会员的生活爱好的呼应，文娱活动与其他活动穿插，增添了康复活动的趣味性，同时也可以激发会员享受生活的热情。

表 2　X 会所工作体验类康复服务

活动名称	活动时间	服务理念	活动内容	服务手法
工作体验	上午 9：30—10：30	帮助会员寻回自我价值感，培养会员工作技巧	会所设立"清洁部""文书部""餐饮部"等工作部门，接受会员根据自身意愿及能力承担相应工作，进行工作体验。清洁部主要负责打扫会所卫生，并在一天中保持会所清洁。文书部负责会所的考勤表格、期刊、报纸的打印制作。餐饮部负责会所午餐的买菜、洗菜、切菜等工作。会员可以在各个部门间进行工作调换，但短时间内负责的工作是相对固定的	提供多样化的工作岗位，职员与会员共同分担会所运行各项工作
小卖部值班	每位会员每周一天	帮助会员寻回自我价值感，培养会员工作技巧	由会员自愿选择下一周值守小卖部的时间，按照 1 名职员 +1 名会员的人员构成在会所小卖部值守，负责客人接待、推荐货品、收银、货柜清洁、货品盘点等工作	职员与会员相互配合开展工作，对会员进行一定的相关培训

343

表 3　X 会所社会功能恢复类康复活动

活动名称	活动时间	服务理念	活动内容	服务手法
小组活动	周一、周二、周四下午 14：00—16：00	帮助会员恢复社会功能，使其能够回归社会，过有意义的生活	根据会员需求，开展记忆训练、心态调试、情绪管理、人际交往、尊重、礼仪等主题的小组活动	社会工作专业方法，正式或半正式的小组活动
志愿活动	周三或者周五下午 14：00—16：00	帮助会员恢复社会功能，使其能够回归社会，过有意义的生活	会员与职员在昆明市图书馆进行儿童图书整理的志愿工作，或者进入会所周边社区，开展社区服务活动，多采用帮助社区清扫卫生、服务老人等活动	社区外展服务
手工制作	周二及周四上午 10：30—11：30	帮助会员恢复社会功能，使其能够回归社会，过有意义的生活	职员或者有手工特长的会员带领会员进行手工制作，多为剪纸、折纸、卡片制作	技巧训练

续表

活动名称	活动时间	服务理念	活动内容	服务手法
家属互助活动	每月最后一个周五下午	帮助会员恢复社会功能，使其能够回归社会，过有意义的生活	会所与昆明市红十字会医院及昆明医科大学第一附属医院合作，定期邀请精神科医生到会所举办讲座，主要内容包括药物知识，如服药规律及药物副作用、预防复发等。有时进行会员家属交流及困难互助活动	互助活动讲座活动

表 4　X 会所文娱类活动

活动名称	活动时间	服务理念	活动内容	服务手法
外出活动	每月一次	使会员亲近自然，享受生活	在昆明周边景区、公园、植物园、农家乐等地方游玩，或者前往参观聚餐	社区活动
影片观赏	每月一次	使会员亲近自然，享受生活	在会所内通过投影设备观赏影片，多为励志或者喜剧题材的电影	会员观影并分享观赏感受

续表

活动名称	活动时间	服务理念	活动内容	服务手法
棋牌类活动	每月一次	使会员亲近自然，享受生活	在会所的活动是进行纸牌游戏或者棋类游戏	

二、X 会所康复服务的优势及问题

（一）优势

会所应用国际会所模式开展服务的优势之处为，会所工作人员以会员的身份看待精神障碍者，会员不再被冠以"病人""疯子"的标签，而是在尊重与接纳的会所环境下接受康复服务，会员的精神面貌、自我价值、社会融入、对未来生活的规划与期望相比院内的患者而言，都有一定的突出之处。

经过工作体验类的康复活动，部分会员认为自己学会了做工作，不再像过去一样在家里无所事事，也为会员之后走上工作岗位打下基础，学会了清扫、销售等一些基本的工作技能。同时，会员能够承担商铺货品销售的相关工作，为今后找工作提供一种可能的工作岗位选择。会员大多希望今后能从事货品销售的相关工作，认为自己可以做好这方面的工作。

经过社会功能恢复类的康复活动，会员认为自己喜欢小组活动的丰富活动形式；经过各主题的小组活动，会员认为能够开阔眼界、与其他会员及职员交流内心想法。会员认为自己的劳动能够对他人有益，有助于会员提升自尊、建立自我认同感，并能使会员接触会员与职员以外的其他人。手工活动使会员加强动手能力，康复医学讲座使会员了解专业医学知识，对其药物维持治疗有所助益，也能通过与医生的互动，强化其坚持服药、防止复发的行为动机。家属互助活动增强家属支持会员康复的动力。

文娱类的康复活动深受会员欢迎。通过活动，增加会员与外界社会接触的机会，亲近自然，增强会员与职员凝聚力；舒缓会员心理压力、放松心情、激励会员生活信心；增加康复乐趣，增进会员感情。

X 会所康复服务存在的问题主要有：

（二）问题

1. 统一性的康复活动不能满足会员的个性化需求

由于会所职员不足，注册会员为 35 人，经常参加康复活动的会员数量始终在 10 人左右。会所无法根据会员的个性差异及个人需求举办相似群体会员的康复活动，所有会员只能参加会所的统一康复活动。这导致在活动过程中，部分认知度较高、文化水平较高、参加康复活动时间较长的会员总是能得到更多的表现机会，也能得到工作人员更多的肯定，同时也有会员认为活动设计过于简单；与此同时对于认知度较低、文化水平较低、新来会所的会员而言，总是无法得到表现机会，认为活动设计过难，自信心容易受挫，对康复活动的参与热情无法被激发。例如参与会所康复活动三年时间的会员 Z，热爱动植物养殖，希望会所能有相关的技术性培训，而其他会员对此并没有需求，Z 会员的需求不能得到满足，认为会所康复服务枯燥，每周一和周五不来会所参加活动。

2. 部分服务内容得不到会员认同

对于每天上午的打扫会所卫生及其他的工作体验环节，会员认为需要早起来到会所已经比较疲惫，而且秋冬季节多数会员需要增大服药量预防病情复发，会员不愿意参与打扫卫生环节。但会所清洁必须得到保障，只能劝说会员坚持进行清洁，部分会员采取消极应对的态度。另外，为了确保会员按时来到会所，并且希望会员能够学会为自身的行为负责，会所对于每天迟到的会员进行惩罚，但会员认为惩罚过重，导致有的会员为了躲避惩罚干脆选择当天不来会所，不来就不会受到惩罚。会员 HS 在接受访谈时说："我不喜欢每天那么长时间扫地，太累了。"会员 TS 在访谈中说："每天做很多事情，有时希望能休息一下，但是不行。"

3. 部分会所准则无法落到实处

会所职员虽然依照会所模式的表面要求开展部分工作，但并不能理解准则背后的理念。如有时活动不能得到会员响应，或者发现会员的躲懒、逃避行为时，会采取训斥会员、责令改正的手法，有时使用的语言上带有贬低色彩，反而引起会员的抵触，达不到促使其改变的目的。这也就违背了会所模式中的职员与会员平等、不以能力区别对待会员的要求。

4. 老会员"出不去"，新会员"进不来"

现有参加康复活动的会员 80% 都至少参加了 2—3 年的康复活动，新加入的会员只有 1 名。缺乏新会员的加入也是 X 会所发展的一大难题，没有服务对象，何来服务？为谁服务？同时，老会员已经参加了各种各样的工作体验活动、小组活动及外展活动等，但他们并没有机会真正走出会所，重返社会，走上工作岗位，老会员滞留于会所之中也是一大难题。

5. 会所服务与会员的康复需要存在较大差距

会所希望能够开展更多的有益于会员康复的活动，如会员生活技能、工作技能、认知训练等方面的活动，同时，会员模式的准则其实要求会所在工作日不开展娱乐活动，但出于会所发展的实际情况，X会所也开展一定的娱乐活动，只是占用时间较少。而在会员的反馈中，他们更喜欢有趣、轻松的娱乐性活动，这就与会所的活动设计存在一定冲突。

三、国际会所模式在昆明应用的优势之处

X会所自成立以来，经新加坡专家介绍，开始运用国际会所模式开展精神病患者康复服务。运用国际会所模式两年多以来，发现在实际应用国际会所模式的过程中，相比其他院舍形式或康复机构的形式而言，国际会所模式确有一些优势之处。以下主要从会员需要的角度阐述X会所康复服务中对国际会所模式的成功应用之处。

（一）精神障碍者从"病人"变为"会员"

会员的身份让会员自身及职员、外部人员都不再过于关注会员的"病人"身份，不以带有歧视色彩和标签化的眼光看待会员。同时，会员的身份让会员成为接受服务的人，而不是接受教育或者治疗、改造的人。虽然X会所目前无法做到完全不去教育会员，国际会所的理念无法百分之百的落实，在一些会员的不当行为方面，经过一定的引导，如会员没有变化，或者工作过程中出现不负责任或者不讲礼貌及

349

会员和职员冲突的情况，管理者确实会教育会员，但并没有因此而区别对待会员。

（二）会所内设立不同工作岗位，使会员进行相应工作体验

国际会所模式的准则关于工作日的描述中，有"会所划分为一个或多个工作部门，每一个部门要有足够的职员、会员及有意义的工作区支持整个工作日的工作"。X会所遵循国际会所模式准则，将会所划分为"行政、文书、餐饮、清洁"等多个工作部门。会员按照自身意愿选择其希望参加工作体验的部门，完成当日的工作。在对会所管理人员的访谈中，在询问其认为国际会所模式的何种内容适用于本会所情况时，会所创办者S反映："设立不同的工作部门让会员进行工作体验对于会员的康复是很有效的"同时，会员H反映："在会所参加清洁部的工作，我喜欢做这个工作，做好了也觉得很高兴。"会所每日上午10：00—11：30为工作体验的时间，在此时间段内，清洁部的会员继续打扫会所内卫生，文书部的会员则打开电脑，开始制作会员考勤表及会所期刊文稿打印，餐饮部会员与职员一起外出买菜，之后在会所厨房帮厨，会员主要负责切菜、炒菜、配菜等工作。如有会员希望自己能够主厨，职员也将会支持会员的想法，让会员掌勺炒菜。在会所不同的工作部门承担工作让会员来到会所之后"有事可干"，不再是坐在凳子上发呆或者干脆躺在桌子上睡觉，也让会员有了发挥自身能力的机会。根据兴趣爱好选择会员工作岗位，也让他们感到比较轻松，同时可以学习一定的工作技能。在实习期间，有几名会员认为是来会所做工作，类似于其他人每天早出晚归去上班。

（三）会员可自由决定重新返回会所

国际会所模式的准则中要求"不论会员没有参与会所的活动有多久，他亦可有随时重返会所的权利，只要不对会所构成威胁"，在会员参加会所康复活动的过程中，有的会员可能因为家庭原因离开会所，也有会员病情复发需要到医院接受治疗，还有会员因为找到工作离开会所，也有会员暂时不愿继续来会所，但只要会员愿意，他们随时可以重新回到会所。会员可自由选择离开或者返回会所，让会员拥有自主权，对于来会所不会感到有强制性的压力，重新回到会所往往是会员再次认为需要会所提供帮助和服务的时候，也有会员是被会所活动吸引而选择重新回来，被欢迎的感受能让会员对会所更有归属感，也能更快投入康复活动。

（四）会员可自由出入会所内的任何地方

国际会所模式中，关于会所空间的准则为"会员和职员皆可进入会所内的任何空间，并没有划分职员或会员专用的地方"。X 会所将会所空间划分为 1 号活动大厅、办公室、阅读室、电脑室、厨房、餐厅、卫生间、仓库等。所有空间均为会员和职员共用，工作人员没有个人专属的办公电脑和办公桌，会员如有工作或者娱乐（如下载音乐、浏览网页）等需要，也可使用会所电脑。空间上没有职员与会员专用的划分，从空间上保证了职员与会员之间的平等，会员去到会所的任何地方不会被限制，在会所内没有任何地方会隔离会员。

（五）会所自身的硬件条件

国际会所模式中要求"会所拥有自己的身份，包括其独有的名称、邮寄地址及电话号码"。这也就是要求会所是一个客观而且真实存在的机构，X 会所同样拥有自己的名称、房屋（捐赠）和办公电话。拥有这些客观设施才能使新老会员到来，也能对外进行宣传倡导。而会所拥有自己的身份，也就意味着其对应的是一个特别的存在，专门做精神障碍者的社区康复，而不是其他领域的公益组织，更不是复合性质的民间机构。对外能使其他各机构明了会所从事的工作，也能使会员明确会所究竟是什么性质的机构。

（六）会所开放时间方便会员参加活动

"会所每周至少开放五天，工作日的办公时间应与一般办公时间相同。"X 会所工作人员认为，会所采用朝九晚四的开放时间，每周开放五天，其规律性更能让会员接受并且牢记，遵守相应的时间。同时，对会员家属来说，会所开放时间与日常的工作时间保持一致，会员白天来到会所参加活动，也保证了他们能够按时工作，减轻了会员的家庭负担。采取四点就结束每日活动的时间，是为了使会员避开交通晚高峰，使独自生活的会员能有时间赶回家买菜做饭。这样的开放时间对于 X 会所也是适用的。

四、会员康复效果反馈

经过 X 会所对国际会所模式优势的良好运用，会员参加康复活动前的部分问题得到有效解决。

（一）会员对于会所康复服务的效果反馈

1. 会员有了一个充满接纳、尊重的容身之处

在会所建立之前，会员只能蜗居家中，部分会员是无法与家人融洽相处的，这样的家庭氛围及困居家庭的情况不利于会员的康复，而会所模式的最大优势便在于使得会员不再处于小家庭或者不接纳的社区环境之中。

在对会员的访谈中，绝大多数会员对于会所提供康复服务的效果持肯定态度。有会员说："X 会所更进一步地救了我，不然我就恼火了，当时我真的是绝望了，如果没有这些会员老师，我可能真的死了。"

2. 会员获得自尊与自我价值感

（1）自我价值感提升。会员以往长期生活在一个无法行使基本权利、受到排斥的社会环境中，而在会所经过康复活动后，会员逐渐意识到自己在某方面也存在一定的能力，自己可以去做好一些事情，不再认为自己是无能的人。会员来到会所后，根据自身意愿选择会所设立的工作部门进行工作体验，会员 S 反映："之前在家做什么家里人都觉得做得不好，做了还要被说，但是来了会所，参加清洁部的工作，得到老师的鼓励，自己觉得自己能做好事情了，人也变聪明点了。"会员不再觉得自己一无是处，而认为自己同样可以做好一些事情。

（2）心态变化。在会所，会员之间及职员与会员之间不断交流，会所也有一些开导会员的小组活动。会员 Z 说："那时（来会所前）真的绝望了，来了这里认得了很多做人的道理，以前我坏起来还会害人。现在好多了，想出去工作了。"会员心态转变，开始对未来生活有计划，不再消极绝望。

3.会员养成了良好的作息习惯

会员在家中生活，大多是睡觉或者看电视来打发时间，但经过康复训练，会员 H 认为："在家我就不想做任何事情，睡到下午一两点起床，看看电视，吃饭再睡觉。来了会所每天早上来、晚上回去，早睡早起。"会员的生活作息变得规律起来。也有会员说："会所是我的第二个家，来到会所我会认真做些事情，不像在家，一样也不想干，想的事情多了就容易发病。"

4.会员病情稳定，服药量不变或者降低

有会员说："会所做了我想做的活动了，来这里我变得聪明点了，做些有意义的事情"，"会所活动对康复好呢，慢慢地有点作用，比以前药吃得少，以前吃十多颗"。

5.会员个人卫生转好

之前会员不爱洗澡洗头，有的会员身上甚至有异味，会所职员为会员制定个人卫生跟进计划，经过干预，会员个人卫生转好，定期洗头洗澡、理发等，到现在已不需要工作人员提醒，会员已可以自理。

6.会员独立生活能力增强

之前会员无法自己前来会所，经过工作人员陪伴带领，会员可以步行至会所不会迷路，可以自己看红绿灯穿过马路。

7.会员的疾病复发减少

有的会员自来到会所之后，三年时间里没有出现发病的情况，或者有的会员发病的时间间隔拉长。会员 Z 自 2008 年至现在并未发病，距今已有 5 年时间。与那些滞留家中的会员相比，坚持在会所参加康复活动的会员发病率要远低于他们。会员 R 与 Y，中断会所活动回到家中，生活习惯紊乱，不能坚持服药，1—2 月后发病，进入省精神病

院接受住院治疗。

8. 会员能主动承担家务

会员 H 说:"过去在家是什么都不做的,在会所做很多事情,扫地、洗碗,回家了也会帮着做了。"

在接受访谈的会员中,对于自己来到会所之后的积极转变是皆有肯定的。通过笔者观察和工作人员反馈,更进一步地证实了会员的良好转变。会员康复效果与会所模式的核心精神有至关重要的关系,但也并非完全是会所服务带来的康复效果。

首先,会所模式所倡导的"职员与会员平等"对于会员的康复是至关重要的。会所模式准则中要求会所无职员不能参加的会议、无职员不能进入的空间等做法,确实让会员感到自己与职员是平等的,他们在会所没有被歧视,没有被区别对待,愿意来会所,愿意参加活动,规律生活,坚持按时服药,病情稳定。

其次,会所模式所要求的会员在会所不同部门的工作体验对会员康复是有效的,工作经历让会员增加了自我效能感,会员觉得自己也是在会所上班,同时不再虚度时间,而是有事可做,他们的劳动成果也能得到肯定,如果表现良好,还有一定的经济补贴,家人也更加肯定自己,有利于会员的积极转变。

再次,会所模式规定的会所客观设置(如场所及开放时间等),让会员有了一个固定的容身之处,有一个接纳之地。会员 L 认为"会所的存在是最重要的,有会所我们才有这么一个康复的平台,有一个可以去的地方,希望会所一直开下去"。

在研究中也发现,会员认为对于自身康复非常重要的因素,并不属于国际会所模式要求的内容。

会员 G 在访谈中提到，他认为"接触会员、沟通"是最重要的。在会所中除了他自己，还有很多其他人可以接触，如果在家里，他是不可以接触其他人的。会员中有他最好的朋友，他可以和会员聊天、交流。即使他已经有工作，他仍在每周二下午回到会所参加活动，与其他会员见面。

会员 Z 认为"适应社会"是最重要的，他认为"一切都是为了走进社会，在社会里生活才是最重要的"，他讲到会所的活动教他们很多道理，让他们学会怎么做一些工作，他对自己的评价是"已经基本上走进社会了"，他也对自己的未来生活和工作有明确的计划，而且一直在努力采取行动。而国际会所模式中，相应的内容适应的是"美国的社会"，而不是"中国的社会"。同时，该会员认为会员之间的"相互交流、相互帮助"是很好的，会员之间的交互作用得到会员的认同，会员之间相互影响、相互促进、相互支持。

工作人员 C 认为，一定的"要求"和"奖惩"是会员康复的有效因素之一。如果依照国外的做法，会员意愿是最主要的，会所不可以强迫会员，但 X 会所有一定的"规矩"，如要求会员按时来到会所，活动结束才可离开，对于迟到的会员进行一定惩罚，而对于表现良好的会员进行奖励。这都是国际会所模式所不肯定的做法，而在 X 会所的尝试中，是有效的。对于来会所时间的规定能让会员学会约束自己，违反规定需要承担相应责任，接受惩罚，这一点可以让会员有承担自身过失的意识。同时，对于会员良好表现的奖励则可以强化该行为，很多会员的积极转变都是靠不断的活动跟进和持续的鼓励而实现的。会员 S 也提到"会所里做好了有人夸，有奖励，我才想做得更好"。

（二）康复服务的局限性

会员的部分个性化需求未能得到回应。如有会员反映"我希望能够教我们学一点实用的民间手工艺、动植物养殖技巧，希望会员能一起学，但是会所老师不重视，没有做"。

会员对于会所清洁工作过多的质疑。也有会员觉得"我不喜欢每天那么长时间打扫卫生，有时做完活动已经很累了，还要打扫卫生，回家就太累了什么事情都不想做"。

部分活动较难，打击会员自信。有会员认为"有的活动太难了，不会做，还是要参加，有时就觉得自己没用，一样也整不来"。

五、国际会所模式在昆明应用所面临的挑战

（一）难以激发会员参与的积极性

国际会所模式准则中规定"会所的工作是专为会所运作和加强会所服务而产生的。任何为了外界的工作（不论工作有报酬与否），俱不在考虑之列。会员在会所的工作是不会获得酬劳的，也没有任何设定的报酬制度"。此条准则对 X 会所并不适用，首先，会所的工作确实是为会所运作和加强会所服务而产生的，但 X 会所对于承担会所固定工作的会员设有报酬制度。会所中有一名职员化的会员，每日负责在会所工作时间前到达会所，打开会所大门及办公室门、烧开水、发放会员及职员储物柜钥匙，登记会员来到会所的时间等。其承担的工作量较大，相当于会所工作人员，X 会所对其发放一定酬劳。目前，X 会所设立一个小卖部接受会员承担售货、结算、盘点、清理货品等工作，会员每周自愿申请参加小卖部工作，会所根据当日小卖部收益，

按固定比例给会员发放提成作为会员当日的酬劳。X 会所认为酬劳是对会员工作所付出劳动的肯定和经济回报。而从实际情况出发，X 会所招收的会员大多经济状况较差，能够申领最低生活保障的会员也不过四五名，发病后仍有工资保障的会员只有 1 名，而会员来会所接受康复服务需要缴纳会费，每月 200 元。发放酬劳既能为会员提供经济上的支持，也是对会员劳动的尊重与肯定。从会员角度来看，会员期待能够收到一定的报酬，得到报酬后可以改善生活，补贴家庭，也可以购买自己所喜爱的物品，拥有属于自己可以自由支配的收入。

（二）会所工作体验与会员就业需要脱节

国际会所模式准则要求"设计会所的工作时，应以协助会员重拾自我价值、决心和信心为原则，并非为进行职业培训"。X 会所在设计会所工作时，一定程度上考虑了对于会员自我价值和自信心的培养，但并没有完全将工作体验与职业培训划分开来。在会所参加康复的会员及会员家属都有一个期望，那便是会员能够病情稳定，找到一份工作。会所设计清洁部、文书部、餐饮部及小卖部的相应工作，会穿插职业培训的内容。X 会所虽然已经过多方努力，但未能找到为会员提供过渡就业机会的公司或工厂、单位。故而 X 会所设立小卖部，也在下午的小组活动中开设过数学兴趣小组，主要是教会员学习如何收钱、找钱，向客人推荐货品等。而会员找工作所面临的实际情况也是，大多只能找到清洁、洗碗等性质的工作，在会所的工作体验对会员也是一定程度上的职业训练。

（三）会员自愿参与和会所规则的冲突

国际会所模式要求"会所不会制定任何协议、合约、计划或规则来迫使会员参与活动或工作"。在台湾、香港等地的会所，确实能够做到不强迫会员参加会所活动或工作。而在 X 会所，有针对会员的考勤制度，记录会员每天来到会所和离开会所的时间，如有无特殊事项而迟到或缺席的会员，将对其进行一定的惩罚，如活动结束后打扫楼道或者洗碗等。而对于每日的工作体验及康复活动，原则上会员都应当参加。X 会所认为，对会员设立考勤制度，是为了避免会员在家睡懒觉或无故缺席。如无考勤制度，完全由会员自愿，那么又将与国际会所模式准则中"保障有足够的职员与会员参加会所每日的工作"冲突。如果会员自愿选择是否来会所、何时来会所，那么会所的很多日常工作将无法正常进行。而对于每日下午的康复活动，会员如果不是有特殊的身体不适，都应当参加。这就存在一定意义上的"迫使"了，如果完全依照会员意愿，由于服药的原因，会员本身比一般人嗜睡、乏力，不愿意活动。而家属和会员自身对于会所的康复效果存在要求，如果会员不参加会所活动，就与在家中康复并无区别，因而 X 会所对于会员参与会所工作及活动设立了一定规则与约定。

（四）对于工作日娱乐活动的安排

国际会所模式要求在"晚间及周末举行康乐及社交活动，并于节日当日举行庆祝活动"。X 会所反映，以目前会所的条件，无法在晚间及周末开张，晚间开张要么需要对会员提供住宿，要么需要保障会员夜晚返家的安全，两者的存在一定困难。周末并非法定劳动时间，会所工作人员不工作，会员也不来会所。国际会所模式所要求的将娱乐活动或社交活动安排到晚间及周末就无法实施了。会员希望能够在工作日安排一些娱乐活动，如棋牌麻将、观看影片、歌唱舞蹈等活动，娱乐活动能够使他们缓解工作体验的疲劳，放松心情，深受会员欢迎。为了尊重会员意愿，X 会所每周有半日的娱乐活动安排。而中国的节假日当天，都会放假休息，此时正是会员与家人团聚或外出游玩的时间，X 会所对于节日的庆祝活动一般都在节前举行，节日当天放假休息。

（五）会所曾设立顾问委员会，但并没能持续存在

国际会所模式准则要求"会所举办公开论坛，并有相关措施让会员及职员能够积极参与决策，通常以共识的方法来决定会所的管理、政策制定、未来方针和发展路向"。X 会所虽未举办公开论坛，但曾让职员及会员代表、精神科医生、精神健康专家组成会所顾问委员会，共同商议会所及会员面临的困难，并提出对策。在对会员的访谈中，会员 H 提出当时确实有很多人能够一起想出解决问题的办法，但之后因为各个委员难以聚集，委员会"名存实亡"，会员参与会所决策的路径受到了局限。之后会所再无相关会议和论坛，也不再让会员共同决定会所管理及未来方针制定，更多时候是告知会员，削减了会员的主动地位和参与权利。

（六）X 会所目前未提供社区支援服务

国际会所模式中还要求"会所会员及职员提供社区支援服务。社区支援活动由会所工作部门负责，服务包括改善福利、居所、争取权益、推广健康生活模式、寻求优质的医疗、心理辅导、医疗和防止药物滥用服务。"这些内容对于社区支援服务有明确说明，但会所管理

人员 C 在访谈中提到，目前 X 会所在这方面没能开展相应服务，为会员争取福利在当下环境中非常困难。在我国即使是正常人去争取福利也都举步维艰，何况还是精神障碍者这个特殊群体。X 会所目前能做的只是帮助会员申领低保、减免水电费、获得残联补助等，其他更大的福利改善及权利争取未能落实，这也是需要有更多资源投入才能做的工作。

（七）会员的继续教育问题

"会所协助会员善用社区内的成人教育机会，来达到他们在职业和教育上的目标，如果在会所内部提供进修课程，会尽量借助会员的教导及辅助能力"这一国际会所模式的准则要求在 X 会所未有相应措施。X 会所所在社区未能寻得成人教育机会，会所内部也未设进修课程，也就无法借助会员的教导及辅助能力。在 X 会所，善于园艺技术的会员会在下午的康复活动中跟其他会员分享相关的知识，擅长会记统计知识的会员也会教会员如何算账，但仅限于 1 个小时左右的康复活动，未能开设课程。

（八）人事困境

会所十模式要求"提供与精神健康界别的职位相匹配的职员薪酬"，但实际情况是，X 会所职员薪酬远低于精神健康领域其他的从业人员，并且其对于职员角色的灵活变化要求致使部分职员无法胜任选择离职。人员缺乏，仅能维持会所正常运转，并无专业人员开展康复活动；活动减少，对于会员的吸引力降低，部分会员选择离开会所；会员数量不够，所对应的活动无人参加只能暂停。另外，职员少又导致无人去发展新会员加入，致使会所陷入职员与会员的"双荒"场景。

国际会所模式要求"会所有足够的职员带领会员参与会所运作"，"职员应当承担多个角色，分担会所各个方面的工作"及"如会员不愿完成相应工作时，应当有职员补充完成"。而在 X 会所或者任一会所，会员到来和离开会员的自愿自主性决定了会员数量的不确定性，有时会员多，有时会员少，那么会所何以保证有"足够的职员"带领会员。并且，工作人员在应聘进入机构时，往往希望明确自己应征工作的岗位描述，明确其工作岗位的权、责、利。而在国际会所模式的要求下，职员的角色是不固定的，可能从事会所这方面的工作，也可能从事会所那方面的工作。在工作人员的反馈中，他们大多经历了刚进入会所工作的期待、热情至迷茫无奈的转变过程。由于对于职员角色的变动性，他们常常不知自己应当做什么工作、何时需要做何种工作，陷入迷茫，情绪低落。另外，随着会员数量的变动，会员少时会所另有 3 名工作人员，而会员多时工作量增大，但职员数量并不会增加，职员的工作任务增多，压力增大，如无法解决，工作人员选择离开会所。

第五章　社会工作介入会所模式的探索

一、问题呈现与分析

经过前期对会员的访谈以及开展非正式的小组活动，收集会员需求，与会所工作人员及管理人员讨论，鉴于国际会所模式中要求的"会员参与会所活动及工作及决策制定，与职员共同承担会所运行的责任"。而在前期的需求评估活动中，发现会员对于会所活动的参与度并不高，无论是晨会还是会所的清洁工作和之后的工作体验等，热情较低。会所每月月底会由工作人员带领会员对下月的活动进行讨论、计划，根据会员的意愿决定下月的活动安排，在讨论过程中，会员要么选择沉默，要么就只提常规活动，无论工作人员怎么鼓励发言，会员的积极性仍然不高。在与工作人员的讨论中，他们也反映对此问题感到非常头疼，每一次的讨论都像是在对会员"挤牙膏"，赶鸭子上架一样。与此同时，笔者也发现，会所并没能提供会员与职员沟通、提出自己想法、参与会所决策的机会。针对由会所、工作人员和会员三方共同导致的会员参与度不够的这一问题，设计了增加会员参与意识的小组活动方案。同时，活动设计听取会员意见，采用会员更乐意接受的轻松活动形式开展，将教育剧场与小组工作相结合，让会员通过剧场表演的方式展示自己对于会所康复活动的看法和希望参与工作及管理的地方及他们希望的参与方式。

二、介入的理念指导

本次剧场表演小组活动的对象为在会所中接受康复服务的全体会员，经过两个月时间的观察，发现会所部分会员对于会所日常工作及康复活动的参与意识较为有限，直接导致会员的参与行为较少。而根据认知行为理论的观点，人类的思想、感觉和行动之间是有相互联系的，要改变人的行为，就要首先改变人的认知。认知可以改变行为，行为也可以改变认知。强调认知在解决问题过程中的重要性，强调内在认知与外在环境之间的互动，外在的行为改变与内在的认知改变都会影响个人行为的改变。目前，在对于会员的访谈中所得到的信息为"会所开展什么活动，我们就做什么活动，老师是为了我们好"，"没有觉得不好的地方，现在的都很好"。虽然会员表面对会所现状较为满意，但在会所每日上午的工作体验及下午部分的康复活动中，部分会员应对态度较为消极。尤其是讨论会所活动安排时，会员大多沉默或只是接受已有安排。由此看来，会员对于会所工作及管理的参与意识较低。如需促使会员展开更多的参与行为，应首先提升会员的参与意识。通过观察前期活动中会员的参与及效果发现，会员在情景扮演中更容易反映自己内心的真实想法。由此，采用剧场工作形式，使会员在表演过程中逐步表现自己的真实想法，也可在表演中展开参与行为，并得到其他表演者的反馈，强化其参与的积极意识，最终达到促使会员对会所日常工作及管理方面活动的参与意识的提升。

三、介入的目的、内容、方法

本次社会工作专业服务介入的目的为提升会员对于会所活动的参与意识。具体目标为：

1. 促使会员表达自身对于会所发展的期望。

2. 提升会员对于会所日常活动及未来发展方面的参与意识。

小组活动一共 7 节，每次活动时间为 90—120 分钟。会员数量在 8 人左右。由于会所会员仍需参加其他工作体验，每次参与小组活动的会员不是固定的，小组设计为开放式小组。

活动名称为"我的新天地剧场"，说明会所是会员的会所；会员以主人的身份参与到会所活动中，也会发现通过自己的参与，会所会是一个新的天地，会随着会员的参与发生改变。剧场是小组的活动形式，每一个人既是演员，也是观众。在活动中表演是一方面，另一方面表演前的准备与讨论以小组的形式展开，先从 2 人小组开始，扩大小组规模，使组员尝试在小组讨论中增强参与，表达自身意见与想法；并在小组活动中传出教育剧场的专业方法，进行演员与观众（都是会员）的沟通，激发更多新的想法和观点的出现。

小组中主要的活动为让会员通过剧场扮演，对会所老师工作和负责人管理的真实场景进行再现，同时也加入想象的老师及会所管理的场景，将"理想"的表演与"真实"的再现进行对比，了解会所的现状与会员理想的差距。同时，所有的表演设计、安排、讨论及表演后的分享都要求会员最大限度的参与，促使会员在小组范围内参与意识的提升及参与行为的增加。每次小组活动以剧场场景的表演作为主干活动，并通过主题讨论、抢答、答记者问等剧场互动的形式激发会员的想法，使会员意识到自己可以参与的会所活动及工作、管理，深化小组活动的效果。

表5　社会工作专业介入活动信息

活动次数	活动目的	活动主要内容、方法
第一次	建立小组，启发组员进入表演状态	1. 说明小组活动主题及目的 2. 组员起艺名 3. 确定小组规则 4. 演技初秀场 5. 成语表演 6. 活动评估（印象深刻的一句话）
第二次	提供组员发挥表演能力的机会，激发组员参与小组活动的热情，了解组员对于生活场景的表演反馈能力	1. 艺名记忆 2. 眼色游戏 3. 演技训练场（扮演其他会员） 4. 演技明星评选 5. 活动评估：表情秀
第三次	了解会员自身对于进入会所前后事件的看法，借以评估会所活动效果	1. 三分钟变妆大赛 2. 剧场表演：我在会所的before&after式 3. 观众互动：欲望彩虹 4. 演技明星评选 5. 活动评估：组员活动感受

续表

活动次数	活动目的	活动主要内容、方法
第四次	了解会员角度对会所工作人员工作状态的看法，通过扮演会所工作人员的角色，提升会员对于会所活动的参与意识	1. 主题讨论：会所的工作人员做什么工作，他们怎么做，好的工作人员是什么样 2. 剧场表演：当我是会所员工 3. 角色替代：重现"会所老师这样不好"的场景，请会员自由上前表演，将不好的转化为好的 4. 活动评估
第五次	使会员在作为会所管理人员的角色演绎过程中，增强会员参与会所管理的意识	1. 找节奏 2. 集体讨论：工作人员带领组员讨论上周表演中"包干型"工作人员与"严厉型"工作人员的好处与不好的地方 3. 狂想游戏：我来建会所，我会…… 4. 剧场表演：我来管会所 5. 抢答：建会所与现在会所的区别
第六次	使会员在作为会所管理人员的角色演绎过程中，增强会员参与会所管理的意识	1. 我记得 2. 剧场表演：我来管会所（与上次表演不同的会员担任会所主管的角色，其他人为助演，要求表演内容与上次不同） 3. 观众互动，坐针毡（改为答记者问形式） 4. 活动评估：活动印象

续表

活动次数	活动目的	活动主要内容、方法
第七次	强化小组活动效果，评估小组影响	1. 表演回放：看活动照片说照片的活动内容 2. 小组海报制作 3. 视频拍摄：我们与会所的关系；我们可以参加会所的什么工作；我们可以为会所做什么 4. 会员参与宣言 5. 活动评估：造句：我的新天地剧场让我……

四、活动效果

（一）小组目标达成方面

1. 会员积极表达对于会所发展的期望

在小组活动过程中，采用主题讨论及教育剧场扮演的形式。对于会所的发展，会员积极表达了自身的期望，例如"希望我们在会所能天天唱歌、跳舞、大家一起开开心心地玩""希望会所天天都开"等。

2. 会员参与意识的提升

通过小组活动，会员自身也意识到会所的日常活动安排、接待来访人员、会所管理等方面都需要有会员的参与，在意识到会员参与的重要性后，其参与行为也有所增加。

在最后一次小组活动中，会员参与宣言全部由组员提出，其中包括"会所是我们的第二个家，我们应当一起努力，参加会所的活动，积极康复，使会所变得更好！"这样的语句反映了会员对于会所未来的期待，不再像过去一到提问环节就开始沉默，而是表达自己的想法，认为自己可以而且应当参与会所活动、工作和管理。

3. 会员参与行为的增多

小组活动之后，会员参与最明显直接的改善就是，在实习的 4 个月期间，并没有出现会员作为工作人员带领下午的康复活动的情况。而小组活动在 12 月底结束之后，1 月的康复活动中，有 2 名会员将作为带领康复活动的人，教会员动植物养殖知识和记账知识，会员直接参与到会所的工作中。

（二）小组活动形式方面

应用教育剧场的形式在精神病康复者中开展小组活动，由于其充满趣味的活动方式，较受会员欢迎，更能激发组员参与热情及投入程度。同时，在轻松的表演环节中，会员更容易说出自己内心的想法和期望，会员所反馈的相关信息可信度高。

另外，穿插在小组活动中的剧场互动环节至关重要。一定的主题讨论能够使会员针对一个问题进行较为深入的讨论，各个会员都能有机会说出自己的想法，且能够保留纸质记录。加深会员的思考，是对小组效果的深化。

（三）局限

1. 小组成员过于关注表演的小组形式，对于小组目的理解不够。

在小组活动过程中，未能强调小组活动的主要目的为提升会员参与意识，导致小组成员过于关注表演环节，对为何要表演，表演之后需要做什么等相关问题缺乏思考，对于小组目的理解不够。这导致在小组后期的评估中，收集到的更多信息是对于小组活动形式的反馈，而没有聚焦于小组目的。

2. 小组活动未与会所后续活动连接，导致会员心理有落差。小组活动受到会员欢迎，但小组活动结束后，暂时无后续的社会工作专业活动介入，恢复会所既往的活动。部分会员在访谈中说："你们的活动好是好，但是做完你们就走了，我们希望是连续的活动。"会所的工作人员也反映："你们做了活动走了，我们后面再做活动会员还希望是一样的，我们太难做了。"

第六章 建议

在中国应用国际会所模式开展精神障碍者社区康复服务实为一个良好的开端，但在对该模式的本土应用上，提出以下改进建议。

一、提高会所内部对于国际会所模式的认知度

（一）对新入职员工进行相关培训

凡是进入会所工作的职员，先进行国际会所模式理念、做法及准则的相关培训，将其适于本土情况及不适于本土情况的内容都传达给新职员，才能使新职员在带领会员的过程中，不发生背离平等、尊重、参与、分享等理念的做法，做到能和会员共同承担会所的工作及管理。

（二）拓展员工对外交流的机会

国际会所模式准则抽象，难以凭主观想象来理解。国内已有通过国际会所发展中心认证的会所，可推荐职员进行对外交流，帮助其了解更多的利于会员康复的做法，也有利于职员提升自我的会所工

作能力。

（三）增进会员对于国际会所模式的理解

X 会所曾开展过针对会员的国际会所模式推广活动，但活动形式为提问、解说等，会员不感兴趣。因此可采用会员喜欢的影像、音频等形式，使会员对国际会所模式有更多的理解。

只有会所内部（职员和会员）充分认识了国际会所模式，才能使职员在工作中更好地贯穿相关理念，会员更能理解相关活动背后的意义，这也是国际会所模式本土应用的大前提。

二、模式的本土应用与会员个性需求的融合

（一）设计符合会员个性需要的康复活动

在会所模式的实际应用中，会所的活动实际都围绕着会员的康复而进行。但会员的个人情况及需求有所差异，在态度、心理上平等对待会员，但不能一概而论，部分场景下确实要求对会员进行个别化的康复活动。将大群体的会员划分为较小群体，具有类似特征与需求的会员一起开展活动，既能更大程度上满足会员要求，也能使会员在会所康复的时间得到最有效的利用。模式应用是会员提供服务的前提，但会员的个别差异也应该得到充分回应。

（二）关注会员的个别心理需求

国际会所模式未曾提到对于会员心理状况的相关内容，但 X 会所会员希望职员能够更多地关注他们的心理状况。在每日的康复活动中，

可设计职员与会员一对一聊天的环节，不仅能及时帮助会员排解不良情绪，缓解会员心理压力，也能使会员感受到更多的支持，增加他们的康复动力。

三、会员就业方面需有"破冰"做法

（一）激发会员参与工作体验的热情

开展工作体验是会所康复活动的一大特色，但会员真正工作的可能较低，加之长时间工作体验缺乏新意，加入会所时间较长的会员对于工作体验并无太多参与热情。会所可以跳出"会所"的局限，工作岗位的设置不一定依据会所的实际运作需要，可以创新性地将会所模拟为其他社会机构，如企业、工厂、店铺、餐厅等，为会员提供更多种类的就业岗位，以新意和实用性吸引会员，也能使工作体验更接近于真实就业环境。

（二）为会员的创业活动提供支持

就 X 会所而言，目前已有 1—2 名会员尝试自己的小小创业活动，如摆地摊售卖手机贴膜、出售定制的手工作品等。会所可以尝试根据会员自身的兴趣倾向及能力，扶持会员的小小创业活动，对会员进行相关的引导活动，使会员自我的小事业能够得到稳定、壮大。相比起外部单位提供的工作而言，不需太过依赖他人支持，成本也并不高，更具有可操作性。

（三）尝试不需与消费者面对面接触的行业

现今进入新媒体时代，电子商务已成热门趋势。会所的会员不善与人面对面沟通，也容易遭受消费者的排斥，尝试鼓励会员利用电子市场的形式销售物品等，可使会员迈出就业或创业的第一步。

四、淡化管理职能，促进会员更多参与

（一）由会员设计或带领部分康复活动

请会员设计工作日的某一项活动，对于参与设计活动的会员给予一定的激励措施，并邀请会员作为活动主持人，从活动设计与带领环节上增强会员的参与。

（二）设立会员参与会所管理的岗位

目前会员几乎没有参与会所管理，这使得会员仍不能真正归属于会所，也限制了会员参与的积极性。可设立一名会员主任，其职能类似于会员代表，作为管理人员与会员之间沟通的桥梁与纽带，使会员也获得参与会所管理的机会，表达他们自身对于会所发展的意愿。

国际会所模式为本土精神病社区康复的会所式运作提供了参考框架，而本土社会环境、会员情况均有差异，应根据本土的实际情况，扬长避短，充分利用本土优势，强化正面效应，总结已走之路的经验教训，凝聚为本土的精神病社区康复会所模式。

附件一 国际会所模式准则

　　会所服务之准则是全球会所一致认可的，同时也说明了康复会所服务的运作模式。会所订立的准则，主要致力为精神病康复者离开医院后，协助他们融入社会，并能达到社交、经济、教育及就业的目标。这些准则是会员的"人权法"，亦是为职员、委员会及行政人员而设的道德标准。会所服务准则亦强调会所是一个能赋予会员尊严及机会的地方。

　　在国际会所发展中心(ICCD)的注册审查中，这些准则乃为评估会所的基础。

　　全球会所每隔两年便会重新检讨各项准则，并于需要时做出修订。整个检讨过程由国际会所发展中心准则检定委员会负责，而检定委员会是由国际会所发展中心(ICCD)注册会所的会员及职员所组成。

会籍	
1	会籍是自愿性和永久性的。

续表

	会籍
2	会所有自主权接纳新会员。除非那人对会所的安全构成危害，否则任何精神障碍者都可以成为会员。
3	会员可自行决定如何享用会所设施及服务，以及与哪些会所职员共同工作。会所不会制订任何协议、合约、计划或规则来迫使会员参与活动或工作。
4	所有会员都有平等参与会所的权利，并不受诊断或能力所影响。
5	填写会员参与会所表现的记录时，会员可要求参与其中，并由会员及职员签署。
6	不论会员没有参与会所的活动有多久，他亦可有随时重返会所的权利，只要不对会所构成威胁。
7	会所亦会为缺席、被孤立或住院的会员提供外展服务。
8	会员及职员可参与会所内的任何会议。当会所要就任何活动做决定或与会员有关的事宜进行正式讨论时，该等会议不应只开放予会员或只开放予职员参与。
9	会所有足够的职员带领会员参与会所运作，但亦有赖会员的积极参与，会所才能成功地推行服务。
10	会所职员担当多个角色。全体职员共同分担就业、房屋、晚间、周末和假期活动及各部门的职务。会所职员不会拨出时间履行会所以外抵触会员与职员间之独特关系的工作。
11	会所运作的责任是由会员与职员共同担当，务必令会员与职员积极参与会所各方面的工作，但以会所主管为最终的负责人。

续表

	空间
12	会所拥有自己的身份，包括其独有的名称、邮件地址及电话号码。
13	会所有自己的地理空间，与其他精神健康中心或机构分开，亦不受其他服务或活动所影响。会所的设计有助工作日的推行，具备吸引力和足够空间，使人受到尊重和享有尊严。
14	会员和职员皆可进入会所内的任何空间，并没有划分职员或会员专用的地方。
	工作日
15	会员和职员在工作日中并肩工作使会所能够运作。会所重视会员不同的长处、才华与能力。因此，工作日是不包括提供药物、日间护理或治疗性服务。
16	会所的工作是专为会所运作和加强会所服务而产生的。任何为了外界的工作（不论工作有报酬与否），俱不在考虑之列。会员在会所的工作是不会获得酬劳的，也没有任何设定的报酬制度。
17	会所每星期最少开放五天，"工作日"的办公时间应与一般办公时间相同。
18	会所划分为一个或多个工作部门，每一部门要有足够的职员、会员及有意义的工作去支持整个工作日的工作。举行部门会议是为了加强会员间的关系、组织和计划是日的工作。
19	设计会所的工作时，应以协助会员重拾自我价值、决心和信心为原则，并非为进行职业培训。
20	会员有机会参与会所内各类型的工作，包括行政、研究、接收会员及迎新、外展、职员招聘、职员训练和表现评估、公共关系、争取权益及评核会所的成效。

续表

	就业
21	透过过渡就业、辅助就业和独立就业，会所能协助会员重获有薪工作。会所并不会透过会务、附属会所的公司或庇护工场来为会员提供就业机会。

	过渡就业
22	会员有权参加会所提供的过渡就业计划，获得于劳工市场工作的机会。会所过渡就业计划的必具特点，是会所保证若会员缺勤，将会另安排人手顶替。此外，过渡就业计划亦须符合以下基本要求： 一、就业的首要因素取决于会员是否有工作意愿。 二、不论会员过往的就业安排成功程度如何，会所仍会不断提供就业机会。 三、会员于雇主的办公场所工作。 四、雇主向会员直接发薪，薪金应符合市场一般水平，而且不少于最低工资。 五、过渡就业计划提供各行各业的就业机会。 六、过渡就业是兼职性质和有时限的，一般来说每星期大约工作十五至二十小时，为期六至九个月。 七、在过渡就业中，挑选和训练会员乃会所的责任，而并不是雇主的责任。 八、会员和职员共同撰写向福利保障部门申报就业状况之申报文件。 九、过渡就业计划是由会所职员和会员负责，而不是由过渡就业专家负责。 十、会所之内不设过渡就业职位。其主办机构所开设的过渡就业职位，工作地点必须于会所以外，并须符合上述条件。

续表

辅助就业及独立就业	
23	会所提供自己的辅助及独立就业计划，帮助会员获得及持续就业机会，继而改善就业情况。此外，会所亦与在职会员和雇主保持联系，此为会所辅助就业的主要特色。会员跟职员互为伙伴，决定所需支持的种类、次数及地点。
24	当会员能独立就业时，仍可继续获得会所一切支持和机会，包括争取权利，在房屋、医疗、法律、财政和个人问题上得到协助，并可参与会所的晚间及周末活动。
教育	
25	会所协助会员善用小区内的成人教育机会，来达到他们在职业和教育上的目标。如果会所在内部提供进修课程，会尽量借助会员的教导及辅助能力。
会所的运作	
26	会所所处的地方必须交通便利，方便会员往来会所，以及参与过渡就业计划。若附近缺乏公共交通，会所应为会员提供或安排其他交通工具。
27	会所会员及职员提供小区支持服务。小区支持活动由会所工作部门负责，服务包括改善福利、居所、争取权益、推广健康生活模式、寻求优质的医疗、心理辅导、医药和防止药物滥用服务。

续表

	会所的运作
28	会所致力于保障会员能获得各类安全、合适、可负担的居所，包括独立居住的机会。会所有渠道找到符合以上条件的居所；没有的话，会所会建立其住宿计划。会所住宿计划须符合以下条件： 一、会员和职员共同管理此项计划。 二、会员自行决定是否入住。 三、会员可选择他们的居住地区和同住房客。 四、有关的政策及程序，须与会所文化一致。 五、给予会员的支持会按其需要而增加或减少。 六、会员与职员积极地帮助会员打理他们的居所，尤其当会员住院之际。
29	会所定期进行评估，客观地评核其服务成效。
30	会所主管、会员、职员和其他合适人士，应在注册为培训中心的会所内，参与为期两周或三周的综合培训课程。
31	会所于晚间及周末举行康乐及社交活动，并于佳节当日举行庆祝活动。
	经费、管理及行政
32	会所有一个独立的董事会；如会所隶属于一个主办机构，则有一个独立的顾问委员会。他们为会所提供财政、法律、立法、就业发展、消费者和小区支持，及争取权益。
33	会所管理自己的财政预算，预算须由董事局或顾问委员会于财政年度开始前通过，并按时监察预算案之执行。
34	职员薪酬与精神健康界别的同等职位相似。
35	会所得到相关机构支持，并持有必需的牌照及认可资格。会所与各界人士及组织合作，在更广大的小区，提升其服务效能。
36	会所举办公开论坛，并有相关措施让会员及职员能够积极参与决策，通常以共识的方法来决定会所的管理、政策制定、未来方针和发展路向。

"会所服务之准则"由国际会所发展中心于 2012 年 10 月修订

附件二　访谈提纲

一、曾在会所接受服务，并已外出工作的会员访谈提纲

询问会员近况（家庭、服药情况）

在会所参加活动的时间

为何来到会所

参加活动的频率（每天或者是特定时间）

参加活动的类型、内容

喜欢什么活动、不喜欢什么活动

现在工作的内容（上班时间，工作干什么，身体是否能接受、是否能够胜任工作）

获得工作的方式

获得工作于会所康复的关系

来会所之后的变化

对会所的康复期望

认为会所的 ** 对自身的康复有好处

有什么好处

二、长期在会所接受康复服务的会员访谈提纲

最近的身体、家庭情况

何时来会所，为何会来

参加会所活动的时间频率

参加过会所的什么活动

喜欢什么活动

希望会所开展什么活动

认为会所是否开展了自己需要的活动

来会所给自己带来了哪些方面的变化

这些变化是好的还是不好的

会所对自身的康复有什么影响

认为会所最重要的精神是什么

认为会所现在做得好，需要保持的是什么

认为会所需要改变的是什么

会员理解的会所模式是什么

对会所模式的看法

三、离开会所、滞留家中的会员访谈提纲

何时来会所

最初会所的活动，与现在有什么不同

最初为什么选择来会所

因何原因离开会所

参加过会所的什么活动

这些活动对自身康复的影响

认为会所是什么样的地方

来会所前后自己有什么变化

发生变化的理由是什么

怎么看待会所模式

X 会所哪里运用了会所模式，哪些不是

X 会所有什么比会所模式好的地方

有什么是模式有的，但是会所没做的

认为什么对自身的康复最重要

四、会所工作人员访谈提纲

何时来到会所工作

主要负责会所的什么工作

认为会所模式是什么

在工作中会所模式的应用情况

应用中是否有困难，如有，是什么困难

会所过去运用的模式和现在对比是否有变化

会员的康复效果

为何会员有这些康复效果

会员康复和会所模式的关系

管理人员访谈提纲

会所何时开始运用会所模式

过去的运用和现在的运用有什么不同吗

最主要是运用什么，效果如何

有什么模式内容不符合会所情况

有什么模式没有，会所却做了的工作

有什么是认为模式不合适，已改进的地方

会员的康复效果

目前会所工作的困难

模式中是否有解困方法

精神障碍者综合性职业康复模式的探索

——以 X 会所为例

作　　者：徐　原

指导教师：高万红

写作时间：2014 年

第一章　导论

一、研究背景

（一）精神疾病已经成为当代突出的社会问题

精神障碍是一类具有诊断意义的精神方面的问题，特征为认知、情绪、行为等方面的改变，可伴有痛苦体验或功能损害[1]。精神疾病患者，也称为精神障碍者，他们长期受到精神疾病的影响，在日常生活中都会遇到各种困难。并且，这种慢性疾病对患者本人、家庭和社会都造成了很大的影响。

从患者本身来说，精神疾病严重影响患者的身体健康，轻度的精神障碍会造成日常生活的不便，影响工作，重者导致精神残疾和过早死亡。由于精神疾病的治疗时间长，复发率高，同时患者伴有不同程度的认知、情感和行为方面的障碍，造成患者生活自理能力、社会适应能力及生产劳动技能退化，造成其对家庭、社会应尽职能的丧失。对于患者家属来说，患者常年不正常的举动，让家属们承受着巨大的社会舆论压力，而由于患者无法正常生活和工作，几乎要靠药物来维

---

1 郝伟主编 . 精神病学（第六版）[M]. 北京：人民卫生出版社，2012.

持，患者家庭又负担了更大的心理和经济压力。国外研究表明，25%
至 30% 的急诊病人是由于精神方面的问题而就诊；在美国，每 10 个
人中就有 1 个人在其一生某个时段住进精神病院，1/3 至 1/4 的人群
将因精神健康问题寻求专业人员的帮助。我国目前精神病性障碍约有
1600 万，抑郁症患者约有 3000 万，识别率、治疗率较低，这是对我
国精神卫生事业的巨大挑战之一[1]。然而在很多情况下因病致贫，因贫
导致病情复发、加重的现象十分普遍。对于社会来说，由于疾病原因，
一些精神障碍者病情复发从而导致肇事肇祸，对社会稳定和其他公众
人身安全会造成一定威胁。此外，精神残障问题成为国家的社会保障、
医疗卫生资源配置以及相关政策法规等方面新的研究课题。

（二）职业康复是精神障碍者回归社会的重要途径

康复在现代医学的概念中，是指躯体功能、心理功能和职业能力
的恢复。精神康复医学是康复医学的一个重要分支，与躯体疾病康复
相一致，即运用可能采取的手段，尽量纠正病态的精神障碍，最大限
度地恢复适应社会生活的精神功能。康复的主要内容包括：医学康复、
教育康复、社会康复和职业康复。在精神障碍康复中有三项基本原则：
功能训练、全面康复、回归社会。功能训练是指利用各种康复方法和
手段，对精神障碍患者进行各种功能活动，包括心理活动、躯体活动、
语言交流、日常生活、职业活动和社会活动等方面能力的训练；全面
康复的准则和方针，使患者在心理上、生理上和社会活动上事先全面、
整体的康复；而回归社会则为康复的目标和方向。

职业康复是全面康复过程中的一部分，是为精神障碍者获得并保

---

1 郝伟主编 . 精神病学（第六版）[M]. 北京：人民卫生出版社，2012.

持适当的职业和使其参与或重新参与社会生活而进行帮助的过程[1]。"恢复就业能力，取得就业机会"既是理解职业康复概念的关键，也是借助这一手段所要达到的目的。职业康复训练是为患者完全回归社会、重新就业或者变换岗位进行的针对性训练，比如烹饪、理发、电脑操作等。这类训练往往是在家属的支持下，对病情稳定并具有一定知识、技能的患者实施，是最理想的康复训练方法之一。

民政部门和卫生部门共同协作建立工疗站和福利工场，作为专门安置无职业或暂时不能回归社会的患者的机构。在工疗站和福利工场，患者能够边治疗边从事力所能及的生产劳动，生产自救，减轻家庭和社会负担，同时解决社区管理中的难题。经过多年的时间，这是行之有效的精神障碍康复措施[2]。

（三）目前职业康复中存在的主要问题

残疾人职业康复的形成历史较短，就职业康复的实施模式而言，我国尚处于摸索阶段。现阶段的职业康复研究大多数以工伤致残者的总体康复研究为主，暂时还没有完备的、针对各种障碍类型的职业康复模式研究。我国现阶段较为常见的职业康复形式有两种[3]：一种是由政府部门开办的各种职业康复中心，为残疾人提供包括作业治疗、物理治疗、心理治疗等相关内容的康复服务；另一种是由私营教育或康复机构开展的职业康复服务，这种职业康复服务大都直接套用学龄期特殊教育的模式，只是对前期教育康复进行时间上的延续，没有开设

---

1 何青，陈湘平．职业康复在全面康复过程中的地位和作用 [M]. 中国康复，1992(7).
2 郝伟主编．精神病学（第六版）[M]. 北京：人民卫生出版社，2012.
3 徐添喜，雷江华．残疾人职业康复实施模式探析 [J]. 现代特殊教育，2012，（2）

与职业相关的、系统的康复训练。这两种职业康复服务在实施过程中都存在着诸多不足，比如说：职业评定的方法不当，不能较为准确有效地对康复服务者进行客观的评定；职业培训的力度不够、形式单一，很难达到预期的效果。简而言之，职业康复的实施很难实现预期的目标，很少有学员能够通过现有的职业康复服务来有效地提升自己的综合就业能力，进而获得并保持适当的职业。虽然有学者致力于残疾人职业康复研究，但从实际来看，在我国这些形式的实践服务和运用范围还是相当局限的。进一步来说，精神障碍者又是残疾人中一个比较特殊的组成部分，对于这个特殊群体的职业康复，无论是研究还是服务，在国内更是少之又少。

笔者目前在昆明市 X 会所实习。会所成立于 2011 年 10 月，至今已运行两年时间。它采取会员制管理，按照"自愿参与"的方式对会员适当收取会费作为会所的日常管理开支，同时争取"民办公助、政府补贴、社会赞助"的政策支持，探索为智力、精神障碍者提供安全、舒适的康复、抚养服务，构建集娱疗、工疗、药疗和日间照顾为一体的社区康复工作机制。

经过两年多来的运营，通过医院、学校专家的指导，会员康复情况也取得了一定的效果，但也存在一些问题。除了当前我国职业康复所面临的共同问题之外，会所也存在其特殊问题，主要表现在：由于会所工作人员缺乏专业性知识和指导，近年来没有创新性成果，在衔接方面缺乏院外康复到职业康复的梯级过程，康复训练过于死板和模式化，没有形成系统性的职业康复措施。而且最近会员的流失率较大，使得会所一度陷入低迷状态，不利于其他会员的疾病康复。

二、概念界定及文献回顾

（一）精神障碍者

精神障碍是指大脑机能活动发生紊乱，导致认知、情感、行为和意志等精神活动受到不同程度的障碍的总称。精神障碍主要是由于社会环境等因素导致心理不适，最终导致大脑功能失调。所以说，精神障碍是一个具有心理和社会性的概念。而精神疾病与精神障碍不同，强调的是患者自身的生理因素导致的心理活动及其神经系统功能紊乱的病症。从概念上讲，精神疾病更倾向于生物学的概念。在本文中，笔者主要从心理社会角度研究精神障碍者的职业康复模式，所以采用精神障碍者这个概念，更加贴近社会化的主题。

（二）综合性职业康复

职业康复是一种在西方较为成熟的心理社会治疗方法。精神疾病康复工作者通过帮助出院后症状稳定的精神障碍者获取和维持职业，来帮助患者训练工作和社会技能，获取收入，增强自信和自我认同，提升生活质量，回归社会。职业康复不仅是一种治疗方法，还是一种系统，是帮助残疾人就业的重要领域。在西方，大部分的研究者认为就业是康复的重要指标。传统的职业康复方法主要包括日间治疗、庇护性就业、职业俱乐部、过渡性就业等。最新发展的康复技术包括支持性就业、社交技能训练等整合的模式。

王桢[1]等学者认为将不同的心理社会治疗方法整合到支持性就业项目中，能够帮助患者在获得工作和维持工作的同时，改善非工作方面

1　王桢，曾永康，时勘. 出院精神障碍者的职业康复[J]. 心理科学进展，2007，15(6).

的症状。徐添喜[1]等认为在职业康复中需要通过多种方法、多种形式来培养学员的多种技能，以此来发展学员的综合职业能力。在具体的职业培训中，应当将"宽基础活模块"课程模式与实践导向课程模式有机结合，最大限度地提升残疾人综合职业技能，提高其职业适应性，塑造其健全的职业道德和积极的工作人格，使职业培训的效果最优化。

综上所述，本研究将综合性职业康复定义为：精神障碍者通过日常生活、社交技能训练和综合职业技能培训，社工在职业评估过程中尊重患者的意愿，结合他们的特长，让他们自主选择适合自己的职业，再进行具体培训，以达到职业康复的效果，帮助他们回归社会。在 X 会所中，日常生活训练和小卖部的工作体验以及会员参与志愿者活动均属于综合性职业康复的范畴。

（三）国内关于精神障碍者职业康复的研究

我国国内学者研究精神障碍者职业康复基本分为两类：其一，从医学角度研究，侧重于病人职业康复前与康复后的量表（住院精神障碍者康复疗效评定量表、简明精神病评定量表等）数据对比；其二，从残疾人角度研究，侧重于残疾人整体的职业康复模式。

前者认为职业康复对精神障碍者具有一定的康复效果。许祖年等[2]在维持原有药物治疗及剂量不变的同时对 30 例慢性精神分裂症患者进行 6 个月的职业康复训练，包括手工作业、绿化保养、书法等，应用住院精神障碍者康复疗效评定量表（IPROS）及简明精神病评定

---

1 徐添喜，雷江华．残疾人职业康复实施模式探析 [J]．现代特殊教育，2012，2．
2 许祖年，杨丽，招俊华．慢性精神分裂症患者职业康复训练的疗效观察 [J]．中国康复，2009，8(24)．

量表（BPRS）于训练前后分别进行评定。训练 6 个月后，30 例患者 IPROS 总分、各因子分及 BPRS 的总分和量表分均低于训练前。得出结论，职业康复训练可显著改善慢性精神分裂症患者的社会功能及精神症状。盛嘉玲等[1]对 62 例精神分裂症康复期患者安排缝纫、纺织机电、绿化、洗衣、理发等职业工作，并进行 18 年的追踪观察；同时与 50 例未参加职业康复的慢性精神分裂症患者进行对照。于第 5 年、10 年、18 年用 SDSS（社会功能缺陷筛选量表）、IPROS 和 BPRS 各评定一次。从数据结果看出，实验组的疾病的复发次数及用药量均明显低于对照组职业康复对慢性精神分裂症患者恢复社会功能，改善残疾程度，稳定病情等方面起到积极的不可替代的作用。

后者认为，我国应构建残疾人职业康复的完整体系，以促进残疾人更好的就业。石茂林[2]认为我国应吸纳借鉴当前国际上流行的与残疾人服务相关的重要思潮与理念，按照以下构想构建我国残疾人职业康复体系：职业康复过程应尊重残疾人的选择权利，培养独立自主能力；职业康复人员应学会重视残疾人的积极特质；积极构建有利于职业康复的支持性环境；重视让残疾人有更多参与社会机会的就业模式；利用实证研究研发有效的服务方法与策略。徐添喜和雷江华[3]认为，我国现阶段较为常见的职业康复形式有以下两种：一种是由政府部门开办的各种职业康复中心，为残疾人提供包括作业治疗、物理治疗、心理治疗等相关内容的康复服务；另一种是由私营教育或康复机构开展的

---

1 盛嘉玲，刘春全，张建华，沈怡，戴晶景. 慢性精神分裂症院内职业康复 18 年随访观察 [J]. 上海精神医学，2008(20).

2 石茂林. 构建国内残疾人职业康复体系的构想与建议 [J]. 北京劳动保障职业学院学报，2012(6).

3 徐添喜，雷江华. 残疾人职业康复实施模式探析 [J]. 现代特殊教育，2012，2.

职业康复服务，这种职业康复服务大都直接套用学龄期"特殊教育"的模式，只是对前期教育康复工作进行时间上的延续，没有开设与职业相关的、系统的康复训练。完整的职业康复模式应该包括职业评定阶段、职业培训阶段和安置就业阶段。

虽然许多专家学者都通过实证研究论证了职业康复对精神障碍者产生的积极影响，但是对于职业康复的模式，没有提出一个比较统一的观点。在医学的研究中，只侧重了数据的分析，没有体现出在研究过程中采取了哪些职业康复的具体措施来进行研究。在理论论证中，侧重于残疾人整体的职业康复，而没有提出针对精神障碍者这个特殊的群体，应该采取哪些方式对其进行康复训练和指导。

（四）国内关于精神健康社会工作的研究

我国国内精神健康社会工作还停留在起步阶段，主要研究可以分成两大类，第一，在理论层次，研究精神健康社会工作的本土化以及精神健康社会工作在中国发展的重要性；第二，运用社会工作的个案、小组、社区等几大手法介入精神健康领域。

对前者的研究，目的是推动精神健康社会工作本土化的发展，对于社会工作领域的拓展具有指导和教育意义。厦门大学社会学与社会工作系教授童敏[1]从文化的角度提出，在运用强调积极进取能力的西方社会工作服务模式时，需要与中国文化所关注的包容限制的能力结合起来，这样才能创造出适合中国本土的精神健康社会工作服务的模式

1 童敏．文化处境下的精神健康概念及其对中国本土社会工作的启示 [J]. 马克思主义与现实，2010(5)：126-129.

和方法。刘继同[1]等学者从医务社会工作的角度，通过数据的统计得出，我国现有精神健康防治体系非常传统落后，既不能适应全体国民的精神心理健康需要，又不符合精神疾病防治工作由医院照顾转为医院照顾与社区照顾相结合的世界性发展规律。我国精神病院专业人员尤其是精神健康社会工作者严重匮乏。南京师范大学花菊香[2]在实证调研的基础上，剖析精神健康社会支持的可行性策略，试图将现有的理念性支持跃迁至操作性支持，最终实现社会支持专业性与操作性的整合。

对后者的研究主要集中在临床社会工作的实践中，通过实践来建构一种社会工作介入精神健康领域的模式。万鑫艳[3]的硕士论文选取了南京 Z 校为例，研究青少年的精神状况、差别、影响因素，通过非结构访谈、非参与性观察、问卷调查、个案研究和文献研究等方式，发掘青少年存在精神健康问题的深层原因，建构社会工作视野下青少年精神健康的社会支持体系。田啸寅[4]的硕士论文探讨了社会工作者如何介入当代中国青少年精神健康问题。通过行动研究，进入山东 S 医院心理病房进行对象的选取，建立服务关系，利用个别访谈、小组互动等方式提出研究对象出现的问题，再运用人本主义理论分析问题并评估案主需求，制定和实施服务计划，以案例的形式来展示社会工作的

1　刘继同，严俊，孔灵芝 . 生物医学模式的战略升级与精神健康社会工作的战略地位 [J]. 福建论坛，2010(3)：141-145.

2　花菊香 . 跃迁与整合：论精神病患社会支持的专业性与操作性 [J]. 江苏社会科学，2010(5)：33-37.

3　万鑫艳 . 社会工作视角下青少年精神健康的社会支持——以山西 W、X 两县和南京 Z 校为例 [D]. 南京师范大学，2011，4.

4　田啸寅 . 青少年精神健康问题的社会工作介入研究 [D]. 山东大学，2012，4.

介入过程，最后评估和反思服务中的技巧。沈黎[1]等以上海某精神卫生中心内举行"同舟共'技'"病友小组为例，通过介入前后的量表结果比较，发现接受社会技能训练后，个体人际能力和生活质量有大幅度提升。提出对于慢性精神病患康复需要开展长期的社会技能训练辅导，加强社工、患者家属以及医护人员的合作式治疗，适时让患者融入社会环境，实践社会技能，加强精神健康社工的专业能力及以证据为本的研究。

关于社会工作介入精神障碍者的职业康复研究，王桢等[2]从总体上介绍了职业康复的研究现状与进展，并着重阐述了较新的支持性就业、个体支持性就业、工作社交技能训练和综合性支持性就业等方法，旨在为我国的相关研究提供参考。杜勇[3]详细介绍了宁夏社会福利院采取的"定岗职业康复"模式，通过三年的实践探索该模式使精神障碍者的躯体功能、心理功能、社会功能不断得到改善，有效提高了他们的生活质量，并为未来的回归社会打下了基础。冯慧玲[4]认为，在中国，无论是庇护工场还是社工的发展同属创始阶段，社工需要在庇护工场的运作中不断探寻自己的角色和位置。作者认为社工可以在工场承担个案管理者、专题训练设计者以及资源联结者的角色。

关于国内精神健康社会工作的研究，我们看到了许多专家学者为此做出的努力，通过学习西方的理念，从而对我国精神健康社会工作

---

1 沈黎，刘晴暄，蔡维维 . 社会技能训练与精神健康工作的实践——以"同舟共'技'"病友小组为例 [J]. 广东工业大学学报，2012(9)：30-35.

2 王桢，曾永康，时勘 . 出院精神障碍者的职业康复 [J]. 心理科学进展，2007，15(6).

3 杜勇 . 精神障碍者"定岗位职业康复"模式可鉴 [J]. 社会福利，2009(10).

4 冯慧玲 . 关于社工在精神病康复者庇护工场中的角色探索——以春晖庇护工场为例 [J]. 残疾人研究，2011(4).

的临床实施提出建议。许多研究生也通过实践训练，采用个案、小组、社区等工作方法来论证社会工作对精神障碍者的康复所起到的作用。但是，目前对于精神障碍者职业康复的文字经验很少，怎样的职业康复模式能够适用于精神障碍者，需要我们深入探讨。

第二章　研究设计

一、研究目的

阐述"X会所"对于精神障碍者康复过程采取的康复训练措施并分析存在的主要问题；从观察到的问题入手，通过各种社会工作方法，参考残疾人综合性职业康复内容，对"X会所"的病人进行综合性职业康复训练，以得出效果和结论；在实践研究的基础上查阅相关资料，深入剖析目前精神障碍者职业康复过程中存在问题的原因，重点解决我国精神障碍者职业康复中存在的问题，建立完善的综合性职业康复模式，提高精神障碍者的康复水平，以恢复他们的社会功能。

精神健康社会工作在国内慢慢起步，《中国的精神卫生法》没有明确表明社会工作的专业手法在精神健康领域的作用。从综合性的角度研究精神障碍者的职业康复，这突破了以往传统的"培训—就业"职业康复模式，将职业康复融合到整个康复过程中，特别是日常生活的训练之中，并通过社会工作的专业介入，开展个案、小组等方法提升精神障碍者的社会生活技能。本研究的难点在于研究对象的特殊性。由于研究对象均为精神障碍者，在交流和表达方面有些许困难，尤其是如何通过访谈的形式去挖掘他们内心的故事，他们对这种康复模式持什么态度。在面对不同精神障碍者时，应该采取什么方法对其进行康复评估亦是本研究中难以把握的部分。

二、理论指导——优势视角

20 世纪 80 年代以来，一些西方学者提出个案工作应该由"问题视角"向"优势视角"转变。堪萨斯大学社会工作学院的 Weick、Rapp、Sullivan 和 Kisthard 于 1989 年发表了《社会工作实践的优势视角》《A Strengths Perspective for Social Work Practice》一文，随后，Saleebey（1992）编辑出版了《社会工作实践中的优势视角》（*The Strength Perspective in Social Work Practice*）一书，成为了解优势视角的最初的重要理论指导[1]。

随着优势视角的引入，国内许多学者也从多方面对优势视角进行了研究。其中，李亚文和杜立婕[2] 于 2004 年翻译了 Dennis Saleebey 编著的 *The Strength Perspective in Social Work Practice*（译为《优势视角——社会工作实践的新模式》），这为国内优势视角的研究和应用提供了珍贵的资料。台湾学者宋丽玉、施教裕[3] 编著了《优势观点：社会工作理论与实务》一书，将优势观点与其建构的"复元统和模式"结

---

1 何雪松 . 社会工作伦理 [M]. 上海人民出版社，2007.
2 [美]Saleebey, D. 优势视角——社会工作实践的新模式 [M]. 李亚文，杜立婕 ，译，上海：华东理工大学出版社，2004.
3 宋丽玉，施教裕 . 优势观点——社会工作理论与实务 [M]. 社会科学文献出版社，2010.

合，充实了优势模式的概念架构和操作内容。闻英[1]将传统的问题视角和优势视角在假设、理论基础和对社会工作本质的不同理解上进行对比，进一步阐述了社会工作者在两种不同视角中的不同角色。

优势视角认为生活中虽然面临着危机和困境，但是环境中也隐藏着巨大的能量和资源。根据 Saleebey 的观点，优势视角是一种关注人的内在力量和优势资源的视角，意味着应当把人们及其环境中的优势和资源作为社会工作助人所关注的焦点。

关注精神障碍者的优势，发掘他们的潜能和潜力。通过了解他们的过去和现在，让他们不仅仅关注自己面临的危机和困境，也关注他们本身的力量和蕴藏在周围社会环境中的资源，以帮助他们更好地进行康复训练，恢复社会功能。

在介入过程中，笔者重点关注精神障碍者的优点和潜能，而不是他们的问题和病理。试图通过日常的接触来与之建立平等互信的伙伴关系，而不是等级关系。从每个患者的特殊情况出发，唤起他们对自己掌握的技能或是爱好的信心，提升他们的自信。通过小组工作中的技能训练、同伴鼓励和分享，让精神障碍者意识到自己在社会中的作用和定位，客观评价他们的能力及优势，从而为他们订立日后的职业目标或者短期学习目标提供借鉴，以达到患者自我意识的改观。

1　闻英．社会工作中问题视角和优势视角的比较[J]．南阳师范学院学报（社会科学版），2005(10)：14-16.

三、研究对象及准备

（一）田野点概况

昆明市 X 会所成立于 2011 年 10 月，它采取会员制管理，按照自愿参与的方式对会员适当收取会费，作为会所的日常管理开支。同时争取"民办公助、政府补贴、社会赞助"的政策支持，探索为智力和精神障碍者提供安全舒适的康复、抚养服务，构建集娱疗、工疗、药疗和日间抚养为一体的社区康复工作机制。

在职业康复方面，会所下设小卖部作为"工作体验"基地，每天都会有不同的会员参与到小卖部的经营管理，"数学小组"和"角色扮演"等日常活动为会员们提供算术及人际交往的技能训练。而最近成功中标的 Y 社区"金色畅园"居家养老服务中心的启动，更是为会员们提供了工作体验的新平台，从 2013 年 10 月 15 日正式营业起，每周有两名会员参与到"爱心食堂"的工作。2013 年 12 月 24 日，会所搬迁至居家养老中心，人员全部调动至新会所，开始了新的工作历程。通过这些变迁，笔者希望对 X 康复托养会所的"工作体验"模式进行深入研究，探索精神障碍者职业康复的综合性模式。

（二）研究对象

本文主要通过运用社会工作的专业手法介入精神障碍者的职业康复过程，研究综合性职业康复模式对精神障碍者职业康复的效果。研究主体为 X 会所的固定会员，他们均为长期精神障碍者，参与活动20 人次，8 人为小组活动固定组员。辅助研究对象为会所工作人员以及部分会员家属。

表1　会员基本情况

代号	性别	年龄	病情	参与小组节数	工作经历
会员A	女	45	精神分裂	1、2、3、5、7	环卫工作
会员B	男	44	精神分裂伴随抑郁症	2、3、4、5、6、7	公务人员
会员C	男	48	精神分裂及智障	2、4、7	——*
会员D	女	48	精神分裂	1、3、5、6、7	——
会员E	女	26	精神分裂伴随幻听	——	——
会员F	男	44	精神分裂	1、4、6、7	搬运工
会员G	男	44	精神分裂	1、2、3、4、5、6、7	单位员工
会员H	男	39	精神分裂及智障	2、3、4、6、	——
会员I	男	39	精神分裂及智障	1、2、3、5、	单位员工
会员J	女	20	精神分裂及社交焦虑	1、2、3、5、6、7	——
会员K	男	38	精神分裂伴随妄想症	1、3、4、5、6、	个体工作
会员L	男	48	精神分裂及智障	1、2、4、5、	环卫工作
会员M	男	25	精神分裂伴随妄想症	1、3、	——

＊：——表示没有了解或无工作经历。

其他人员包括会所工作人员 4 人以及会员 E、G 的家长。

（三）研究准备：个案访谈

在实习期间对会所常在的会员进行个案访谈，以了解他们的一些个人基本资料，进而了解他们的工作情况、有无工作经验以及今后的打算等，具体访谈提纲如下（针对不同的会员会对问题做一定的修改）。

表 2　访谈提纲

1. 基本情况	什么时候得的病？什么时候来会所？得病到现在发病的次数？病情控制情况？（也可从会员资料得知）
2. 对会所活动的看法	1. 你觉得会所举办的各种活动（小组、兴趣小组、家属互助、社区外展、外出活动等）里边，哪些比较有助于会员康复？ 2. 对会所的工作体验（文书部、餐饮部、清洁部）的看法？这些工作体验给了会员什么帮助？有什么需要改进的地方？
3. 对会所小卖部工作的看法	1. 参与过小卖部的哪些工作？ 2. 这些工作中，你学到了什么？ 3. 现在小卖部的工作和之前小卖部的工作有什么不同？觉得哪种更加适合会员，能帮助会员康复？ 4. 对目前小卖部工作的建议？
4. 个人工作	1. 现在有无工作？主要做什么？为什么找了这样一份工作？（若没有，则问想要做什么样的工作？） 2. 这个工作是怎么找到的？（若没有，问你想要通过什么途径去找工作？有没有尝试过去找工作？什么时候？） 3. 找工作的时候有没有遇到什么困难？是什么原因？ 4. 为了找工作，你做过哪些努力？ 5. 你觉得会所里的哪些活动对你现在的工作帮助最大？

访谈会员共 7 人，有两人进行了后续的跟进。7 人均为会所成立时就进入会所的，患病时间均大于 5 年，其中大部分病程为 10 年以上的长期病患。平均年龄在 40 岁左右，最大的 48 岁，最小的 25 岁。他们认为会所的活动都有利于会员康复，并且愿意积极参加小组活动、外出活动和社区外展活动。I 会员在工作体验中学会了电脑的基本操作，如打字、排版、做报纸等，他认为在这个过程中收获了很多知识；G 会员则认为工作体验有些枯燥，希望学习能够谋生的手工艺知识；F 会员学会了扫地、拖地，希望以后能找到相关的工作。对于小卖部的工作，B 会员认为还是很有帮助的，能够与人交谈，学会了卖东西；E 会员觉得小卖部是会员参加过渡就业的地点，离会所比较近，能够方便会员往来会所，希望在小卖部工作能够多得一些钱；A 会员虽然学会了基本操作，但是对自己没有信心。7 人中有 5 人在得病前有过正式的工作经历，有 1 人目前还会自己做小工艺品的生意。有 2 人最近正在找工作，如看招聘启事、自己主动联系等。有 5 人表示，今后等康复了会找一份工作来养活自己。

G 会员康复情况比较好，本身学历也比较高，再加上工作意愿比较强烈，故对他的访谈进行了两次跟进。G 会员是会所的第一批会员之一，以前在某国有企业工作，由于精神状态等原因，后又做了几年零工，负责送报纸等工作，发病后来到 X 会所进行康复。在康复期间，也进行一些个体花卉零售的工作，但生意不好，没有坚持多久。最近看到有招聘洗碗工，就主动联系，但是家里不同意，又导致家庭关系紧张，矛盾升级。家长认为 G 会员会因为洗碗太累而再次发病，G 会员却觉得家长不讲道理，妨碍他找工作的自由。目前，G 会员表示还会继续找工作，希望能出去租房子住而不受家庭的管制。在访谈中，笔者发现，G会员一直有一个自己的目标，他自幼喜欢种植花卉和养殖小动物，他希望今后能够有一个自己的农场，来为像他一样的精神障碍者提供工作。

E会员因为幻听而来到会所，她康复得比较好，从2013年起，就在家进行康复了。在康复后E会员曾多次在母亲的陪同下接一些零散的手工活计，如织围巾、绣十字绣、串珠等，这些也是她的特长。但是在家康复效果没有在会所那么好，E会员只有在母亲的陪同下进行一些运动和锻炼，没有一个长期的计划。在访谈中，可以看出H母亲的压力非常大，退休后几乎每天都是绕着女儿转，担心自己年老之后女儿的生活。E会员则表示，以后总会有工作的，对这一点还是比较乐观的。

四、研究方法

（一）行动研究

行动研究这一概念最早由美国的社会工作者约翰·考利尔在20世纪30年代提出，之后德国完形心理学创始人之一勒温率先在社会心理学的研究中应用。行动研究的焦点在于即时的应用，不在于理论的发展，也不在于普遍的应用，它只强调切近情境中的问题。它的目的就是解决当前的实际问题以收即时应用之效。行动研究的主要贡献在于实际问题的解决，某行动研究是否具有价值，就在于看它对实际情况的改进多少而定。

行动研究的问题或对象具有特殊性，不具有普遍的代表性，而且研究结果往往只能适用于自己特定的工作范围之内，不具备推广性。多以解决实际问题为导向，即研究者基于实际情境中所发生的问题，将它直接或间接地发展为研究课题，并将可能解决问题的各种方法作为变量，然后系统地在研究过程中逐个加以检验。行动研究是一个由"计划—行动—反思—新计划—新行动—新反思"构成的螺旋上升过程，行动本身就是研究的过程。就本研究而言，行动可以看作是对有效促进精神障碍者职业康复的探索。行动研究的设计主要围绕精神障碍者的职业训练和日常康复。

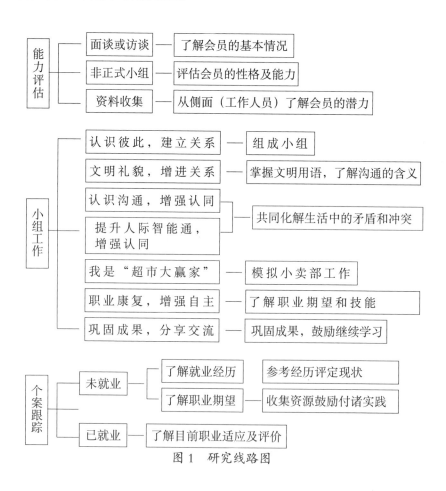

图 1　研究线路图

（二）深度访谈

深度访谈可以倾听研究对象内心深处的声音，能收集到真实可靠而详尽的事实资料，甚至能获得观察法无法收集到的信息，为后边的分析和评估工作提供切实的保证[1]。采用这样的方法来收集资料，符合行动研究的特点。访谈主要采取半结构和无结构式访谈，考虑到服务对象都为精神疾病患者，正规的结构式访谈和录音记录会使他们很难适应，也易影响到情绪，他们都需要更轻松的环境。访谈对象包括服务对象（8人）和工作人员（3人）以从多个方面了解服务对象的康复状况。本研究的资料不仅包括对每个研究对象的访谈记录，还包括研究者本人平时的记录笔记、其他人员的督导和启发以及研究者本人对自己行动过程的反思总结。

访谈内容主要包括患者对目前参与了哪些职业康复训练，对于康复训练的感受是什么；会所工作人员设置这些职业康复训练项目的目的，成效如何；患者和工作人员对于开展的小组活动以及社交技能训练的感受。

（三）参与式观察

研究者在整个研究过程中都运用了参与式观察。因为笔者在会所里除了研究者身份，还是实习学生的身份。在日常的工作中，笔者与会员和工作人员朝夕相处，共同参与会所的各种活动，为研究者提供了大量同研究对象共处的机会，可以得到更多真实的信息来分析总结。对此，研究者结合运用访谈法和观察法，并在每次服务后将研究过程和反思详细记录下来。

---

1 风笑天 . 现代社会调查方法（第四版）[M]. 武汉：华中科技大学出版社，2009.

第三章　X 会所职业康复服务

一、职业康复理念

X 会所依照国际流行的会所模式对会员进行管理和康复指导，并且在国际模式基础上进行康复服务的本土化，经过三年时间探索出一套基本适用于 X 会所自身的康复模式。

（一）国际会所职业康复模式

1984 年美国最早的精神障碍者康复会所 The Fountain House 由康复患者成立于曼哈顿洛克兰医院附近，最初的目的是为其成员提供庇护所并帮助其恢复正常的生活。目前世界各地共 340 多个 Fountain House 基础项目，通过国际会所发展中心（ICCD）来认证[1]。

会所模式被设定为由严重精神障碍者和掌握多方面技能的工作人员所组成的一个专门的治疗性社区。从职业康复角度来说，会所有义务提供模拟或真实的工作场景，而会员则有权利选择合适的工种，判

---

[1] Cathaleene Macias. What is a Clubhouse? Report on the ICCD 1996 Survey of USA Clubhouses, *Community Mental Health Journal*, Vol.35, No.2, 1999.

定自己是否参与工作或是管理会所的工作。

在典型的精神卫生服务供求关系中，会所提供给会员一种能干的、称职的和被需要的信号，让他们去适应会所内部的志愿者或是会所外部的有偿就业，这是每个会所都必须关注的焦点。

ICCD 两年一次关于美国会所的基本调查显示，几乎每个会所的核心都是提供支持性工作、过渡性就业和独立就业。在支持性工作中，会员们能够通过与工作人员的合作来完成会所的日常工作，90% 的会所由会员和工作人员共同完成，包括文员工作、准备食物、建筑围护、吸纳新成员、考勤记录和电话应答的工作，这些工作也作为过渡性就业的职业培训；过渡性就业安置，由雇主与会员签订协议，至少付给最低工资，会员们在公司工作并进行培训，这些项目持续时间大约六个月，一份工作结束后会员可以继续另一个就业安置工作，从而为独立就业做准备；独立就业基本由会所为会员提供，会所负责持续支持会员的就业援助服务，并帮助会员获得和保持竞争性工作。

由此看来，国际会所本着平等、自由、民主、援助的理念为会员提供职业康复的服务，这值得国内精神健康服务机构借鉴。

（二）X 会所理念

X 会所结合国际会所理念和国内政策，提出了适合自身的理念和宗旨。

在职业康复模式中，X 会所借鉴国际模式中的支持性工作部分，为会员提供日常的工作体验。

表 3 X 会所的理念和宗旨

项目	内容
理念	没有走进服务对象的历史、不了解服务对象的处境，就不能真正帮助服务对象
宗旨	尊重、平等、参与、学习
任务	让社会对精神障碍疾病的恐惧降到最低，让更多不一样的人真正成为我们中的一分子
使命	坚持公益性社会服务精神，为精神障碍者和智力障碍者及其家庭排忧解难，树立生活信心，参与社会活动，共享社会文明成果
愿景	使精神障碍者和智力障碍者及其家庭有尊严地生活，共创和谐社会

二、主要服务内容及方法

（一）日常服务

会所日常服务包括由娱乐、智力、体育、新闻四个内容所组成的早间晨会、全体打扫卫生、锻炼以及下午的小组活动等。

小组活动多采取正式小组和非正式小组相结合。正式小组开展过有关社会人文方面的"七彩人生"小组、有关培养病患执行力的"鱼和木头"小组和有关沟通方向的人际交往小组等活动。非正式小组主题比较多元，主要按照会员的兴趣和实际需要来设定，有数学、语言、艺术、园艺、手工艺等类型的小组。其中，正式小组更偏向于社会工作性质的成长发展小组，目标在于帮助会员激发潜能，让会员自主参与和学习并分享感受；非正式小组比较偏向教育和传输知识，使会员们动手和用脑，不至于因为药物治疗而导致退化，部分简单的非正式小组由会员中康复较好的成员来带领。

艺术治疗是 X 会所采取的非药物治疗方法，主要集中在舞动治疗和音乐治疗方面。舞动治疗作为会员和家属互助的活动每日开展一次，主要由 H 医院精神科医生带领。其内容主要是听着舒缓的音乐，大家围成圈，跟着医生的动作而舞动，最后由患者感受音乐自己舞动，放松身心。音乐治疗包括学习手语歌曲和瑜伽式的放松训练，由于工作人员 A 是兼职的有氧运动教师，每周一次进行音乐治疗。

日常照顾也包括个案辅导，通过工作人员对会员康复情况的观察，为他们制定短期的计划，并监督其完成。例如，A 会员刚进会所期间几乎不注重自身的卫生清洁，导致其他会员对其身上散发出的臭味恶语相向。对此，工作人员找 A 会员进行个案辅导，帮助其制定洗澡和洗头的计划，前期每周洗一次，后期每周两次，并监督其完成情况。一个月后，A 会员基本能够主动进行卫生清洁，而后续跟踪也一直在进行并做记录。E 会员的康复情况较好，主动向工作人员提出想要管理会所的需求，通过工作人员的评估，为 E 会员制定个案计划，给 E 会员安排收取会费和餐费的工作，每周评估工作的完成情况，在 E 会员觉得有压力的情况下，及时改进工作计划，并对其进行辅导。

（二）社区外展活动

社区活动主要包括担任图书馆志愿者、社区卫生打扫以及各种外展宣传活动。担任图书馆志愿者和社区卫生打扫都是会所工作人员事先与图书馆、社区联系好，共同计划时间，再由会员自愿选择工作任务、工作者安排这一形式进行，一般也是每个月各一次活动。在活动中，会所工作人员和合作单位的人员共同教授会员有关该项工作的方法及注意事项，在每个分组中，都会选出会员组长和工作人员组员来共同带领，以便有效地完成任务。如图书馆志愿者服务中，会员们自主选择整理书籍、写编号、贴编号、贴条形码、盖章等任务；在社区卫生打扫中，三个会员为一组由工作人员带领，到指定区域完成扫地和捡烟头的任务。

（三）工作体验

工作体验分为在会所内的各岗位训练、在小卖部的工作实践以及后期在 Y 社区的老年服务。

岗位训练是专门的职业康复训练，夹杂在日常活动之中。会员根据需要和特长被分为几个小组：文书组、行政组、宣传组、清洁组、餐饮组等，在规定的时间跟随工作人员共同完成当天的任务，相当于国际会所模式中的支持性工作。而与国际模式不同的是，国际会所更强调民主和服务的性质，若会员不愿意参加的，不管任何理由，不强制会员参加，会员的任务由工作人员或是专门的人员来完成。在 X 会所，这些任务基本是强制的，工作人员虽没有强调必须参加，但原则上鼓励并引导会员参与。因为会所工作人员认为，如果会员不参与会所工作和管理等方面的任务，那么会员在会所和在家几乎没有区别，更得不到锻炼，反而会养成被服务的心态，不利于会员的全面康复。

文书组主要负责会所当天的日报以及月刊的制作，会员学习并掌握打字、排版等方面的知识，方能够独立完成工作；行政组则是学习表格制作，从而制作工作人员和会员的考勤表；宣传组负责会所宣传栏的设计和制作，锻炼绘画和剪纸能力，发掘会员的创造力；清洁组负责日常的卫生工作，特别是下午楼道的清洁；餐饮组则跟随专职厨师学习买菜、做菜、做饭的日常生活技能。这些工作使会员在会所里可以学习不同的技能，根据会员学习和掌握情况，定期更换每个小组的人员，以便会员们能够学到更多的技能。

除了这些部门任务之外，有两名会员负责日常的常规任务，A 会员负责会员和老师每天的签到，分发和收取柜子钥匙；B 会员负责收取每日午餐的餐费，每月与厨师进行对账，我们都亲切地称他为"管账先生"。负责常规工作的会员既是会员，也是工作人员，他们每月都能拿到属于自己的工资。

会所外部的工作包括小卖部的体验工作和新成立居家养老中心的工作。小卖部是以某会员的名义向工商局申请的，因为残疾人申请开店可以免除营业税，并能够减征个人所得税。小卖部由两位老师分别轮班管理，每天安排会员到小卖部工作。会员的工作基本是打扫卫生和售卖货物，每天 10 点上班，下午 6 点左右下班，每天的收入所得的部分计入会员个人工资。在每个月月底，去小卖部上班的会员也会得到一定的工资奖励，也算是对他们平时生活的补助。而在居家养老中心的工作主要是打扫卫生、帮助老年人热饭、送餐等，每周会有一名会员到居家养老中心工作，工作一周后轮换别的会员，目前有 3 名会员参与居家养老中心的工作，他们可以报销车费并免费用餐。

三、主要问题

（一）会员自身

从会员自身来说，由于长期患病，且家庭照顾方式存在不足，导致患者的自主性不强，在活动中基本不会提出自己的意见，一切按部就班，每次活动得到的会员评价也不尽相同，主动性和创造性还有待提高。其次，会员对自己的能力认识不足，总觉得自己是病人就什么都学不会。虽然会所开展了许多活动，但他们觉得在会所的表现好并不代表到社会上能够有竞争力，有会员就说自己学历低年纪大又得了病，以后肯定找不到工作。过多的否认对会员也会产生不好的影响。在会所，会员对工作人员的依赖比较强，一旦遇到要独立完成的工作或者是活动内容，不会自己思考，而是马上向工作人员来询问或者是让工作人员代劳，这种依赖也体现在会员与家属之间。据了解，会员在家基本不会干活，一切都是家人照顾为主，这也导致了会员的依赖心理。

（二）会所工作人员

从工作人员来看，工作人员都很有耐心和经验，这是难能可贵的。但是工作人员专业性不强，对于精神障碍者情况的了解可能还需要加强，需要参加相关的专业培训，才能开展一些能够调动会员参与积极性的活动。实习生虽然来自各个学校的相关专业，有社会工作、社会学、康复专业、护理专业等，但是流动性比较强，不能保障活动的整体性，工作人员也需要减少对志愿者和实习生的依赖。另外，会所的工作人员由于种种原因，流动性也比较大，这样也不利于会员的长期康复和会所的长远发展。

（三）会所服务

会所运营 3 年，有了自己的一套康复体系，这是会所稳定发展的保障。但是服务活动的创新性不够，会员对于有些重复内容和形式的活动表现出不耐烦，使得活动的参与度有所下降，这急需要通过更多学习来改变服务的方式，提高活动的创新性。而且由于活动次数比较频繁，在活动效果方面的记录比较少，有些活动没有设置评估的过程，在活动结束后由于打扫卫生和其他工作的安排，缺少了活动总结和改进的环节。在最后，只有书面的活动痕迹，并没有对每个会员在活动中表现的记录，这样也不利于了解活动效果和会员在活动中的进步。

（四）会所管理与运行

会所管理中，信息沟通环节还不够通畅，具体表现在工作人员之间、工作人员与会员、工作人员与家属、会员与家属之间的沟通不畅，使得管理层人员不能及时了解会所近期的活动成效和反馈，家属不能客观地评价会员等情况发生。在职业康复方面，缺少就业的过渡地带，会员在小卖部的工作体验之后还没有能力独立工作，而会所内部也没有提供后续的服务和支持就业的环境。

第四章 综合性职业康复的实践探索

一、综合性职业康复服务设计

（一）目的

首先，帮助会员树立信心，使其能正确认识自己，发掘自身潜能，从优势而不是病态的角度来看待自己和他人，融洽会员之间的关系并帮助会员实现良性互动。

其次，协助会员表达对职业的需求，并给予支持和鼓励，帮助他们收集和分享有关就业的信息。

最后，培养会员的自主性和勇于表达的能力，为会所当前的职业康复服务提出意见和建议，并与工作人员协商以便实施，真正实现会员参与会所管理的过程。

（二）服务内容与方法

笔者在实习期间开展了以促进精神障碍者职业康复为主题的人际交往小组，并在后期进行了个案跟踪，取得了一定的成效。

首先，笔者通过两三周的时间熟悉并适应会所的工作环境，并积极参与会所的日常活动。在打扫卫生的环节，笔者和会员一起打扫阅读室，并与会员相互学习打扫卫生的方法。打扫卫生过后的空闲时间，笔者会带领会员进行绘画、讲故事等活动，从而了解会员们的基本情况。笔者采取了"麦奇欧文画人测试"的方法，并对照分析了参与会员的性格及近况，结果表明会员近期普遍存在自尊低、犹豫、不确定、压抑、困顿、缺失等情况，但也有结果表明某些会员擅长行动、爱说话等特点。结合这些结果并且通过平时的交流与观察，能够初步发掘一些会员的能力和特长。

在这个阶段，笔者致力于获取会员的信息，鼓励会员积极参与日常的生活训练，并告知会员日常训练不但是会员能力保持的途径，更是职业康复的有效手段。把日常训练融入职业康复，更能够激发会员的积极性，让他们更注重训练的学习过程，并加以改进。L会员通过家属帮助，目前在某学生宿舍做打扫卫生的工作，虽然他每周只来会所一次，但是他的工作经历却为其他会员提供了一定的职业参考，会员 A 和会员 F 均在访谈中表示，可以考虑环卫工作，并在日常卫生打扫的环节更加努力起来。

通过前期访谈和绘画的评估，会员基本与笔者建立了平等的相互信任的关系，而且会员愿意参与笔者开展的活动，对评估结果的分析，也让笔者更好地制定下一步的计划。

在实习第二个月，笔者便开展了正式的人际交往小组，小组共开展 7 次，每周二下午开展，持续 7 周。组员均为 X 会所的会员，由于是开放式小组，每次小组活动的会员人数均有变化。

小组活动的目的在于发掘会员的潜能，让他们更好地认识自己，发现自身的优势，并建立良好的人际关系，从而提升其自信，制定可行的职业期望和计划。

在前两次小组中完成对小组的命名、小组规则的制定以及收集会员对小组的期望。通过小组成员的相互交流和学习，成员彼此获得支持和认同。小组成员在活动中相互配合完成小组游戏，寻找自我价值，工作者及时对他们的表现给予鼓励和表扬，能够促使成员们发现自己的优势，从而提升他们的自信。在"放飞机"的游戏中，每个成员把自己的爱好和特点写在白纸上并折成飞机放飞，"接机"的时候，组员随机拿起地上的飞机，并根据飞机上的内容来猜测纸飞机的主人，以增进组员间的相互了解，并且肯定组员自身的优势。

小组中期，主要进行日常人际交往的训练，通过剧场表演的方法，让组员们能够合作或者独立处理生活冲突和工作体检（小卖部及居家养老工作）中的冲突。笔者事先从对会员和会所工作人员的访谈中抽取一些典型的冲突事例，并由笔者和工作人员共同表演出来，不表演后续解决冲突的过程，而是让会员们讨论应该怎么做，让他们自己判定怎样做才能解决冲突。整个过程中，笔者和会所工作人员不做评价，而是由会员自己来判断，并分享感受。教育剧场的方式能够使组员在表演过程中流露真实自我情感从而达到治疗目的，在表演中往往会出现一些不同观点的碰撞，而在不同的观点中，也能够发现组员的表现背后的需求。在第三次小组活动中，笔者设计了比较简单的日常冲突，如公交车上被踩到脚，小卖部里发现小偷或者顾客给了假钞等情节的设置，能够比较真实地再现生活中的场景，从日常矛盾深入到特殊情景的矛盾，让组员能够有一个接受过程，等到大家都熟悉这个活动流程的时候，笔者再设置会所中曾经发生过的矛盾冲突，组员也能够接受和客观评价了。H 会员曾在居家养老工作中与老年人发生冲突，具体表现为与老年人一起看电影，但是 H 会员总是走来走去制造噪音，老年人便呵斥他，而后两人便大吵起来。在第四次小组活动中，我们再现了这个冲突过程，还是由 H 来扮演自己，另一名组员扮演老年人。最后组员们讨论得出结论，看电影的时候需要安静，不能影响到别人，而且对老年人不要大声说话，自己解决不了的问题要及时寻求工作人员的帮助。H 会员也重新思考了冲突的过程，并表示，如果大家都让一步，这些冲突也是可以避免的。

在小组活动的后期，重心指向职业康复方面，剧场表演继续实施，但不会设置具体的表演内容，而是给组员一个主题，让他们自由发挥，最后再相互讨论和分享。剧场表演主要围绕"小卖部的一天""如果我们没有生病，那么我们在做什么""病情稳定了，我们在做什么"等主题，会员们先讨论角色分配，再设计表演过程。这些表演往往会带来意想不到的结果，虽然有些组员之前没有表示过对今后的打算，但在表演中，完全融入角色，扮演小卖部的老板、花店老板、庄园主、保安队长、保洁队长等。后两个主题先设置头脑风暴的环节，使每个成员对自己将来的职业有个初步定位，再讨论表演。之后，组员们相互评价表演情况，并讨论"我们为什么要在会所进行康复？""如果几年后，我们的病情稳定了，病好了，我想要做什么工作？""如果要从事这些工作，我们需要具备什么技能？"等问题。J 会员：要找回重返社会的信心；G 会员：康复之后回社会，找工作，自己养活自己；B 会员：要学会算账，招呼客人，要有礼貌；F 会员：要用电脑计价器，进货点货算钱，还要盘店。

小组结束时，每个会员都为自己制定了学习计划和职业目标，并表示要继续在会所康复学习，并为今后回归社会做努力。

二、效果评估

人际交往小组结束后，通过小组结束分享和个案访谈进行整个活动的评估。在每一次小组最后都会设置分享和评估环节，采取让组员打分、画笑脸或者是直接评价等方式对每一次活动进行效果评估。在最后一次活动中，采用分组讨论和每个组员写一句话的方式进行综合评价。

在最后的小组中，组员纷纷写下了对小组活动的感受。组员A：我学到了礼貌待人，对人要有礼貌；组员G：学到了要学做事情，要从小事做起，要与人沟通交流，要把自己想做的职业做好，要从现在开始学习，在会所里学习，为以后的目标做准备；组员F：学会玩游戏，有礼貌，动手动脑，学习文化知识，锻炼身体，得到康复，娱乐活动，开心、欢乐、愉快。学会打扫卫生，结交人员，学卖东西，学打电脑；组员B：学会礼貌用语，与人沟通，双向沟通，关心会员的身体，与会所老师学习，怎样在社会中工作，学做老板，开小铺，自己养活自己。小组中，有不少组员为自己确立了职业目标，并且明白会所为他们的康复所做的努力，也表示会为自己今后回归社会做出努力。

之后的个案访谈实际上也是对整个介入效果的追踪和观察，而且大部分会员的变化还是比较显著的。

首先，组员的自信心得到了提升，他们发掘了自身的优点和潜能，并得到了同伴的支持。A会员参与了5次小组活动，有过在旅店当保洁人员的工作经历，也有过在农村种地的经历。在会所，她主要负责收发柜子的钥匙和考勤，相当于半个工作人员。在参与小组前她并不认为在会所的工作是"工作"，而且对自己很没有信心。但在小组活动后，她慢慢发现自己实际上的确很"有用"，她对自己有了重新的认识，想要在小卖部好好学习电脑，并学会用电脑算账。

其次，组员的职业期望得到了激发，在认识到自己的优势的同时，能够正确地为自己设定职业目标。F会员曾经因为被中介介绍工作骗钱而打消了找工作的念头，并认为自己"年纪大，学历低"，但在组员和工作人员的鼓励下，他表示"以后肯定还要工作的"，"找看管仓库一类的工作"。

最后，组员的自主性得到了提升，部分组员能够独立地思考和制定目标，而且有能力去实现目标。G会员参与小组活动之后，整个人变得勤快起来，并且比较积极地参与日常的卫生工作了。并且他为自己回归社会制定了一套方案，实践了找工作的过程。虽然没有成功，但也是一大进步了。

对于整个职业性康复的介入来说，会员们通过小组活动和日常训练的结合，能够清楚地意识到回归社会的重要性，把日常训练看作是职业康复的一部分，并积极努力地参与到日常活动中去。

第五章　反思

一、对综合性职业康复模式的反思

综合性职业康复重点在于把日常生活训练融入职业康复的过程中，通过兴趣小组、人际交往小组等辅助活动，来提升精神障碍者的康复水平，唤起他们的自信和职业期望。

把日常生活训练融入职业康复是本文研究的特点所在，让患者意识到平时的努力也是为职业康复而做准备。打扫卫生、洗碗、烧菜和小组活动。看似与职业无关，但从康复过程来看，它却是职业康复的前期工作。笔者认为只有在日常工作能够顺利完成的基础上，精神障碍者才有能力去达成更高的目标。

首先，小组工作在恢复精神障碍者自信、唤起职业期望方面起到了很大的作用。精神障碍者群体面临的生活困境既不同又相似，小组工作能够把他们聚集在一起，共同讨论职业康复的策略，分享各自的职业期望，并给予鼓励和支持。而且相对封闭的环境，使得精神障碍者可以减少顾忌，大胆地说出自己的想法，并没有人去质疑和嘲讽。在小组中，社会工作者作为引导者，引导组员去认识和了解职业康复的内容。在每个人心中，都对职业康复有自己的判断，最后订立目标，巩固小组成效。通过小组公开分享组员的职业期望，组员也是监督人员，组员之间相互监督目标的完成情况，也更加有利于职业康复目标的实现。

其次，个案访谈能够为研究补充没有了解到的个别组员的想法，跟进部分组员的目标实施情况，为了评估小组成效提供了可靠来源。一部分访谈对象没有参与小组活动，对于特定问题给出的答案明显与组员不同，可以认为是小组取得了一定的成果。对个人的访谈可以归纳为对整个群体特性的了解，可研究目前精神障碍者对于职业康复的态度等。在过去的职业康复服务中，案主基本上是受助者的角色。但在社工思维中，康复者与服务人员是平等的伙伴关系。患者自觉自愿参与职业康复计划的拟定，执行意愿更高。

但是在整个介入和研究中，还存在一些局限和不足。在小组最后设计的独立就业阶段，笔者没有考虑到会所和会员家属的限制，从而导致有就业意向的会员与家庭发生矛盾，而没有实际就业的状况。会所方面也因为资金的问题，不太同意会员退出会所而自行就业，工作人员希望会员留在会所内参与有就业性质的活动，从而减少会员的流失，保证会所正常运转。这样一来，会员独立就业既面临家庭的质疑，也遭到了会所内部的委婉拒绝。

本研究所进行的服务介入时间只有4个月，小组维持了2个月，其余是个案访谈和收集资料。对于会所会员的生活状态及康复情况只是初步了解和评估，小组前期的评估也比较仓促，后期的跟踪和整理还不够。

笔者自身经验的局限和不足也在介入中体现出来，由于对精神障碍者的了解不够，导致前期花费很多时间去适应和了解这个群体，在介入前和介入中都遇到了不少困难和阻挠，从而可能对研究结果带来一定的影响，以后的研究应提前做好准备并预估研究困难。

二、对策和建议

（一）重视患者的选择权利，培养自主性

在职业康复过程中，培养精神障碍者的自主性非常重要。精神障碍者与工作人员的关系应为平等信任的伙伴关系，患者的自主性必须得到充分的尊重，而且应该受到鼓励。在为患者制定计划时要充分考虑他们的想法，把"要我做"变成"我要做"，让患者明白康复计划对其自身的作用。在服务方案的设计上，也要避免工作人员的主观思维，不能过分保护和照顾患者，而应该通过循序渐进的方式，让患者独立自主地完成工作和任务。同时，在活动中，让患者充分认识自己，对事物能够有自己的看法和观点，针对一些康复较好而且有一定能力的患者，可以建议他们去完成更高的目标，如管理性的工作等。在职业康复中，也要建立正确的职场概念，指导职业的选择，并充分尊重会员的选择权利，从而支持其进行技能训练和独立就业。

（二）工作人员应重视患者的优势资源

虽然精神障碍者深受疾病的困扰，并表现出一些异常的行为，但是工作人员不能因此而歧视患者。对于患者的职业康复要从药物治疗和非药物治疗两个方面来进行。在个案工作中，不能仅仅关注会员的劣势，而要重视他们的优势和潜能。既要对会员的缺点进行改进，又

要发扬他们的优点，从而让会员们能够更清楚地认识自己，知道自己需要什么，需要怎样努力。把优势视角运用到患者的职业康复中，从了解他们的特质出发，为其寻求自身的优势资源，有时候甚至可以把患者的兴趣爱好等作为出发点，锻炼其与爱好有关的工作能力。

（三）积极建构有利于精神障碍者职业康复的社会支持网络

据观察，有些患者家属因为长期照顾和料理患者的生活，过度保护患者，从而导致患者对家人产生强烈的依赖心理。在会所，一些会员表现较好，也比较独立，但是回家后却又退化到原来的状态，导致家属对其康复效果和能力的怀疑，从而不支持其进行进一步的职业康复。作为家属，应转变对患者的看法，减少他们的依赖。在家也要进行相关的生活训练，来维持他们的康复效果。

在康复机构中，工作人员应对患者的情况特别是某方面的进步做详细的记录，并及时召开家属会议，向家属如实和及时地报告患者康复情况，对下一步的康复计划进行讨论。若有合适参与就业的患者，可对家属进行劝说，鼓励患者就业并得到患者家属的支持。

在就业支持环境的创造中，要重视宣传和倡导，提升精神障碍者就业的正面接纳度，消除社会对其的污名化和标签化影响。应提供简单岗位的支持通道，降低精神障碍者进入职场的门槛，能够与雇主建立长期信任的伙伴关系，并能够维持患者的工作。

（四）重视综合性的职业康复模式，提供更多就业机会

服务机构应重视日常康复训练与职业康复的有机结合，通过各种活动来提升精神障碍者各方面的综合能力，使其能够面对和解决将来

在职场中有可能遇到的问题。服务机构应提供职业康复的梯级服务，让患者从康复走向就业能够有一个喘息和过渡的阶段。对于有就业意向但能力不足的患者，可以为他们提供庇护性的就业，例如 X 会所的工作体验等，在保护性的就业环境中继续提供生活训练和人际互动的培养，并使其养成良好的工作习惯和态度。当患者取得一定成效时，则需要评估其是否适合进一步采取支持性就业的模式，最后使其能够成为独立的工作者。这些设想还需要进一步的研究和政策性的支持。

附录一

麦奇欧文画人测试分析

会员	性格分析
B	他画的人是 H，但是他的画线条很浅淡，表明他的自尊可能比较低（从他平时不爱讲话也可以看出），画像的表情看起来比较痛苦，可能他最近有挫败感。
C	她的画像比较大，轮廓简单，胳膊长，手掌比较大，画像为男性（从画像看为男性，在她自己的表达中也为男性），她也许存在性别统一性的问题或者是对异性有强烈的依恋（在她对她前夫的描述中可以看出这一点），她的胸襟还是比较开阔的，情绪也比较积极。胳膊长表示她可能喜欢占用他人的物品（无从得知），大手掌表明她擅长行动。
F	他的画像比较完整，但是线条粗略，面部表情有一种挫折感，整个画像跟他自己非常像，表明他有犹豫和不确定感（他是最后一个画完的，画前思考了很久）。
G	他画的人物没有脚，画像较大，胳膊比较长，表明他情绪比较积极，在他描述他和叔叔的故事时，可以看出这个叔叔对他的影响很大。
J	她的画像，画了好几个，最后画了这个小人。从画像看来是个男性，但在她的表述中为女性，画像很小，集中在白纸的左下角，人物轮廓过于简单，身体各部位不太完整，笔画用得比较浓重。从她的画中可以发现，她最近可能比较容易冲动，对挫折难以忍受，最近情感脆弱、容易生气、有不安全感、退缩、压抑等，还有困顿和缺失感。
L	他画的人物线条简单，而且明显画出了牙齿，胳膊比较短，线条比较浓重，可能表明他情感脆弱，容易生气，喜欢用言语攻击他人，擅长讽刺挖苦（观察中发现他比较喜欢教育别人，总是重复老师的命令，命令别的会员做事，比如说，工作人员让 C 会员说她画了什么，L 就会学着"C 你快点说，老师问你画了什么"），胳膊短表示他趋向回避他人，内向。

附录二

小组基本内容及效果

主题	人数	目的	主要内容	效果（组员反馈）
1. 认识彼此，建立关系	9	1. 组成小组，介绍小组工作的理念及活动目的 2. 制定小组规范并确定小组名称	1. 热身游戏 2. 介绍小组理念和目标 3. 讨论小组名称 4. 订立小组规范 5. 表达感受 6. 回顾小组活动	组员积极参与小组，在最后给小组评分环节均给出 8—10 分的评分
2. 文明礼貌，增进关系	9	1. 使会员掌握日常礼貌用语 2. 介绍沟通的种类和作用，并让会员明白非语言沟通的意义	1. 回顾上次活动及介绍本次活动内容 2. 介绍沟通种类，回顾礼貌用语 3. 游戏"传表情" 4. 奖励及评估	会员基本掌握日常礼貌用语，并能够运用到小卖部的工作中
3. 认识沟通，增强认同	9	1. 了解双向沟通的重要性 2. 共同化解生活中的矛盾和冲突	1. 回顾上次小组内容 2. 游戏"闭眼画画""撕纸" 3. 引出双向沟通 4. 再现冲突场景，表演如何解决冲突 5. 游戏"谁是外星人"锻炼会员表达能力 6. 奖励及评估	会员基本了解双向沟通的重要性 能够两两讨论并解决冲突场景 但是会员表达能力还有待提高

主题	人数	目的	主要内容	效果（组员反馈）
4. 提升人际智能，增强小组归属感	7	1. 锻炼组员的描述和表达能力 2. 能够合作处理和讨论日常生活中的冲突	1. 热身游戏 2. 场景表演：小卖部的故事 3. 回顾场景 4. 回顾小组及奖励	热身游戏使会员对小卖部商品进行回顾和描述，达到锻炼表达能力的效果 会员对于场景表演的兴趣浓厚，在回顾中都能说出自己所扮演的角色以及角色的特点
5. 我是"超市大赢家"	9	1. 熟悉小卖部的各种商品 2. 锻炼会员的推销及应变能力 3. 了解会员对目前小卖部工作的看法和期望	1. 热身游戏"我要买东西" 2. 讨论环节，对小卖部工作的看法和期望 3. 角色扮演——超市大赢家 4. 巩固成效，回顾小组内容	基本了解会员对目前小卖部工作的看法，为开展小卖部工作拓展做准备 角色扮演考察会员在工作中的应变能力，模拟场景能够了解他们的工作情况

续表

主题	人数	目的	主要内容	效果（组员反馈）
6.介绍职业康复过程，增强自主性	8	1.了解会员们的职业期望 2.通过表演评估会员的职业技能	1.热身游戏"你画我猜" 2.头脑风暴：小卖部工作及日常工作体验的作用 3.头脑风暴：几年后我们在做什么？ 4.场景表演与讨论 5.奖励及评估	会员了解会所职业康复训练的流程及目的 每个会员都订立了自己的职业目标
7.巩固成果，分享交流	7	1.让会员了解他们职业康复的途径和所需的条件 2.回顾及巩固前几次小组的成效	1.热身游戏：小卖部里有什么 2.回顾前六次小组内容 3.头脑风暴：如果我们要从事这些职业，我们需要做什么努力 4.讨论：现有技能及希望在会所学习到什么（有助于实现职业期望）？ 5.评估总结	会员基本了解自己需要学习什么，并对会所工作提出自己的想法和建议 也对整个小组过程分享了自己的感受